Primer on Fluid,
Electrolyte and Acid-Base Disorders

電子版付 詳述！学べる・使える

水・電解質・酸塩基平衡異常 Q&A事典

滋賀医科大学 総合内科学講座
（地域医療支援）准教授
杉本俊郎 著

日本医事新報社

謹 告

本書に記載されている事項に関しては，発行時点における最新の情報に基づき，正確を期するよう，著者・出版社は最善の努力を払っております．しかし，医学・医療は日進月歩であり，記載された内容が正確かつ完全であると保証するものではありません．したがって，実際，診断・治療等を行うにあたっては，読者ご自身で細心の注意を払われるようお願いいたします．本書に記載されている事項が，その後の医学・医療の進歩により本書発行後に変更された場合，その診断法・治療法・医薬品・検査法・疾患への適応等による不測の事故に対して，著者ならびに出版社は，その責を負いかねますのでご了承下さい．

序 文

――――水電解質・酸塩基平衡異常がこんなに難しいわけがない

「水電解質・酸塩基平衡異常は難しい」という声を，臨床の現場においてよく聞きます。実際に，これまで水電解質・酸塩基平衡異常に関する多数の著作が刊行されてきたにもかかわらず，今，筆者が本書の巻頭言を著しているということが，「水電解質・酸塩基平衡異常は難しい」，そして，「もっと簡単に理解しやすい本はないのか？」という日々の臨床に携わっている先生方の要求が存在する根拠となると思います。

平成の30年間，腎臓内科医として水電解質・酸塩基平衡異常の臨床を専門としてきた筆者が，「水電解質・酸塩基平衡異常は難しい」という誤解が生じている理由として，2つのことを考えています。

1つは，米国腎臓学会の卒後教育プログラムであるNephSAPにおける水電解質・酸塩基平衡異常の特集号（2013，2015，2017年）の最初に記載されている「ここ数年，水電解質・酸塩基平衡異常の臨床の分野には，質の高い臨床研究が存在しないので，各々の症例を中心にして検討したい」（筆者意訳）というものです。この記載は，現在の臨床医学における有用な武器の1つである，「多数の症例を臨床疫学的観点から検討し，得られたエビデンスを用いて水電解質・酸塩基平衡異常に対応する」ということが困難であることを意味します。つまり，水電解質・酸塩基平衡異常を呈している各々の症例の，「ベッドサイドにおける病態生理を理解して対応しなければならない」ということです[※]。

もう1つは，水電解質・酸塩基平衡異常の病態生理を理解しやすくするために（本当のところは病態生理を完全に理解しなくても），数多くの診断・治療アルゴリズムが開発されてきたものの，そのアルゴリズムの臨床的エビデンスの質が低いためか（そのほとんどが1つの施設からの報告であることや，発表後アルゴリズムの有用性を検討されたものも少ない），臨床の現場でうまくあてはまらないことが多いことです（例：低ナトリウム血症のアルゴリズム。随時尿のNa濃度19mEq/Lと21mEq/L

で腎臓でのNa再吸収の程度の差が分けられるわけがないじゃないですか?)。

　つまり, アルゴリズムを有効に使用するためには, 結局, 各々の症例の「ベッドサイドにおける病態生理の理解」が必須となるという無限ループを形成することが「水電解質・酸塩基平衡異常は難しい」という誤解の原因ではないでしょうか。

　このような現状を打破するために, 最近はわが国においても臨床に役立つことを目的とした, 腎生理を解説する優れた著作が発行されつつあります。しかし, 日々に臨床に忙しい先生方にとっては,「いまさら腎生理を勉強しなければならないのか」というお考えもあるかと思います。

　そこで, 本書の目的を,「腎生理学の解説書と, 診断・治療アルゴリズムが主体となっている従来の水電解質・酸塩基平衡異常の臨床の解説書との橋渡しを行うこと」としました。多忙な臨床の現場でも効率良く学習できるように, 水電解質・酸塩基平衡異常の病態生理の理解に必要である腎生理・臨床的な知識を疑問の形で項目別に挙げ, その各々に簡潔に(大胆に)答えて解説していくという構成としました。各々の項目は完結しており, 日々項目ごとに少しずつ読んでいただければ,「水電解質・酸塩基平衡異常は難しい」という誤解を解くのに役立つのではないかと筆者は考えています。

　最後に, 筆者に本書を執筆する機会を与えてくださり, 企画・編集に多大なご尽力を賜りました日本医事新報社の磯辺栄吉郎氏, 松本小夜子氏, 今までに筆者に水電解質・酸塩基平衡異常の臨床を教えてくださった患者さん達に心から感謝の意を表します。

※低ナトリウム血症の診断アルゴリズムより病態生理的アプローチが有効であるという論文
▶ Hoorn EJ, et al:QJM. 2005;98(7):529-540. [PMID: 15955797]

令和元年7月　杉本俊郎

目次

1章 水・電解質異常の臨床

① 機能・生理編

Q01	水・電解質異常の診療の基本を教えてください	2
Q02	尿細管機能の基本を教えてください	6
Q03	尿細管の細胞が他の細胞と異なる点を教えてください	8
Q04	生体内Na代謝の調節機構を教えてください	11
Q05	近位尿細管機能における再吸収の基本機構を教えてください	14
Q06	近位尿細管における主な溶質の再吸収について教えてください	17
Q07	近位尿細管における分泌について教えてください	21
Q08	ヘンレ係蹄の構造と機能を教えてください	24
Q09	macula densaの構造と機能を教えてください	27
Q10	遠位ネフロンという概念について教えてください	30
Q11	遠位曲尿細管 (DCT) の構造と機能について教えてください	31
Q12	結合尿細管 (CNT), 皮質集合管 (CCD) の構造と機能を教えてください	33
Q13	髄質集合管 (OMCD, IMCD) の構造と機能を教えてください	36
Q14	生体内の水代謝の調節機構を教えてください	38
Q15	ネフロンの各セグメントにおけるNaと水の再吸収についてまとめてください	40

Q16	尿の濃縮の機構の基本を教えてください	43
Q17	ネフロンの各セグメントにおける尿素の輸送についてまとめてください	45
Q18	浸透圧利尿 (osmotic diuresis) の機構について教えてください	48
Q19	生体内でのKの役割を教えてください	49
Q20	生体内K代謝の調節機構について教えてください	50
Q21	K代謝における腎臓の役割を教えてください	53
Q22	遠位ネフロンにおけるKの再吸収・分泌について教えてください	56
Q23	Kを多く含む食事を摂取しても,致死的な高カリウム血症をきたさない理由を教えてください	60
Q24	アルドステロンは遠位ネフロンにおいてNaの再吸収,Kの排泄の調節を行っていますが,この調節の詳細を教えてください	63

―――― 2 検査編

Q01	「腎臓の考えは尿細管腔の原尿の流れに現れる」とは,具体的にどのような意味ですか？	66
Q02	水・電解質異常における血液電解質検査,血液腎機能検査,尿化学検査のみかたの基本を教えてください	70

―――― 3 各論 (Na代謝異常)

Q01	代表的な浮腫性疾患 (うっ血性心不全,肝硬変,ネフローゼ症候群) の病態を教えてください	72
Q02	利尿薬の基本について教えてください	76

Q03	利尿薬の作用部位による分類について教えてください	78
Q04	ループ利尿薬の使用の基本を教えてください	82
Q05	フロセミドを経口投与から静脈内投与へ変更する時のポイントを教えてください	85
Q06	うっ血性心不全や腎障害時等の浮腫性疾患におけるループ利尿薬の投与の基本について教えてください	88
Q07	うっ血性心不全に対して，利尿薬による治療中に低ナトリウム血症が出現した時の対応を教えてください	92
Q08	ループ利尿薬の効果が減弱した時の対応法を教えてください	94
Q09	低アルブミン血症を呈するネフローゼ症候群や肝硬変等の浮腫に対して，アルブミンとフロセミドの同時静脈内投与が有効な理由を教えてください	98
Q10	利尿薬の腎機能に及ぼす影響について教えてください	99
Q11	利尿薬にてうっ血性心不全治療時に腎障害が進行した時の対応の基本を教えてください	103
Q12	サイアザイド系利尿薬使用の基本を教えてください	106
Q13	サイアザイド系利尿薬と併用して利尿効果が増すことが報告されている利尿薬は何ですか？	108
Q14	K保持性利尿薬の使い方の基本を教えてください	110
Q15	輸液療法の適応について教えてください	112
Q16	循環不全等に対する輸液 (resuscitation) の基本について教えてください	114
Q17	輸液反応性について教えてください	116
Q18	Cl含量の多い輸液の問題点について教えてください	119
Q19	revised Starling principle について教えてください	123

Q20	過剰輸液の問題点を教えてください	125
Q21	維持輸液の基本を教えてください	129
Q22	経口補水液について教えてください	132
Q23	下痢，ドレナージからの腸液，膵液，胆汁等の体液のNa濃度等の含有電解質量について教えてください	138

4 各論（水代謝異常）

Q01	高ナトリウム血症の成因とその病態の基本を教えてください	141
Q02	hypodipsic (adipsic) hypernatremia について教えてください	144
Q03	Na過剰による高ナトリウム血症について教えてください	147
Q04	高ナトリウム血症の成因の診断について教えてください	149
Q05	高ナトリウム血症の成因の鑑別に役立つ検査所見を教えてください	152
Q06	高ナトリウム血症や多尿の成因について，腎機能検査における簡単な目安はありませんか？	154
Q07	高ナトリウム血症の補正の基本について教えてください	157
Q08	高齢者の高ナトリウム血症の特徴を教えてください	159
Q09	自由水クリアランスについて教えてください	160
Q10	多尿の鑑別を教えてください	163
Q11	多尿をきたす病態での尿量の決定因子について教えてください	165

Q12	尿崩症について教えてください	168
Q13	中枢性尿崩症について教えてください	170
Q14	腎性尿崩症について教えてください	172
Q15	リチウム製剤が腎性尿崩症を起こす機構について教えてください	174
Q16	低ナトリウム血症の臨床的分類とはどのようなものですか？	177
Q17	低ナトリウム血症の成因について，診療に役立つ簡潔な考え方はありませんか？	180
Q18	偽性低ナトリウム血症について教えてください	183
Q19	低ナトリウム血症の症状を教えてください	185
Q20	自由水過剰摂取による低ナトリウム血症の病態を教えてください	188
Q21	beer drinker hyponatremia, tea and toast hyponatremiaと呼ばれる低ナトリウム血症の病態を教えてください	190
Q22	hypervolemic hyponatremiaとはどのような病態ですか？	192
Q23	hypovolemic hyponatremiaとはどのような病態ですか？	194
Q24	高齢者に低ナトリウム血症が多いと聞きましたが，その特徴を教えてください	196
Q25	抗利尿ホルモン不適切分泌症候群（SIADH）について教えてください	199
Q26	内分泌性疾患に伴う低ナトリウム血症について教えてください	203
Q27	コペプチンについて教えてください	205
Q28	薬剤性の低ナトリウム血症について教えてください	207

Q29	運動誘発性低ナトリウム血症について教えてください	211
Q30	塩分喪失性腎症による低ナトリウム血症について教えてください	215
Q31	サイアザイド利尿薬による低ナトリウム血症について教えてください	217
Q32	ループ利尿薬とサイアザイド系利尿薬のどちらが低ナトリウム血症を起こしやすいですか？	220
Q33	尿閉時にみられる低ナトリウム血症の発症機序を教えてください	222
Q34	低ナトリウム血症の治療の基本について教えてください	224
Q35	低ナトリウム血症による重篤な症状への対応を教えてください	227
Q36	低ナトリウム血症に対する水制限について教えてください	230
Q37	3％NaCl液の作製法とその使い方を教えてください	232
Q38	低ナトリウム血症の補正時に，急速な血清Na濃度の上昇に注意すべき病態を教えてください	234
Q39	浸透圧性脳症について教えてください	236
Q40	SIADHによる低ナトリウム血症において「0.9％NaCl液の投与が自由水の投与になりうる」とは本当ですか？	240
Q41	うっ血性心不全や肝硬変等の浮腫性疾患の治療中に生じた低ナトリウム血症への対応を教えてください	242
Q42	担癌患者にみられる低ナトリウム血症への対応を教えてください	244

5 各論（K代謝異常）

| Q01 | 血清K濃度の異常によって生じる臨床的症状について教えてください | 246 |

Q02	低カリウム血症の成因の診断の基本を教えてください	248
Q03	酸塩基平衡異常の状態の把握が低カリウム血症の成因の鑑別に役立つ理由を教えてください	252
Q04	ループ利尿薬とサイアザイド系利尿薬，どちらが低カリウム血症を起こしやすいですか？	254
Q05	低カリウム血症の治療の原則を教えてください	256
Q06	低カリウム血症の補正に，体内のMg欠乏も同時に補正する必要があることについて教えてください	259
Q07	高カリウム血症の成因について教えてください	261
Q08	高カリウム血症の成因の鑑別の基本について教えてください	264
Q09	薬剤性高カリウム血症について教えてください	267
Q10	重篤な高カリウム血症に対する救急的対応の基本を教えてください	269
Q11	高カリウム血症の治療における重炭酸の投与の意義を教えてください	272
Q12	経口K吸着薬について教えてください	274
Q13	慢性腎臓病における慢性的な高カリウム血症の臨床的意義を教えてください	276
Q14	慢性腎臓病の管理において，高カリウム血症をきたさないようにするコツを教えてください	279
Q15	腎障害のある症例に，リンゲル液等に含まれるKの投与が問題になりますか？	281

2章　Ca，リン，Mg代謝異常の臨床

1　Ca代謝異常

Q01	生体内でのCa代謝の基本を教えてください	284
Q02	腎臓でのCaイオンの動態を教えてください	287
Q03	測定血清Ca濃度について教えてください	290
Q04	尿中Ca濃度測定の意義を教えてください	292
Q05	血清Ca濃度異常に伴う臨床症状を教えてください	294
Q06	薬剤による高カルシウム血症について教えてください	297
Q07	高カルシウム血症に遭遇した時の対応の基本を教えてください	299
Q08	高カルシウム血症で多尿をきたす理由を教えてください	302
Q09	緊急性高カルシウム血症である，高カルシウムクリーゼに対する治療を教えてください	304
Q10	低カルシウム血症の成因の鑑別について教えてください	307
Q11	低カルシウム血症の補正の基本を教えてください	309
Q12	低マグネシウム血症による低カルシウム血症の成因について教えてください	312
Q13	尿路結石（特にCa結石）の予防について教えてください	313
Q14	骨粗鬆症について根拠のある治療を教えてください	317

2 リン代謝異常

Q01	生体内でのリンの代謝について教えてください	320
Q02	FGF23について教えてください	323
Q03	腎臓でのリン酸の動態を教えてください	325
Q04	TmP／GFR比について教えてください	327
Q05	高リン血症の症状とその成因について教えてください	329
Q06	高リン血症の治療の原則について教えてください	331
Q07	低リン血症の症状とその成因を教えてください	333
Q08	低リン血症の治療の基本を教えてください	337
Q09	リフィーディング症候群について教えてください	339

3 Mg代謝異常

Q01	体内でのMgの生理とその代謝について教えてください	342
Q02	Mgの腎臓での動態について教えてください	346
Q03	高マグネシウム血症の成因とその治療について教えてください	350
Q04	低マグネシウム血症の症状とその成因の鑑別について教えてください	352
Q05	低マグネシウム血症の治療について教えてください	354

| Q06 | Mg代謝とビタミンD代謝の関係について教えてください | 356 |
| Q07 | 低栄養やアルコール多飲者によくみられる，低カリウム血症，低カルシウム血症，低マグネシウム血症，低リン血症の補正のコツを教えてください | 358 |

3章　酸塩基平衡異常の臨床

１ 生理・検査編

Q01	体内における代謝が酸塩基平衡に与える影響を教えてください	362
Q02	腎臓における酸塩基平衡調節の基本を教えてください	365
Q03	赤血球中のヘモグロビンが酸塩基平衡に与える影響を教えてください	368
Q04	血液ガスの機械で測定できる検査項目を教えてください	371
Q05	血液ガス検査において体温補正は必要ですか？	373
Q06	酸塩基平衡の解釈における「生理学的解釈」の基本と問題点について教えてください	376
Q07	アニオンギャップを用いた酸塩基平衡の解釈の問題点を教えてください	382
Q08	尿中アニオンギャップと尿中浸透圧ギャップについて教えてください	386
Q09	酸塩基平衡異常の解釈の過程が米国と日本で異なっているというのは本当ですか？	389
Q10	standard base excess (SBE) 法の利点を教えてください	391
Q11	Stewart法について簡単に教えてください また，臨床においてStewart法を使うと有用な場合を教えてください	395
Q12	酸塩基平衡異常の解釈には主なものが3つありますが，どの方法を使うべきですか？	403

| Q13 | 救急室の血液ガス機械による乳酸測定において注意すべき点を教えてください | 406 |

2 異常編

Q01	高炭酸血症とアシデミアpHの低下，症状発現に関与しているのはどちらですか？	408
Q02	慢性呼吸性アシドーシスの腎性代償について教えてください	410
Q03	慢性閉塞性肺疾患（COPD）の急性増悪時にみられる電解質・酸塩基平衡異常について教えてください	412
Q04	慢性閉塞性肺疾患（COPD）等の換気障害により低酸素血症を認める症例で，O_2投与によりCO_2が蓄積してCO_2ナルコーシスをきたす可能性があると言われていますが，そのメカニズムを教えてください	414
Q05	呼吸性アルカローシスへの対応の基本を教えてください	416
Q06	過換気症候群等の呼吸性アルカローシスの病態で血中乳酸濃度が上昇することがありますが，その病態について教えてください	417
Q07	$PaCO_2$の低下（hypocapnia）の症例で，呼吸性アルカローシスか，代謝性アシドーシスの二次性変化か鑑別に困ることがありますが，その病態について教えてください	418
Q08	妊娠中の酸塩基平衡の状態の特徴について教えてください	419
Q09	代謝性アルカローシスの成因について教えてください	421
Q10	代謝性アルカローシスの成因の鑑別診断について教えてください	423
Q11	代謝性アルカローシスの呼吸性代償について教えてください	426
Q12	代謝性アルカローシスの治療の基本について教えてください	429
Q13	乳酸アシドーシスの成因，病態とその対応の基本を教えてください	432

Q14	D型乳酸アシドーシス (D-lactic acidosis) について教えてください	437
Q15	ケトン体が増加するケトアシドーシスの病態とその対応について教えてください	439
Q16	糖尿病性ケトアシドーシスについて教えてください	443
Q17	アルコール多飲に伴う酸塩基平衡異常の病態について教えてください	448
Q18	薬物等の中毒による代謝性アシドーシスの病態について教えてください	451
Q19	アスピリン過剰摂取時の酸塩基平衡異常について教えてください	454
Q20	慢性腎臓病，腎障害に伴う代謝性アシドーシスについて教えてください	456
Q21	高クロール性代謝性アシドーシスの病態とその対応について教えてください	461
Q22	腎尿細管性アシドーシス（Ⅰ型，Ⅱ型）について教えてください	465
Q23	Ⅳ型尿細管性アシドーシスについて教えてください	470
Q24	尿細管性アシドーシスは，実際の診療では稀な病気なので知らなくてもよいのではないですか？	473
Q25	アシドーシスで高カリウム血症をきたすメカニズムを教えてください	475
Q26	代謝性アシドーシスにおける重炭酸Na液投与の基本を教えてください	477
コラム①	市販のORSを「熱中症や脱水症の予防に有効」と拡大解釈するには注意を	137
コラム②	筆者が経験した2018年猛暑下の職業性熱関連疾患	213
コラム③	アニオンギャップの正常値	436
コラム④	高浸透圧高血糖症候群	445
	索引	480

略語一覧

ACE	angiotensin-converting enzyme	アンジオテンシン変換酵素
ACTH	adrenocorticotropic hormone	副腎皮質刺激ホルモン
ADH	antidiuretic hormone	抗利尿ホルモン
AKI	acute kidney injury	急性腎障害
ANP	atrial natriuretic peptide	心房性ナトリウム利尿ペプチド
AQ	aquaporin	アクアポリン
ARB	angiotensin II receptor blocker	アンジオテンシンII受容体遮断薬(拮抗薬)
CA	carbonic anhydrase	炭酸脱水酵素
CAI	carbonic anhydrase inhibitor	炭酸脱水酵素阻害薬
CaSR	calcium-sensing receptor	カルシウム感知受容体
CCD	cortical collecting duct/cortical collecting tubule	皮質集合管
CNT	connecting tubule	結合尿細管
CSW	cerebral salt wasting syndrome	中枢性塩喪失
CVP	central venous pressure	中心静脈圧
DCT	distal convoluted tubule	遠位曲尿細管
DDAVP	1-desamino-8-D-arginine vasopressin	デスモプレシン
CDI	central diabetes insipidus	中枢性尿崩症
DKA	diabetic ketoacidosis	糖尿病性ケトアシドーシス
EAH	exercise-associated hyponatremia	運動誘発性低ナトリウム血症
ECF	extracellular fluid	細胞外液
ENaC	epithelial sodium channel	上皮性Naチャネル
ERHI	exercise-related heat illness	熱中症関連疾患
ESL	endothelial surface layer	
FE	fractional excretion	尿中排泄率
FHH	familial hypocalciuric hypercalcemia	家族性低カルシウム尿性高カルシウム血症
GFR	glomerular filtration rate	糸球体濾過量

HHS	hyperosmolar hyperglycemic state	高浸透圧高血糖症候群
HIV	human immunodeficiency virus	ヒト免疫不全ウイルス
IMCD	inner medullary collecting duct	髄質内層集合管
MATE	multidrug toxin extrusion protein	
MCD	medullary collecting duct	髄質集合管
MCT	monocarboxylic acid transporter	モノカルボン酸トランスポーター
MRB	mineralocorticoid receptor antagonist	鉱質コルチコイド受容体拮抗薬
MRP	multidrug-resistance protein	多剤耐性タンパク質
NaDC	renal sodium-dependent dicarboxylate transporter	
NDCBE	Na-driven Cl/HCO$_3$ exchanger	
NHE3	sodium–hydrogen exchanger	Na-H交換体
NKCC2	Na-K-Cl cotransporter	Na-K-Cl共輸送体
NSAID	non-steroidal anti-inflammatory drug	非ステロイド性抗炎症薬
OAT	organic anion transporter	有機アニオン輸送体
ODS	osmotic demyelination syndrome	浸透圧性脱髄脳症
OMCD	outer medullary collecting duct	髄質外層集合管
ORS	oral rehydration solution	経口補水液
ORT	oral rehydration therapy	経口補水療法
OVLT	organum vasculosum laminae terminalis	終板脈管器官
PCT	proximal convoluted tubule	近位尿細管
PLR	passive leg rising	受動的下肢挙上
PTH	parathyroid hormone	副甲状腺ホルモン
RAA	renin-angiotensin-aldosterone	レニン-アンジオテンシン-アルドステロン
RBF	renal blood flow	腎血流量
ROMK	renal outer medullary potassium channel	

RPF	renal plasma flow	腎血漿流量
RTA	renal tubular acidosis	尿細管性アシドーシス
SGLT	sodium-glucose cotransporter	
SIAD	syndrome of inappropriate antidiuresis	不適切抗利尿症候群
SIADH	syndrome of inappropriate secretion of antidiuretic hormone	ADH分泌異常症
SNRI	serotonin & norepinephrine reuptake inhibitors	セロトニン・ノルアドレナリン再取り込み阻害薬
SSRI	selective serotonin reuptake inhibitors	選択的セロトニン再取り込み阻害薬
TBW	total body water	体内総水分量
TGF	tubulo-glomerular feedback	尿細管糸球体フィードバック
TNF	tumor necrosis factor	腫瘍壊死因子

1章 水・電解質異常の臨床

- 1 機能・生理編
- 2 検査編
- 3 各論（Na代謝異常）
- 4 各論（水代謝異常）
- 5 各論（K代謝異常）

1章 水・電解質異常の臨床 — ① 機能・生理編

Q01

水・電解質異常の診療の基本を教えてください

A

　水・電解質代謝の恒常性は，生体の内部環境の維持に大きな役割を演じており，適切な生体活動に必須です．水・電解質代謝〔体液の電解質濃度（浸透圧・酸塩基平衡も含む）〕やその含量（生体内に含まれる電解質の量を意味する）は，腎臓を中心とする生体のシステムにより厳密に調節されています．よって，これらの生体のシステムの異常による水・電解質代謝の障害は，しばしば生体内部環境の異常をきたし，生体の機能不全を引き起こします．

　水・電解質異常の診療の基本は，病歴，身体所見，そして検査所見から，生体内の水・電解質代謝の状態を類推し，異常を引き起こした病態を解明し，その病態を改善すべく対応することです．

1．水・電解質異常の考え方の基本

　水・電解質異常の診療において，病歴，身体所見にならんで，血液や尿の電解質検査が重要な役割を演じています．電解質検査値（特に，血液において）は，他の検査値の異常と異なり，検査値の異常（血清Na濃度異常，血清K濃度異常など）そのものが，生体機能の変化に直接関連しており，その異常を改善すべく直ちに対応しなければならないことが特徴です．

　さらに，電解質検査は生体内の水電解質代謝の状態を知ることに利用されます．生体内における厳密な水・電解質代謝調節機構は，様々なセ

ンサーやメディエーターによって管理されていますが，その効果は，ほぼ腎臓に現れると考えてよいでしょう。よって，水・電解質代謝異常の病態を解明するためには，血液の検査のみならず，尿の検査（随時尿で可）を同時に行い，水・電解質代謝調節の効果器である腎臓の状態を知ることが重要です（図，表）。

つまり，腎臓における水・電解質代謝調節の基本は，血液を糸球体で濾過し，下流の尿細管で再吸収，もしくは分泌することです。この腎臓

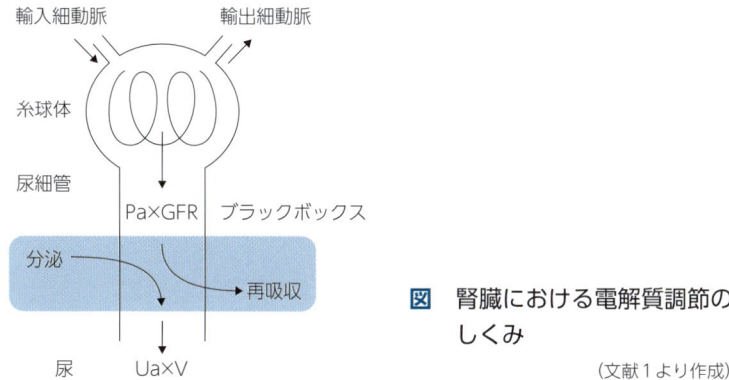

図　腎臓における電解質調節のしくみ

（文献1より作成）

表　電解質の排泄量と通常状態の正常値の目安

	1日排泄量	FE%
Na	150〜200mEq	1〜2
K	40〜80mEq	10〜20
Ca	100〜200mg	2〜4
Mg	100〜200mg	2〜3
リン	400〜600mg	10〜20
尿素窒素	5〜10g	40〜60
尿酸	200〜400mg	7〜14

（文献1より引用）

の濾過・再吸収・分泌の状態を知る簡易な指標が，尿中排泄率 (fractional excretion：FE) です．

$$FE\% = \frac{尿中へ排泄された量}{糸球体にて濾過された総量} \times 100$$

ここで，Naを例としてみてみましょう．

Naの尿中排泄率 (FENa) は

$$FENa\% = \frac{UNa \times 尿量}{PNa \times GFR} \times 100$$

となります．

ここで，糸球体濾過量 (glomerular filtration rate：GFR) をクレアチニンクリアランス (CCr) で代用

$$\left(GFR = CCr = \frac{UCr \times 尿量}{PCr} \right) \quad すると$$

$$FENa\% = \frac{UNa \times 尿量}{PNa \times \frac{UCr \times 尿量}{PCr}} \times 100$$

$$= \frac{\frac{UNa}{PNa}}{\frac{UCr}{PCr}} \times 100$$

となります．

この計算式から，FEは①尿量に関係ない指標であり，随時尿で計算可能，②UNa/PNaとUCr/PCrを比較するものであることがわかります．UCr/PCrは腎臓での尿の濃縮力を示す指標です．すなわち，この式は

尿の排泄量 UNa/PNa を尿の濃縮力 UCr/PCr で補正したものと言うことができます。

◎

実際の臨床では常に FE を計算するわけではありませんが，水・電解質代謝異常の病態における腎臓の反応を知る上で重要な概念であり，この概念を理解しながら，血液および尿の電解質の検査を行い，水・電解質異常の診療にあたるべきです。

▶ 文　献
1）内田俊也：水電解質異常. 日腎会誌. 2002;44(1):18-28.

1章 水・電解質異常の臨床 ― 1 機能・生理編

Q02

尿細管機能の基本を教えてください

尿細管の機能の基本は，糸球体で濾過された原尿中の電解質や水を再吸収し，血液中の老廃物・不要物や電解質等を分泌することで，体液の恒常性を保つことです。

この再吸収・分泌といった尿細管の機能を発揮するためには，①尿細管細胞内血管側のNa-K-ATPase，②尿細管腔に原尿が流れていること，が必要です。

1. 尿細管細胞内血管側のNa-K-ATPase

細胞内Na-K-ATPaseにより，3Na$^+$が細胞外へ，2K$^+$が細胞内へ常に輸送されていることにより，細胞内Na濃度が高く・K濃度が低く維持され，細胞内荷電は陰性に維持されています。このNa-K-ATPaseにより維持されている細胞内の電解質濃度・荷電状態が，尿細管の再吸収・分泌に必須であると言われています。

たとえば，近位尿細管においては，原尿中のNa濃度と近位尿細管細胞内のNa濃度の格差がNaの再吸収に必要であり，Naの再吸収によって生じた尿細管腔と細胞内間の荷電に変化（尿細管腔が陰性の荷電に傾く）や浸透圧の変化（1mOsm/kgの変化でも約20mmHgの圧較差が生じる）が，Clや水の再吸収につながると考えられています（☞1章1 Q06）。

2. 尿細管腔に原尿が流れていること

　腎尿細管の構造・機能の特徴として，原尿が上流の近位尿細管から下流の髄質集合管まで，構造・機能の異なるネフロンのセグメントを流れていくことが挙げられます。原尿が流れずに尿細管腔で淀んでしまうと，たちまち電解質濃度や浸透圧の格差が減少・消失し，再吸収・分泌ができなくなります。このような尿細管の機能をflow dependentと呼びます。尿細管細胞の機能がflow dependentであることを示唆するものとして，尿細管細胞の管腔側の繊毛があります。繊毛は原尿の流れを感受し，尿細管の機能を調節していることが示されています。

　水・電解質異常の診療においては，これら尿細管機能の基本を常に意識することが重要です。

1章 水・電解質異常の臨床 ― ① 機能・生理編

Q03

尿細管の細胞が他の細胞と異なる点を教えてください

A 　尿細管以外の細胞は，半透膜と呼ばれる細胞膜で細胞内液と細胞外液が仕切られています。細胞膜が半透膜と呼ばれるのは，原則として荷電を有するNaやK等のイオンを透過させず（イオンはチャネルやトランスポーターを通る），荷電を有さない水や尿素を自由透過させる（浸透圧格差で水が移動する）からです。
　しかし，老廃物を尿として排泄する作用を有する尿細管の細胞膜は，原則，水もイオンも尿素も，透過させません（皮膚，膀胱上皮も同様）。しかし，この原則では適切な再吸収や分泌が不可能なので，各々の尿細管のセグメントの尿細管の細胞膜は，その機能に応じて水，イオン，尿素等の透過性を変化させているのが特徴と言えます（図1・2）。尿細管の物質の透過性は，尿細管細胞のみならず尿細管細胞間隙も関与しています（細胞間隙も，原則は不透過性にシールされているが，ネフロンセグメントによりその透過性が変化する）。

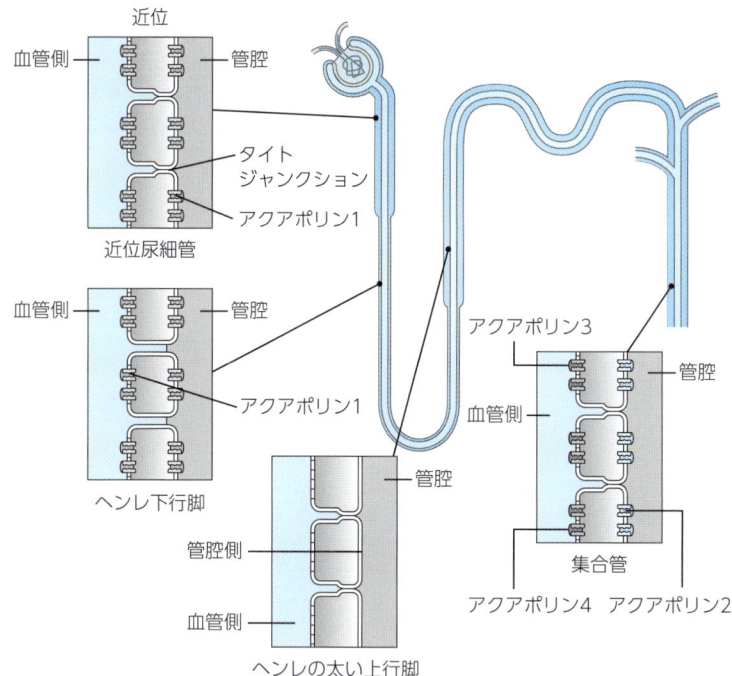

図1　尿細管ネフロンセグメントにおける水の透過性の変化

近位尿細管，ヘンレ下行脚（髄質まで下行するもの）は，経細胞的，経細胞間隙的に水の移動は可能である。しかし，ヘンレ上行脚，遠位曲尿細管は，尿細管が完全にシールされていて水の移動は不可能である。集合管は，細胞間隙はシールされているが，ADHの存在下で経細胞的に水の再吸収は可能である。

（文献1より作成）

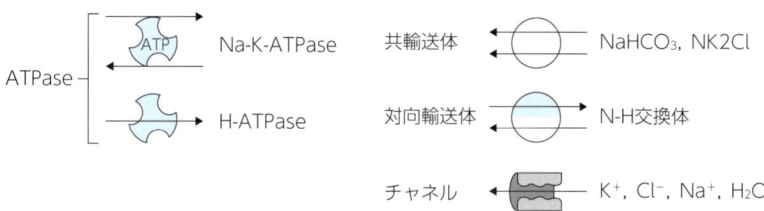

図2　尿細管細胞の物質の移動を司る機構

尿細管細胞膜（管腔側，血管側）には，チャネル（濃度差，電位差，浸透圧格差で移動），ATPのエネルギーを利用するATPase，Naイオン等とともに物質を移動させる共輸送体，counter-transporter（電位的中性の法則に従う）等が存在し，物質の再吸収・分泌を行っている。

（文献1より作成）

▶ 文 献

1) Danziger J, et al:Renal Physiology: A Clinical Approach (Integrated Physiology Series). Lippincott Williams & Wilkins, 2012.

Q04 生体内Na代謝の調節機構を教えてください

　Naは，細胞外液（extracellular fluid：ECF）に含まれる陽イオンの中で最も多いものです。Naの細胞内外の分布を維持するために，細胞膜に存在するNa/K-ATPaseが，細胞外へ3xNaイオン，細胞内へ2xKイオンを常に輸送しています。体内のNa含量は細胞外液量を規定すると言われています（主に細胞外に存在するNa含量が増加すると，正常状態であれば浸透圧を一定にするため，水の含量も増加するため）。

　生体内の細胞外液量の変化は，血管内の血液量の増減として，頸動脈洞，大動脈弓，糸球体輸入細動脈に存在する圧受容体（high-pressure arterial stretch receptors）と，心房内等に存在する容量受容体（low-pressure venous stretch receptors）にて感知されています。high-pressure arterial stretch receptorsは，arterial volumeと呼ばれる有効循環血漿量の変化を，low-pressure venous stretch receptorsが静脈内血漿量の変化を感知していると考えられています（図1）。一般的に，high-pressure arterial stretch receptorsは，有効循環血漿量が減少し還流圧が低下した時に活性化され，一方，low-pressure venous stretch receptorsは，静脈内容量が増加した時に活性化されるとされています。

　これらの圧・容量受容体が血管内の血液量の変化に応じて交感神経系，レニン–アンジオテンシン–アルドステロン（renin-angiotensin-

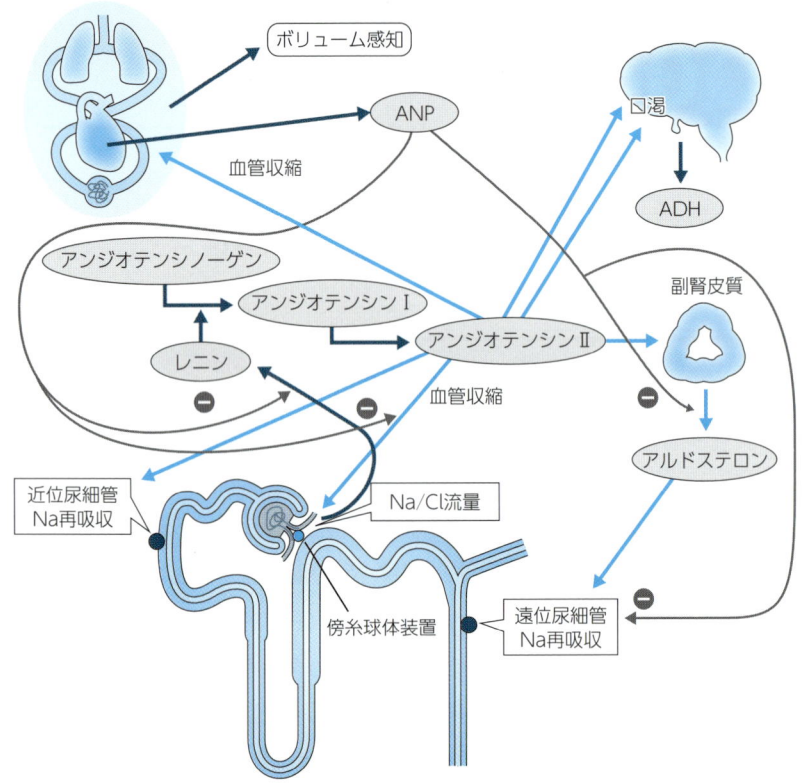

図1　生体内のNa含量の調節系

体液量（血管内容量）の増減を，圧受容体・容量受容体が感受し，RAA系やANP等がメディエーターとして腎糸球体や尿細管に作用し，尿中Na排泄を変化させ，体液量を一定になるように調節している。

（文献1より作成）

aldosterone：RAA）系や，心房性Na利尿ペプチド（atrial natriuretic peptide：ANP）などの利尿ホルモン等のメディエーターを介して，Na代謝の効果器としての腎臓からのNa排泄量を増減させ，血管内血液量（有効循環血漿量と静脈内血漿量）を変化させ，間接的に細胞外液量の調節を行っています（図2）。よって，尿中Na濃度の測定は，腎臓におけるNaの再吸収・排泄の状態を推測するのに有用です〔尿中Na排泄率

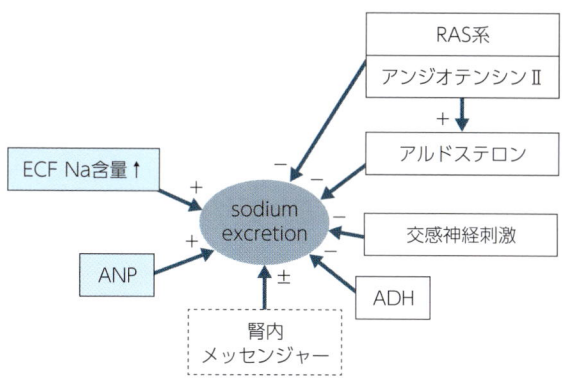

図2　尿中Na排泄を調節する主たる因子

ADHは水代謝調節の主たるメディエーターであるが，近年，ADHがNa-K-2Cl共輸送体（NKCC2）や上皮Naチャネル（ENaC）等を刺激し，尿細管でのNa再吸収を増やすことが知られている。

（文献2より作成）

（FENa%）等〕。

　血管内の血液量（主に有効循環血漿量）と，実際の細胞外液量の乖離する病態がうっ血性心不全，肝硬変等の浮腫性疾患と考えられています。これらの疾患は，前述したhigh-pressure arterial stretch receptorsが有効循環血漿量は減少していると感知して，腎臓からのNa排泄が減少し，体内のNa含量，つまり細胞外液量の増加から浮腫が生じると言われています。

▶ 文　献

1) O'Callaghan C：The Renal System at a Glance. 4th ed. Wiley-Blackwell, 2016.
2) Eaton DC, et al：Vander's Renal Physiology 9th ed. McGraw-Hill Education, 2018.
3) Schrier RW：Renal and electrolyte disorders. 8th ed. Wolters Kluwer Health, 2018.

1章 水・電解質異常の臨床 ― 1 機能・生理編

Q05

近位尿細管機能における再吸収の基本機構を教えてください

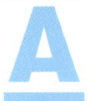

近位尿細管の再吸収の基本は、原尿中の溶質の再吸収と水の再吸収が協調して行われ、等浸透圧性再吸収（iso-osmotic reabsorption）であることです。

この近位尿細管の特徴であるiso-osmotic reabsorptionは（図），
step 1：Na-K-ATPaseにて、Naが血管側間質へ汲み出される
step 2：細胞内のNa濃度の低下に伴い、管腔内からNaが細胞内へ移動
step 3：電気的中性を保つためにCl等の陰イオンがNaを追随
step 4：溶質の移動により生じた浸透圧格差により水を再吸収
step 5：血管側間質の溶質・水が血管内へ移動
という過程をとっています。

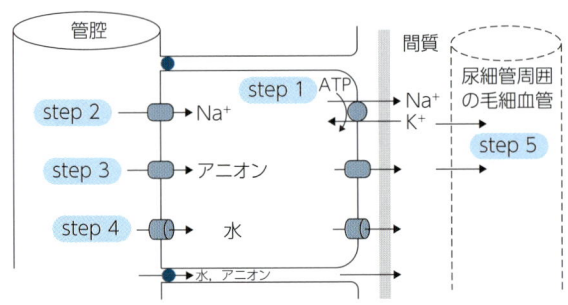

図　近位尿細管再吸収の基本機構の5つのステップ
（文献1より引用）

つまり，この近位尿細管細胞の血管側のNa-K-ATPaseの作用に起因するNaの流れにより，原尿中のNa(Cl)・水のみならず，HCO_3^-，リン酸，グルコース（ブドウ糖），アミノ酸等の溶質が再吸収されると言えます。

図に示すように，近位尿細管は発現しているチャネル，トランスポーター等や細胞間隙をNa(Cl)が比較的自由に通過し，それによって生じる浸透圧格差（1mOsm＝約20mmHgに相当）に沿って細胞内に発現している水チャネルや細胞間隙を水が自由に移動することによりiso-osmotic reabsorptionが可能と考えられています。

NaCl（主に）と水が再吸収されると，尿細管腔に残存している溶質の濃度が上昇することにより，細胞間隙において尿細管腔と血管側間質の間に濃度勾配が生じます。近位尿細管の細胞間隙は，尿素，K，Ca，Mg（Caよりは透過性が低い）に対して透過性を有しており，これらの溶質は，この経路を介して再吸収されます（グルコースは細胞間隙を通過できない）。このような尿細管細胞・細胞間隙を介する溶質・水の移動は，各々のネフロンのセグメントで異なっていることが，尿細管の正常な機能の発現に重要であると考えられています。

糸球体で濾過される1日あたりの原尿は180～200L程度であり，近位尿細管は膨大な溶質・水の再吸収を行っていますが，無限に再吸収はできません。この尿細管における再吸収量を規定しているのが，尿細管におけるトランスポーターのcapacityと細胞間隙を介する溶質/水の濃度差です。トランスポーターを介して吸収され，細胞間隙を通過できない物質（例；グルコース）は，トランスポーターのcapacityを超える溶質が負荷されない限り，完全に（濃度ゼロ）まで再吸収することは可能です（正常では尿中グルコース排泄はない）。一方，細胞間隙を通過できる物質（近位尿細管においては，Na，Cl，K，Ca，Mg，水等）は，再吸収が増加して管腔内の濃度が低下し，血管側間質の濃度が増加すると，細胞間隙をback leakするため，完全に（濃度ゼロ）まで再吸収することはできず，下流のネフロンセグメントに流入します。

▶ 文　献

1) Eaton DC, et al:Vander's Renal Physiology 9th ed. McGraw-Hill Education, 2018.
2) O'Callaghan C:The Renal System at a Glance. 4th ed. Wiley-Blackwell, 2016.

Q06

近位尿細管における主な溶質の再吸収について教えてください

ここでは,近位尿細管で再吸収される原尿中の主な溶質について解説します(図)。

1. Na^+

近位尿細管におけるNaの再吸収経路は複数存在しますが,最も主たるものは,Na-H antiporter〔Na-proton exchanger(NHE3)〕によるものです。このNHE3は,アンジオテンシンⅡで活性化されることが知られています。

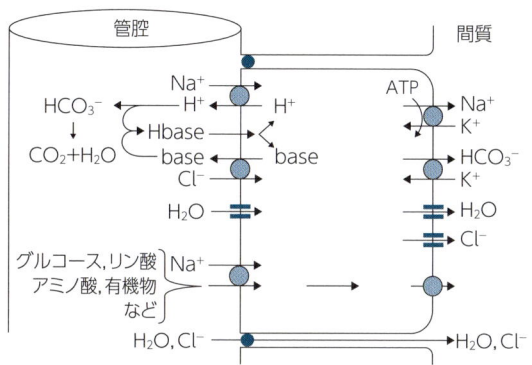

図　近位尿細管の再吸収の概略

(文献1より引用)

2. HCO_3^-, 有機酸 (organic acid A^-)

NHE3を介して分泌されたH^+は，尿細管腔で濾過されたHCO_3^-，A^-と結合します。

近位尿細管管腔側の細胞膜に炭酸脱水酵素 (carbonic anhydrase：CA) が存在し，下記の反応が進行することから，CO_2が細胞膜から吸収されます。

$$HCO_3^- + H^+ \xrightarrow{CA} H_2CO_3 \rightarrow H_2O + CO_2$$

CA：右への反応を促進させる

このNHE3によるH^+の分泌より，近位尿細管でほとんどのHCO_3^-が再吸収されます。

3. グルコース，アミノ酸，リン酸等

上記の物質は，NHE3で再吸収されなかったNaとともに各々のトランスポーターを介して再吸収（共輸送）されます。トランスポーターを介して再吸収されることより，正常状態においては，グルコースやアミノ酸は近位尿細管で完全に再吸収されます。

4. 水

このような物質の再吸収により，管腔内の溶質の濃度が下がるので，水は浸透圧格差に応じて，尿細管細胞〔近位尿細管細胞の管腔側には水チャネル（アクアポリン1）が発現している〕や細胞間隙（近位尿細管の細胞間隙は水を透過させる）を介して再吸収されます。なお，1mOsm/kgの浸透圧格差は約20mmHgの圧較差を生じ，水の再吸収には十分とされています。

5. Cl^-

　上流の近位尿細管において水が再吸収されることで管腔内のCl濃度が上昇し，Clが細胞間隙を介して，管腔内と血管側の間質のClの濃度勾配に準じて再吸収されます。

　さらに，下流の近位尿細管の遠位側では，Na-H対向輸送と，細胞内の有機酸（acid A^-，主にギ酸，シュウ酸）とClの対向輸送を介してClが再吸収されます（分泌されたA^-は，NaかH^+と再吸収されるため永続的に分泌可能で，このA^-の分泌によりClが電気的中性に再吸収される）。Clの再吸収により，管腔側荷電が陽性となることが，Naの細胞間隙を介した再吸収に寄与するとされています。

6. K^+，尿素，Ca^{2+}，Mg^{2+}

　管腔内で水が再吸収されることより，これらの物質の濃度が上昇し，細胞間隙を介して，管腔内と血管側の間質の濃度勾配に準じて再吸収されます（近位尿細管ではMgの細胞間間隙の透過能はCaと比較して低い）。

　このように，近位尿細管における再吸収の原動力は，基底膜側に存在するNa-K-ATPaseによって形成された細胞内外のNa/K濃度格差によるものであると考えられています。また，血管側には水チャネル（すべてのネフロンの尿細管細胞の基底膜側には水チャネルが発現している），$Na-HCO_3$共輸送体，Clチャネル等が発現しており，細胞内から血管側への水・溶質の輸送に関与しています。

　さらに，近位尿細管周囲を還流する毛細血管は血流が速く，糸球体での血漿タンパク質の濾過が少ないことから，血管内の膠質浸透圧が高い（この部分の血管は血管内膠質浸透圧の増加により水が再吸収可能な構造をとっていると考えられている）ことから，再吸収された基底膜間質の溶質・水が血管内へ移動しやすいことも近位尿細管の再吸収に重要な役割を演じていると考えられています。

このような過程を経て，近位尿細管では，NaClや水を糸球体濾過量の60～70％程度を再吸収していると考えられています。

▶ 文　献

1) Eaton DC, et al：Vander's Renal Physiology 9th ed. McGraw-Hill Education, 2018.

1章 水・電解質異常の臨床 — ① 機能・生理編

Q07

近位尿細管における分泌について教えてください

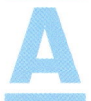

　これまで，腎生理・機能というと，糸球体での濾過と尿細管での再吸収に注目され，尿細管，特に近位尿細管の分泌能についてはあまり注目されてこなかったのが現状です。

　近位尿細管の分泌能は，いわゆる"尿毒素物質"や投与された薬剤等の排泄において，非常に重要な腎生理機能を演じていると考えられています（図・表）。たとえば，昆虫の腎臓に相当する器官はマルピーギ管ですが，マルピーギ管には糸球体がなく，尿細管に相当するマルピーギ管のみで十分な老廃物の排泄能を有しています。ヒトにおいても，腎機能が低下して，糸球体硬化等で糸球体が廃絶しても，残存した尿細管から"尿毒素物質"等が分泌されていると考えられています（aglomerular nephron）。

　特に，血液タンパク質に結合する薬剤（例；フロセミド）は糸球体で濾過されにくく，近位尿細管での分泌がその腎への排泄の主たる経路となります（表）。薬剤の腎排泄において，近位尿細管分泌能は無数に存在する化学物質に対応していると言え，驚異的な機能と考えられています。Homer W. Smith先生が開発した腎血漿流量（renal plasma flow：RPF）の測定に使われる馬尿酸（一部が血液タンパク質に結合する）は，糸球体で濾過されるばかりでなく，近位尿細管で素早く分泌される物質として有名です（表）。

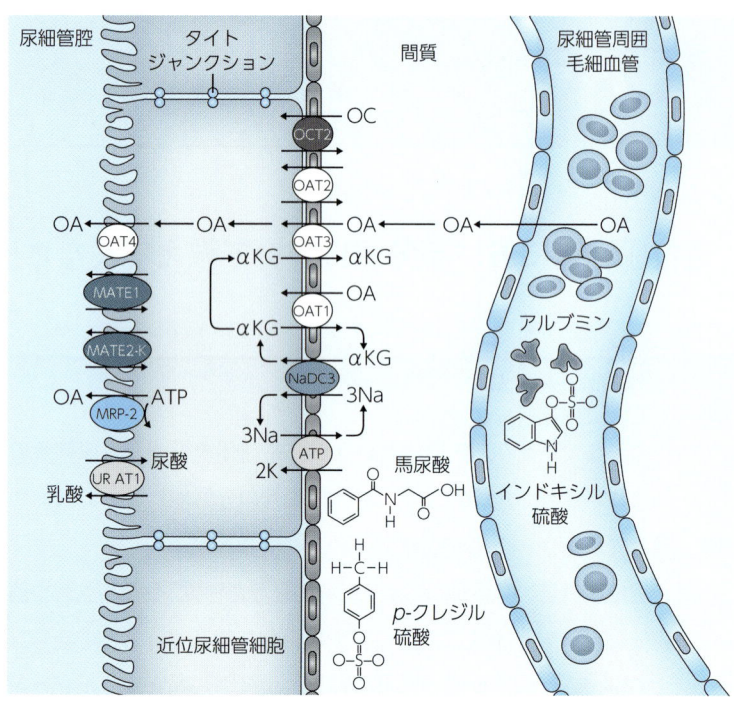

図 近位尿細管による種々の物質薬剤の分泌のメカニズム

OA：有機アニオン (organic anion)，OC：有機カチオン (organic cation)，αKG：α-ケトグルタル酸，URAT：尿酸輸送体 (urate transporter)
近位尿細管血管側において，Na-K-ATPaseによってNa-K濃度勾配に依存して，陽イオンの物質はorganic cation/carnitine transporter (OCT)，一方，陰イオンの物質は内因性のジカルボン酸であるα-ケトグルタル酸を，renal sodium-dependent dicarboxylate transporter (NaDC) を通じて細胞内に取り込むことを利用して，有機アニオン輸送体 (organic anion transporter：OAT) を介して細胞内に輸送される。
近位尿細管の尿細管腔への分泌においては，陽イオンの物質はmultidrug toxin extrusion protein (MATE) やOCTが管腔内のプロトンと交換 (antiport) される。一方，陰イオンの物質はATPを直接利用するmultidrug-resistance protein (MRP) 等から分泌される。

(文献1より引用)

　しかし，現状では，近位尿細管の分泌能を正確に評価する方法が存在していません。この今後，この近位尿細管での分泌能を正確かつ容易に評価できる方法が開発され，"尿毒症物質"の排泄能を評価する新規腎機能測定法が確立し，シスプラチン（近位尿細管で血液側から管腔側へ分泌される）等の腎毒性軽減等に役立つことが期待されています。

表　近位尿細管で分泌される主な物質とトランスポーター

	トランスポーター	主な物質
基底膜側 (basolateral)	OAT1 (*SLC22A6*), OAT3 (*SLC22A8*)	PAH, フロセミド, シンバスタチン, インドキシル硫酸
	OAT2 (*SLC22A7*)	サリチル酸, プロスタグランジンE_2
	OCT2 (*SLC22A2*)	クレアチニン, メトホルミン, シスプラチン
管腔側 (apical)	OAT4 (*SLC22A11*)	テトラサイクリン, カプトプリル, メトトレキサート
	URAT1 (*SLC22A12*)	尿酸
	MRP2 (*ABCC2*)	葉酸, グリコール酸

(　)内は遺伝子　　　　　　　　　　　　　　　　　　(文献1より作成)

▶ 文　献

1) Wang K, et al: Proximal Tubular Secretory Clearance: A Neglected Partner of Kidney Function. Clin J Am Soc Nephrol. 2018;13(8):1291-1296. [PMID: 29490976]

1章 水・電解質異常の臨床 — ① 機能・生理編

Q08 ヘンレ係蹄の構造と機能を教えてください

　ヘンレ（Henle）係蹄は，下行脚と上行脚と呼ばれる対向する尿細管で形成されるヘアピン様の構造をとっています。

　簡単に説明すると，ヘンレ下行脚は水を再吸収し，Na，Clをほとんど再吸収しません。逆に上行脚はNa，Clを再吸収し，水をほとんど再吸収しません。このように対向する尿細管で溶質と水の輸送が真逆なことが，尿の濃縮に必要な髄質の浸透圧勾配を形成するのに重要とされています（対向流増幅系）。

　ヘンレ係蹄の中で，皮質に糸球体があるネフロン（約85％）は，髄質のouter medullaで短いループを形成し，下行脚からすぐに太い上行脚（thick ascending limb）を形成しています。一方，傍髄質に糸球体があるネフロン（約15％）は，inner medullaまで下行する長いループを形成し，細い上行脚（thin ascending limb）を経て，outer medullaにてthick ascending limbという構造をとっています。

　ヘンレ下行脚の管腔側には，水チャネル（アクアポリン）が発現し，上行脚が再吸収したNa，Clが形成する浸透圧格差に準じて水が再吸収されます。一方，細い上行脚にはClチャネルが管腔側・血管側に発現し，下行脚で水のみが吸収されることで管腔内のCl濃度が上昇することより濃度勾配に準じてClが再吸収されます。Clが再吸収されることで管腔側の荷電が陽性となり，細い上行脚の細胞間隙はNaに対して透過性が

あることから，細胞間隙を介してNaが血管側へ移動します。これらのネフロンセグメントの溶質・水の輸送は，管腔内と血管側との濃度・浸透圧勾配に準じた受動的な輸送と考えられています。

原尿がouter medullaの太い上行脚に達すると，図に示すような管腔側のNa-K-2Cl co-transporter（NKCC2；太い上行脚に発現しているアイソフォーム）がNa，Clの再吸収の中心を演じています。管腔内の原尿のK濃度は低く，管腔側にKチャネル（ROMK）が発現しており，KをリサイクルすることでNKCC2の機能を維持していると考えられています。この管腔内へのKの分泌により管腔内電位が陽性となり，細胞間隙を通じてNa，Ca，Mg，NH_4等の陽イオンが血管側へ輸送されます。太い上行脚の尿細管細胞の管腔側にはアクアポリンが発現しておらず，細胞間隙も水に対して透過性はなく，水は再吸収されません。太い上行脚のNKCC2はループ利尿薬のターゲットであり，また，図に示す再吸収の機構の障害は塩類喪失性腎症の1つであるバーター（Bartter）症候群を引き起こすことが知られています。

ヘンレ係蹄は前述した構造・機能を示すことにより，糸球体濾過の約25%のNaCl，約10%の水が再吸収され，原尿が希釈されます（上行脚

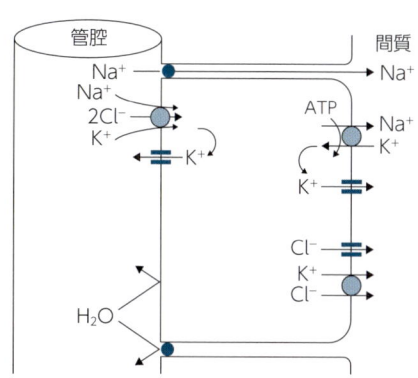

図　ヘンレの太い上行脚の主なNaClの再吸収の機構

（文献1より作成）

を希釈セグメントと呼ぶことがある)。この部分が障害されたり機能が低下したりすると，髄質の浸透圧勾配の形成や原尿の希釈が障害されることになり，Na再吸収障害のみならず，血清Na濃度異常等の水代謝異常を呈することになると考えられています。

▶文　献
1) Eaton DC, et al:Vander's Renal Physiology 9th ed. McGraw-Hill Education, 2018.

Q09 macula densaの構造と機能を教えてください

　ヘンレ上行脚は必ず元の糸球体の近傍に戻り，ヘンレ係蹄の最終部分，遠位曲尿細管に移行する前の部分は，macula densa（緻密斑）と呼ばれる特殊な形態を示す尿細管細胞が存在します．さらに，macula densaは糸球体輸入細動脈周囲を取り囲む特殊な平滑筋細胞，傍糸球体細胞〔(juxtaglomerular cells)，顆粒細胞（granular cell），レニン顆粒を含んでいる〕とextraglomerular mesangial cellsとで，傍糸球体装置（juxtaglomerular apparatus）を形成しています（**図1**）．macula densaは，尿細管腔の原尿の流速とNaClの濃度を感受して，傍糸球体装置を形成する他の細胞へこれらの情報を伝達すると考えられています．

　すなわち，macula densaの機能とは，原尿の流速とNaClの濃度を感受して，尿細管糸球体フィードバック（tubulo-glomerular feedback：TGF）と呼ばれる輸入細動脈の収縮・拡張させてGFRを調節することにより，同部位への原尿量を一定に維持することと，レニンの分泌を変化させて体内のNa含量を維持することです（**図2**）．

　TGFは，GFRの増加や近位尿細管の障害で再吸収が低下し，macula densaへの原尿の流入が増加した時に，より早期に輸入細動脈を収縮しGFRを低下させることで，尿による体液の喪失を防ぐことが主たる役割と考えられています．TGFの働きにもかかわらず，さらに体液量が喪失し，macula densaへの原尿の流入が減少すると，レニンが分泌さ

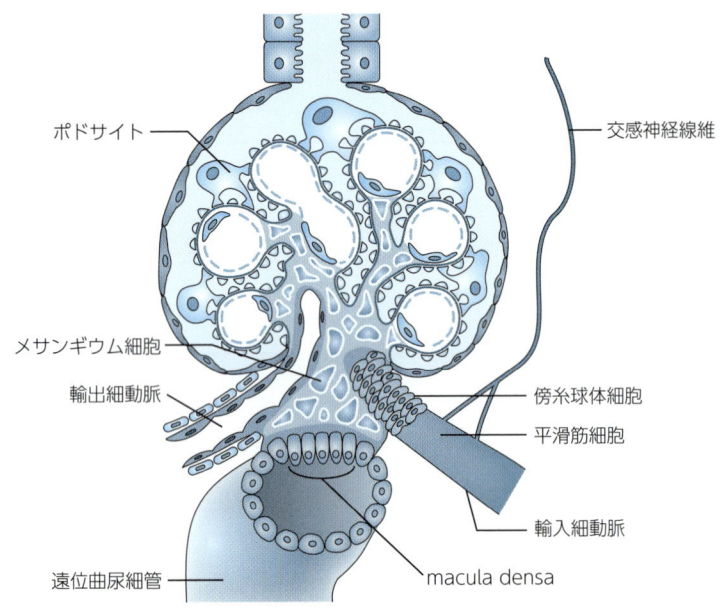

図1 macula densaと傍糸球体装置

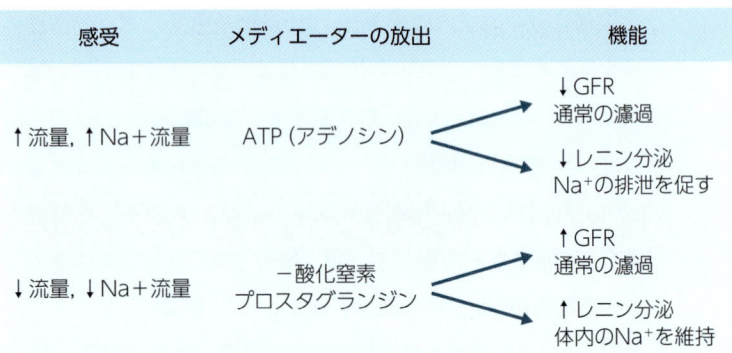

図2 macula densaの機能
macula densaはNa$^+$ではなく，Cl$^-$を感受しているという意見もある。　（文献1より作成）

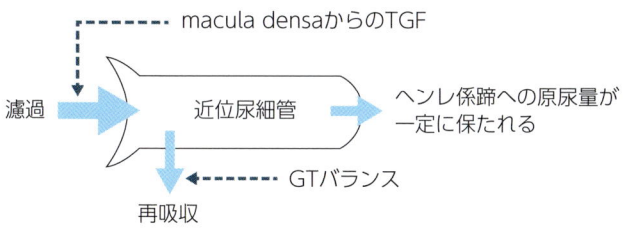

図3 GTバランスとTGFとの関係

(文献1より作成)

れ、尿中へのNaの排泄を減少させ、体液量の保持に働くとされています。macula densaにおいて原尿中のNaClを感知するのにNKCC2（ヘンレの太い上行脚と同じ）を利用しています。NKCC2を抑制するループ利尿薬は、macula densaにおいてのNaClの流入の減少となり、TGFを抑制してGFRが維持され、利尿効果が持続すると考えられています。さらに、このmacula densaにおいてのNaClの流入の減少はレニンの分泌を促進し、ループ利尿薬により過剰な利尿を抑制させるとされています。

＊ループ利尿薬によるレニン分泌促進は、RAA系や交感神経系の神経液性因子の活性化を起こす。

　なお、TGFによく似た言葉に、glomerulotubular balance（GTバランス）があります。これは、GFRに応じて近位尿細管の再吸収量が対応し（GFRが増加すると近位尿細管の再吸収が増加する）、ヘンレ係蹄に流入する原尿量が一定になるように調節されています（図3）。

▶ 文 献

1) Eaton DC, et al：Vander's Renal Physiology 9th ed. McGraw-Hill Education, 2018.

1章 水・電解質異常の臨床 — 1 機能・生理編

Q10

遠位ネフロンという概念について教えてください

　遠位ネフロン(distal nephron)とは，ヘンレ係蹄，macula densaより下流のネフロンのセグメントを指す概念です．遠位ネフロンにおいて，原尿は皮質に存在する遠位曲尿細管(distal convoluted tubule：DCT)，結合尿細管(connecting tubule：CNT)，皮質集合管(cortical collecting duct CCD)を経て，髄質集合管(outer medullary collecting duct：OMCD, inner medullary collecting duct：IMCD)へ流入します．発生的に，DCTとCNTは後腎組織から，集合管は尿管芽から分化したと考えられており，複数の近位のネフロンがCNTを介して集合し，集合管を形成しています(集合管の名称の由来)．

　遠位ネフロン(より正確にはDCTの遠位部，DCT2以降)の機能はアルドステロンで調節されており，aldosterone-sensitive distal nephronとも呼ばれます．DCTより近位側の尿細管は1種類の細胞で構成されていますが，CNT以降の尿細管は主細胞(principal cell，約70％)と，3種類の間在細胞(intercalated cell)で構成され，Na代謝のみならず，K代謝や，酸塩基平衡の調節を行っていると考えられています．

　DCTは細胞も細胞間隙も水非透過性ですが，CNT以降の尿細管はADH依存性にアクアポリン2が管腔側に発現し，水の再吸収を行っています．さらに，IMCDまで至ると，ADH依存性に水のみならず尿素も再吸収され，尿の濃縮に関与していると考えられています．

1章 水・電解質異常の臨床 — ① 機能・生理編

Q11

遠位曲尿細管（DCT）の構造と機能について教えてください

皮質に存在する遠位曲尿細管（DCT）においても，ヘンレ上行脚と同じくNaClが再吸収され水は再吸収されないので，DCTもdiluting segmentと呼ばれます。DCTの管腔側のNaClの再吸収は，サイアザイド系利尿薬の標的であるNa-Cl共輸送体（Na-Cl co-transporter：NCC）が行っています（図）。さらに，DCTの遠位側DCT2の管腔側には，アルドステロンで活性化される上皮性Naチャネル（epithelial sodium

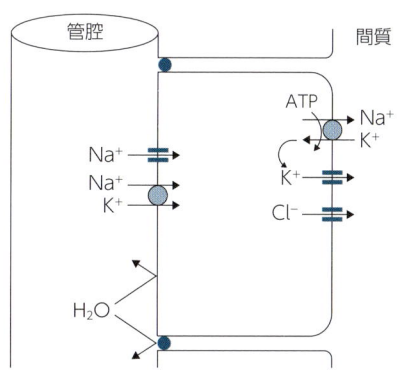

図　CT管腔側のNaCl再吸収

DCTにおいて，管腔側のNCC（●）がNa再吸収に重要である。さらに，遠位側のDCT2においては，ENaC（=）がアルドステロン依存性にNaの再吸収を行っている。　　　　　　　　　（文献1より引用）

channel：ENaC）が発現し，Naの再吸収を行っていると考えられています。

また，CaやMgのトランスポーターを介した経細胞的な再吸収もDCTで行われていると考えられています。

DCTは，濾過されたNaの5〜10％が再吸収されると考えられています。さらに，DCTはdiluting segmentの一部であることから，同部位を抑制するサイアザイド系利尿薬は，尿希釈能を抑制するため，水利尿不全による低ナトリウム血症をきたすとされています。

▶文　献
1) Eaton DC, et al：Vander's Renal Physiology 9th ed. McGraw-Hill Education, 2018.

Q12 結合尿細管（CNT），皮質集合管（CCD）の構造と機能を教えてください

　皮質に存在するCNTやCCDの尿細管は主細胞（約70%を占める）と間在細胞（酸を排泄するα細胞，塩基を排泄するβ細胞，いずれの性格を有するnon-α細胞，non-β細胞）からなり（図），Naは主細胞管腔側に発現しているアルドステロンで活性化される上皮性Naチャネル（ENaC）で再吸収されます。ENaCにおけるNaの再吸収は他の尿細管のセグメントと異なり，electrogenic reabsorptionを行うことが特徴とされています。つまり，間在細胞においてClがNaより遅れて別部位で再吸収されることから，主細胞管腔の荷電が陰性になることです。この陰性荷電を利用して，主細胞や間在細胞からK^+やプロトンの分泌が行われると考えられています。

　さらに，主細胞はADH依存性に管腔側にアクアポリン2が発現することが知られています。皮質の間質は血漿と等張（285mOsm/kg）であり，diluting segmentの下流のCNTやCCD内の原尿は，100mOsm/kg程度まで希釈されており，非常に大きな浸透圧格差によって経細胞的に水が再吸収されます。

　この部位において，Naは濾過量の1～5%程度しか再吸収されませんが，水代謝，K代謝，酸塩基平衡の調節に重要な役割を演じている部位であると言われています。

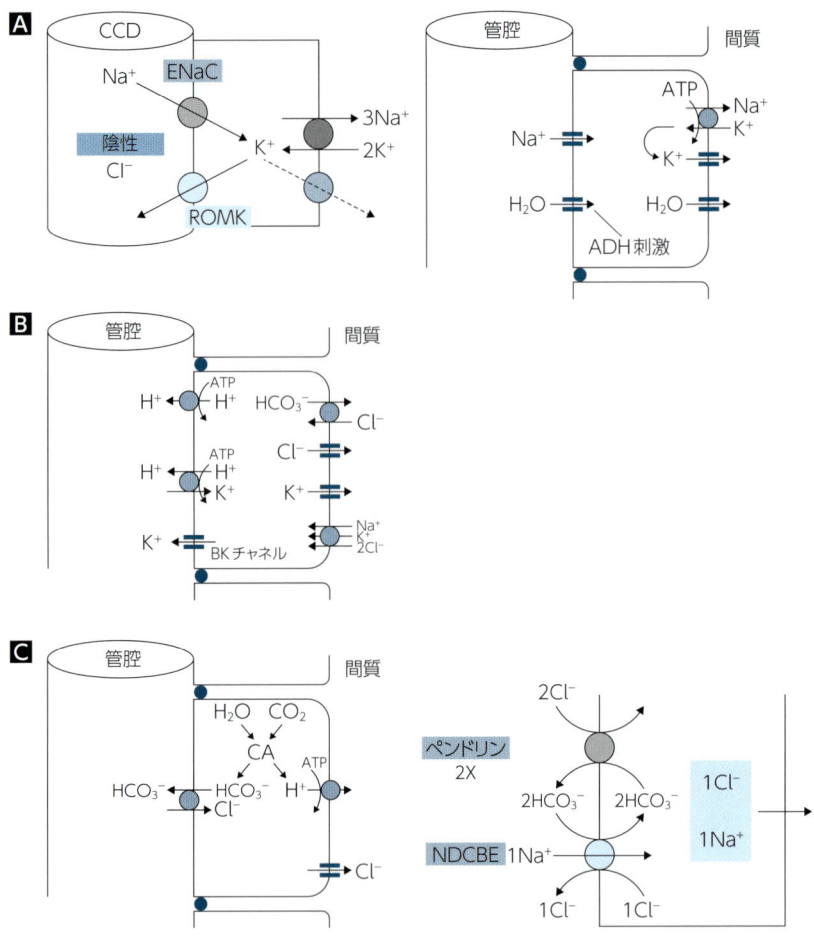

図　connecting tubule (CNT), 皮質集合管 (CCD) の構造と機能

ROMK : renal outer medullary potassium ion channel

A : 主細胞は，Naをアルドステロン依存的にelectrogenic reabsorptionを行い，Kの分泌，ADH依存性に水の再吸収を行う。

B : α間在細胞，酸分泌細胞，管腔側H-ATPaseによりプロトンの分泌を行うほか，流速依存性にBKチャネル (big K ion conduction channel, maxi-K ion channelとも呼ばれる) からKの分泌を行う。体内のK含量が少ない時は，H-K-ATPaseを用いてKの再吸収をも行うと考えられている。

C : β間在細胞，base分泌細胞，管腔側Cl-HCO₃ antiporter (ペンドリン) により，管腔内Clを用いてHCO₃⁻を分泌する。α，β間在細胞は，その極性が真逆である。

近年，この細胞において，ペンドリンとNa-dependent Cl-HCO₃ exchanger (NDCBE) を介してNaClが電位中性的に再吸収されることが明らかになった。

(文献1, 2より作成)

▶ 文　献

1) Eaton DC, et al:Vander's Renal Physiology 9th ed. McGraw-Hill Education, 2018.
2) Kamel KS, et al:Fluid, Electrolyte and Acid-Base Physiology: A Problem-Based Approach. 5th ed. Elsevier, 2016.

Q13 髄質集合管（OMCD, IMCD）の構造と機能を教えてください

髄質外層集合管（outer medullary collecting duct：OMCD）は，皮質集合管（CCD☞1章① Q12）とほぼ同様の構造をとっていますが，遠位側に至ると主細胞が減少し，間在細胞が増え，同部位はNaの再吸収より酸塩基平衡の調節を中心に行っている考えられています。また，OMCDはADHに反応してアクアポリン2が管腔側に発現し，水の再吸収が行われます。

髄質内層集合管（inner medullary collecting duct：IMCD）の近位部1/3は，OMCDと同様に主細胞や間在細胞が混在していますが，IMCDの主細胞はあまりNaやKの調節に関与せず，ADH存在下に水や尿素の再吸収を行うことが主であると考えられています（尿素の再吸収はADH依存性に尿素トランスポーターを介して経細胞的にIMCDで行われるとされている）。

さらに，IMCDの最終部分は，主細胞に類似しているものの，機能が異なるIMCD細胞と呼ばれる細胞で構成されていると言われています。このIMCD細胞の機能は，①ADH依存下で水や尿素の再吸収，②H-ATPaseやK-H-ATPaseによるプロトンの分泌，③ENaCとは異なるNaチャネル（cyclic GMP-gated cation channel）によりNaの再吸収が行われていると考えられています。さらに，IMCDにはANPのレセプターが存在し，ANPはこのcyclic GMP-gated cation channelを抑

制することによるNa再吸収抑制，つまりNa利尿を発揮するとされています。

また，遠位ネフロンは，ADH非存在下ではほとんど水の再吸収は行われませんが，IMCDの同部位だけは，ADH非存在下でも有意な水の再吸収が行われるとされています。この水の再吸収は，residual water permeabilityと呼ばれており，尿閉等の尿細管内の原尿の流速が低下する時にこの経路の水の再吸収が増加し，低ナトリウム血症の発生に関与していると考えられています。

▶ 文　献

1) Schmitz PG:Clinical implications of renal physiology. Learning Innovations. LLC, 2016.
2) Kamel KS, et al:Fluid, Electrolyte and Acid-Base Physiology: A Problem-Based Approach. 5th ed. Elsevier, 2016.
3) Eaton DC, et al:Vander's Renal Physiology. 9th ed. McGraw-Hill Education, 2018.
4) Reilly RF, et al:Instant Access Acid-Base, Fluids, and Electrolytes. McGraw-Hill Education, 2007.

1章 水・電解質異常の臨床 — ① 機能・生理編

Q14 生体内の水代謝の調節機構を教えてください

A 水・電解質異常の臨床において水代謝調節は，生体内の浸透圧（正常状態では細胞外液・細胞内液の浸透圧〔正確には張度（tonicity）と同じ〕の維持に重要です．つまり，体内の浸透圧の異常は水代謝異常であると考えても臨床上大きな支障はないと思います．

この体内の浸透圧の変化（正常では非常に厳密に管理されており，±2％程度の変化しか許容せず1～2Osm/kgの浸透圧の変化を感受可能）を，視床下部の浸透圧受容体（osmoreceptors）が感受し，ADHの分泌や口渇感（ADHの反応より感度は低い）を変化させ，尿中への水の排泄や飲水を調節していると考えられています（osmoreceptorsの毛細血管は有孔性で血液脳関門（blood-brain barrier）はなく，体液の浸透圧の変化を感受することが可能であると考えられている：図）．分泌されたADHの半減期は数分であり，ADHの作用が継続するためにはADH分泌細胞〔正確には神経，視床下部の視索上核（supraoptic nuclei），室傍核（paraventricular nuclei）に細胞体があり，軸索（axon）が下垂体後葉まで伸び，神経端末からADHが血中に放出される〕への持続した刺激が必要とされています．

なおADHは，浸透圧の変化のみならず，細胞外液量の減少により分泌されると言われています．この細胞外液量減少によるADH分泌刺激は浸透圧の変化によるものより強力とされており，ADHの分泌が持続しま

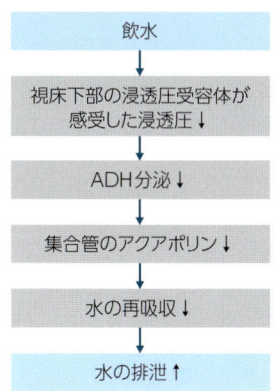

図　飲水による水負荷時の体内の反応
飲水により体内の体液中の浸透圧が低下すると，このような経路を介して尿の浸透圧も低下し，水を排泄して体液の浸透圧を保とうとする。

（文献1より作成）

す。この病態は，細胞外液量（より正確には有効循環血漿量）の減少に伴う低ナトリウム血症の発症に関与しています（hypovolemic hyponatremia，うっ血性心不全における低ナトリウム血症など）。また，口渇感は浸透圧の変化のみならず，Na含量を調節するアンジオテンシンⅡ刺激でも増すと言われています。本書では，水・電解質異常を理解しやすいよう，Na含量の調節，水代謝の調節は独立していると述べていますが，実際は両方の経路が互いに関連して体液の恒常性を保っていると考えられています（上に述べた経路は，陸上に進出した脊椎動物がより確実に体液の喪失を防ぐために獲得したものと思われる）。

▶文　献

1) Eaton DC, et al: Vander's Renal Physiology 9th ed. McGraw-Hill Education, 2018.

Q15 ネフロンの各セグメントにおけるNaと水の再吸収についてまとめてください

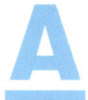

ヒトの腎臓(各々のネフロン)において，Naと水の再吸収は(ほぼ)別の機構で行われ，(ほぼ)独立して調節されていると考えたほうが，臨床の現場でNa・水代謝の異常をみる時に有用であると思います。

具体的には，等浸透圧的な再吸収を行う近位尿細管は，Naと水の再吸収は同調して行われますが，以降の遠位の尿細管セグメントでは，Naと水に再吸収は別々に独立して行われています(**表・図1**)。これらのNaと水の再吸収パターンは，尿の濃縮(対向流増幅系)に関与してい

表　尿細管の各セグメントにおけるNaと水の再吸収

	再吸収率(%)	
	Na	水
近位尿細管	65	65
ヘンレ下行脚	—	10
ヘンレ上行脚・太い上行脚	25	—
遠位尿細管	5	—
集合管	4〜5	5 (水負荷時) >24 (脱水時)

近位尿細管以降のネフロンではNaと水の再吸収の動態が異なっている。
集合管の遠位側(IMCD)においては，水負荷時にADHが非存在下でも水の再吸収が行われる(residual water permeability)。

(文献1より引用)

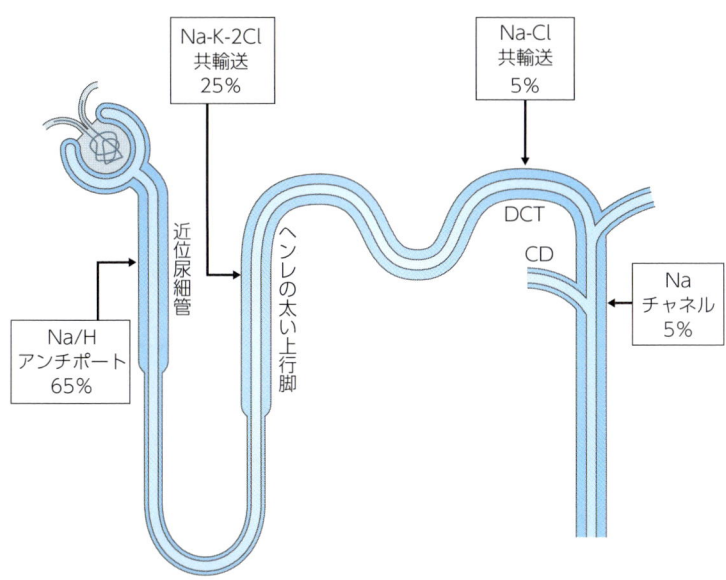

図1 ネフロンの各セグメントにおけるNaの再吸収

近位尿細管ではNa/H exchanger (NHE3), ヘンレの太い上行脚ではNa-K-2Cl 共輸送体 (NKCC) 2, 遠位曲尿細管 (DCT) ではNa-Cl cotransporter (NCC), 皮質集合管 (CD, CCD) ではENaCがNaの再吸収を行っている。　　　　　　　　　　　　　　（文献1より作成）

ると考えられていますが，生体が体内のNa含量〔細胞外液量，より正確には有効循環血漿量（effective plasma volume）〕と体内の水含量（血清浸透圧，血清Na濃度）を別々に独立して調節している証拠ともなります。

図2は，濾過された原尿の量と浸透圧が各々の尿細管のセグメントで変化して排泄される過程をまとめたものです。原尿の量の変化をみると，各々のセグメントにおける水の再吸収の動態が具体的に理解できると思います。さらに，抗利尿ホルモン（ADH）が，皮質集合管以降の集合管においての水の再吸収に重要であることも理解できると思います。

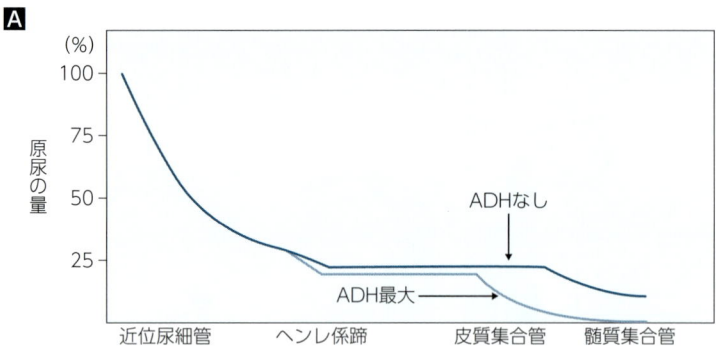

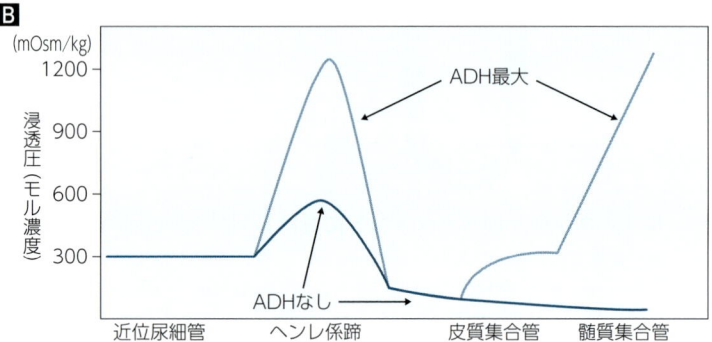

図2 各ネフロンの原尿の量とその浸透圧の変化
原尿の多くは，近位尿細管でNaと水が同調して再吸収される等浸透圧性再吸収により再吸収されることが示されている．さらに，ヘンレ下行脚は水のみの再吸収が行われるので，原尿の浸透圧の上昇がみられる．ヘンレ上行脚・遠位曲尿細管（DCT）(diluting segment) は溶質のみの再吸収が行われ，原尿の量は変化せず浸透圧が低下する．皮質集合管（CCD）以降の集合管はADH依存性に比較的多量の水（GFRを1日180Lと仮定すると，CCDに流入する原尿量は180×0.25＝45L/日となる）が，管腔内と血管側（腎臓間質）との浸透圧格差に応じて再吸収される．ADH存在下に髄質に存在するヘンレ下行脚と髄質集合管（IMCD）の原尿の浸透圧が高くなっているのは，IMCDからの尿素再吸収に起因する尿素リサイクルと呼ばれる尿素輸送のためである．
（文献1より作成）

▶ 文 献

1) Eaton DC, et al：Vander's Renal Physiology 9th ed. McGraw-Hill Education, 2018.
2) Kamel KS, et al：Fluid, Electrolyte and Acid-Base Physiology: A Problem-Based Approach. 5th ed. Elsevier, 2016.

1章 水・電解質異常の臨床 — ① 機能・生理編

Q16

尿の濃縮の機構の基本を教えてください

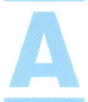

尿の濃縮の正確なメカニズムはいまだ解明されていないのが現状ですが，尿の濃縮に必要な腎髄質の浸透圧勾配の形成機序として，水・電解質異常の診療に有用であるという点から，以下のことを理解していれば十分です。

1. 腎髄質の浸透圧勾配形成に必要な腎髄質における対向する尿細管による対向流増幅系

腎髄質におけるヘンレ下行脚と上行脚は，Naや水の尿細管細胞の輸送が大きく異なっています。腎髄質（inner medulla）まで下行する傍髄質ネフロンのヘンレ下行脚は，水チャネルのアクアポリン1が尿細管細胞の管腔側に発現しており，水の再吸収は行われますが，ほとんどNa（Cl）の再吸収は行われないとされています〔髄質の間質から高濃度のNa（Cl）が管腔内へ分泌されうる〕。一方，ヘンレ上行脚においては，Na（Cl）は再吸収されますが，水は細胞内，細胞間隙を介して吸収されることはないと考えられています。この髄質での対向する尿細管において，Na（Cl）と水の輸送が異なり，お互いをNa（Cl）が対向して行き来することから，次第に髄質のNa（Cl）濃度勾配が形成されると考えられています。

髄質（inner medulla）の浸透圧勾配形成に必要な尿素も，ADH存在

下では対向するヘンレ下行脚や細い上行脚（尿素は再吸収されず，尿素トランスポーター（urea transporter：UT）-A2を介し間質から管腔内へ分泌される）と，髄質（inner medulla）の集合管（尿素はUT-A1を介してADH存在下で再吸収される）で尿素の輸送が異なることから，髄質において尿素の濃度勾配が形成されると考えられています。

よって，ヘンレ上行脚のNaCl再吸収を抑制するループ利尿薬は，ヘンレ係蹄によるNaClの対向流増幅系を抑制するので，尿の濃縮力を減弱させ，希釈尿を排泄させるので，低ナトリウム血症の治療に用いられることがあります。

2. 対向流増幅系が形成した腎髄質浸透圧勾配を維持する腎髄質の血管系による対向流交換系

腎髄質へは，vasa recta（直細動脈）と呼ばれる血管の下行するものと上行するものが対向して髄質の尿細管の周囲に分布しています。これらの血管は，水と溶質（主にNaClや尿素）に対して非常の透過性が高いのが特徴です。よって，髄質を還流する間に血管内外の浸透圧や溶質（NaClや尿素）の濃度格差に依存して，水と溶質が血管内外を対向して行き来することで（NaClや尿素は上行から下行血管内へ，水は下行から上行血管内へ），血流により溶質が容易に髄質から流出しない・水は容易に髄質へ流入しない機構"対向流交換系"が形成されています。この対向流交換系が，髄質の浸透圧勾配維持に重要であるとされています。

腎血流を減少させるNSAIDが低ナトリウム血症をきたす原因として，髄質の血流低下による腎髄質の浸透圧上昇による水の再吸収増加が，その原因と1つであると考えられています。

1章 水・電解質異常の臨床 ― ① 機能・生理編

Q17 ネフロンの各セグメントにおける尿素の輸送についてまとめてください

　ヒトの腎臓において，尿素はアミノ酸の代謝産物で老廃物として尿から排泄される物質というものでなく，尿細管の機能（尿の濃縮，尿細管腔の原尿の流れの維持等）の発現になくてはならないものであると考えられています．一般的に尿素は細胞内外の行き来が自由で細胞内外の浸透圧形成に関与しない〔張度（tonisity）の概念〕とされていますが，腎尿細管細胞では尿素の細胞内外の行き来は制限されており，浸透圧形成に関与しているとされています．

1. ネフロンの各セグメントにおける尿素の輸送

①糸球体からの濾過

　1日GFR 180L×尿素5mmoL/L＝約900mmoL濾過されます．

②近位尿細管での再吸収

　近位尿細管は，水の再吸収に伴って管腔内の尿素濃度が上昇し，細胞間隙を介して濃度依存性に再吸収されます．

③ヘンレ下行脚（ヘンレの細い上行脚も含むという考え方もある）

　このセグメントの尿細管の血管側には尿素トランスポーター（UT-A2）が発現しており，腎髄質の間質から管腔内への分泌が生じると考えられています．

④ヘンレ上行脚,遠位尿細管,皮質集合管,髄質外層集合管

これらにおいては,尿素の透過性は低いと言われています。皮質集合管,髄質外層集合管(outer medullary collecting duct:OMCD)はADH依存性に水の再吸収が行われるため,管腔内の尿素の濃度が上昇します。ヘンレ上行脚から皮質集合管にかけてNaClの再吸収が行われ,管腔内の浸透圧の低下が起こりますが,この部位の再吸収が少ない尿素がこの部位での管腔内原尿の浸透圧を保持することから原尿の流速の維持に重要であると考えられています。

⑤髄質内層集合管

髄質内層集合管(inner medullary collecting duct:IMCD)では,ADH依存性に管腔側にUT-A1が発現しており,濃度依存性に尿素の再吸収が行われているとされています。

◎

このような尿素の輸送(urea recycle)が,尿の濃縮に必要である腎髄質(inner medulla)の浸透圧勾配の形成に重要であると考えられています(皮質やouter medullaの浸透圧勾配はNaClで形成される)。NaClの濾過量(1日GFR 180L × Na 140mmoL/L = 25,200mmoL濾過)と比較して,尿素の濾過量(1日900mmol濾過)は極端に少なく,腎臓は尿を濃縮するために,尿素を大事に利用していると言えます。

各ネフロンセグメントにおける原尿量と浸透圧(☞1章① Q15図2)のように,に示したADH依存性の尿素・水の輸送と,ADH存在下の原尿のヘンレ下行脚,IMCDにおける浸透圧上昇が合致しています。

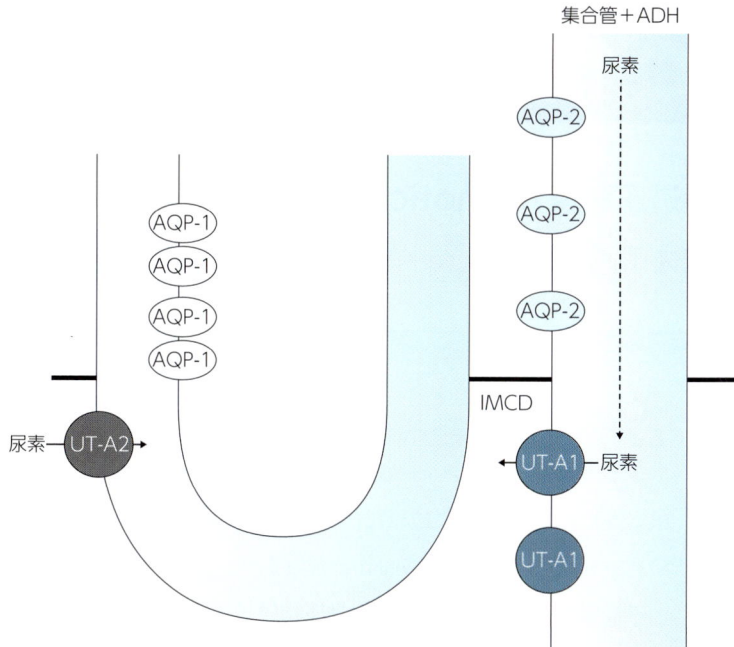

図 腎髄質の浸透圧勾配の形成に関与するurea recycle

髄質の尿素は，糸球体濾過，IMCDのUT-A1（ADH依存性）を介しての再吸収，descending vasa rectaの内皮細胞に発現しているUT-Bを介しての輸送に由来する。ADH存在下では，集合管（CD，OMCD，IMCD）内の尿素濃度が上昇（AQP-2を介する水に再吸収より）することから，IMCDで尿素が再吸収され間質の尿素濃度が増加する。間質の尿素濃度が増加することにより，ヘンレ下行脚でUT-A2を介して管腔内に尿素が分泌される。この部位では浸透圧依存性にAQP-1を介して水が再吸収されるので内腔内の尿素濃度は上昇する。この尿素の輸送（urea recycle）が対向流増幅系を形成して，髄質（inner medulla）の浸透圧勾配形成に関与している。

（文献1より作成）

▶ 文 献

1) Schmitz PG:Clinical implications of renal physiology. Learning Innovations. LLC, 2017.
2) Eaton DC, et al:Vander's Renal Physiology. 9th ed. McGraw-Hill Education, 2018.
3) Kamel KS, et al:Fluid, Electrolyte and Acid-Base Physiology: A Problem-Based Approach. 5th ed. Elsevier, 2016.

1章 水・電解質異常の臨床 ― 1 機能・生理編

Q18

浸透圧利尿（osmotic diuresis）の機構について教えてください

A

　等浸透圧性再吸収（iso-osmotic absorption）を行う近位尿細管において，その再吸収能力以上の浸透圧物資（例；マンニトール，グルコース，尿素等）が存在することで溶質の再吸収が抑制され，利尿がつくことを浸透圧利尿（osmotic diuresis）と言います．

　近位尿細管における過剰な浸透圧物質は，浸透圧格差による水の再吸収を抑制し水利尿が起こります．この状態で，近位尿細管でNaが再吸収されると，基底膜側間質のNa濃度＞尿細管腔Na濃度の状態となり，細胞間隙から，Naが管腔側に逆流してNa利尿も生じると考えられています．

　グルコースは近位尿細管以降でも再吸収されないので，浸透圧利尿効果が下流の尿細管でも継続します〔SGLT2阻害薬（糖尿病薬）の原理〕．

▶文　献

1) Eaton DC, et al：Vander's Renal Physiology. 9th ed. McGraw-Hill Education, 2018.

1章 水・電解質異常の臨床 — ① 機能・生理編

Q19 生体内でのKの役割を教えてください

A Kは細胞内に最も多い陽イオン（細胞外液には総K含量の約2％しか存在しない）であり，すべての細胞に存在するNa-K-ATPaseが細胞外に3分子のNaイオン，2分子のKイオンを細胞内に移行させるように働いていることで，細胞内のK含量を維持しています。そして，細胞内からKイオンがKチャネルを介して細胞内外のK濃度に依存して漏出します。このようなKイオンの細胞内外の移動により，細胞内電位が細胞外と比較して陰性に保たれていると考えられています。たとえば，低カリウム血症になると，より多くのKイオンが細胞内から漏出して，細胞内電位が下がる，つまり過分極します。心筋や神経の場合，細胞内の電位が下がると，興奮後，電位が復するのに時間がかかり，その間にNaチャネルによる興奮化が起こりやすくなると言われています。高カリウム血症はその逆にKイオンが細胞内に留まり，細胞内電位が上がる，つまり脱分極が起こり，神経や筋肉の麻痺が起こるとされています。よって，心筋，筋肉，神経などの電気的に興奮する細胞の細胞機能を正常に維持するために，血清K濃度は狭い範囲に調節される必要があります。

1章 水・電解質異常の臨床 — 1 機能・生理編

Q20

生体内K代謝の調節機構について教えてください

血清K濃度は，生体機能の維持（細胞膜電位の維持）のために厳密に調節されています．

血清K濃度の調節は，①細胞内へのK取り込み，細胞外へ移行といった，細胞内外のKの分布の変化（例；インスリン，カテコールアミンβ_2刺激で細胞内に移行，アシドーシス・細胞外液のpHの低下，細胞内プロトンイオンの増加でKが細胞外へ移行する，細胞外液浸透圧の上昇で細胞外へ移行する）（後述）と，②腎臓から尿への排泄量の変化，で行われています．

細胞内外のKの分布の変化は，その瞬間の血清K濃度の調節に重要で，体内の多くを占める骨格筋がその調節の多くに関与していると考えられています．また，インスリンによる細胞内への移行は，K含量の食物摂取による致死的な高カリウム血症の発症予防に重要とされています．一方，腎臓からのK排泄の変化が体内のK含量の調節に重要であると言われています（**表**）．腎機能が正常であれば，Kは最大10mEq/kg排泄可能であると言われています．

よって，尿中K濃度の測定は，腎臓でのK分泌・排泄の状態の推測に役立ちます〔尿中K排泄率（FEK），随時尿K濃度，尿中クレアチニン濃度比（K/Cr）〕．

一般的に，細胞内外のK分布異常をきたす特殊な病態（後述）を除き，

表 摂取量/排泄量と排泄率

	摂取量/排泄量	濾過量	排泄率
H_2O	1L	200L	0.5%
Na	100〜200mEq	2万8000mEq	0.35〜0.7%
K	40〜100mEq	800mEq (4mEq×200L)	5〜12.5%

GFRを1日200Lと仮定。摂取された，水，Na，Kがすべて尿へ排泄されると仮定すると，水とNaは腎臓で排泄される割合が少なく，ほとんど再吸収されると言える。一方，KはNaと水と比較して腎臓での排泄割合が大きく，尿細管での分泌がK代謝の調節の主であることを示している。

高カリウム血症は体内のK含量が多い/低カリウム血症は体内のK含量が少ないと考えてよいと言われています。Kは細胞内に主に存在することから，血清K濃度1mmol/Lの減少は，体内のK含量が200〜400mmol欠乏していることを示唆します。さらに，血清K濃度＜2mmol/Lの時は，体内K含量が1000mmol以上欠乏していると考えられています。

細胞内外のKの移行

インスリンは，細胞にあるNa-H交換体を活性化して，細胞内Naが増えることからNa-K-ATPaseの活性化を介して細胞内へKが移行すると考えられています。

カテコールアミンβ_2刺激は直接Na-K-ATPaseを活性化させ，Kを細胞内に移行させます。一方，α_1刺激はNa-K-ATPaseを抑制し，Kを細胞外へ移行させます。

アシドーシスの場合は，単純にプロトンとKの交換が起こるのではなく，実際はもう少し複雑なイオンの動きが起こっていると言われています。細胞外液のpHが下がると細胞内でHCO_3が合成され，Clイオンと交換で細胞外へ移行し，細胞外液を緩衝し，pHの変化を少なくしようとします。細胞内に入ったClは，細胞内が陰性荷電にしていることで，Clチャネルを介して細胞外に移行します。そして，Clイオンの細

胞外に移行することにより細胞内の荷電が陽性に傾き，陽イオンのKがKチャネルを介して細胞外へ漏出する，というのがより正確なイオンの動きと考えられています。しかし，臨床の現場では，細胞外液が酸性化すると，増加したプロトンが細胞内に移行し，代わりに陽イオンであるKが細胞外へ移行する，という認識でよいと思います。

　高血糖等の高浸透圧血症は，細胞内の水が浸透圧格差に応じて細胞外へ水チャネルを介して水が移動する時に，Kも同時に水チャネルを通って細胞外へ移動すると考えられています。

▶ 文　献

1) Preston RA：Acid-Base, Fluids, and Electrolytes Made Ridiculously Simple. 3rd ed. Medmaster, 2017.
2) Kamel KS, et al：Fluid, Electrolyte and Acid-Base Physiology: A Problem-Based Approach. 5th ed. Elsevier, 2016.

1章 水・電解質異常の臨床 — ① 機能・生理編

Q21

K代謝における腎臓の役割を教えてください

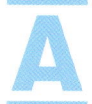

　Kは，糸球体で100％濾過された後に，近位尿細管，ヘンレ係蹄にかけてそのほとんどが再吸収され，皮質集合管等の遠位ネフロンにて分泌されると言われています（**表**）。

　近位尿細管においてKは，Naや水が再吸収された後に管腔内濃度が上昇することを利用し，濃度依存性に細胞間隙を介して再吸収されます．糸球体にて濾過されたKの60～80％が近位尿細管で再吸収されます．さらに，ヘンレ係蹄，特にヘンレの太い上行脚において，Kは尿細

表　各ネフロンセグメントにおけるK再吸収・分泌の割合

輸送	通常～高K含有食	低K～K排除食
近位尿細管	再吸収（65％）	再吸収（65％）
ヘンレの太い上行脚	再吸収（25％）	再吸収（25％）
遠位尿細管，主細胞（CNT + CCD）	分泌（20～150％）	ほぼ分泌なし
α間在細胞（皮質集合管）	分泌（0～5％）	再吸収（5％）
α間在細胞（髄質集合管）	再吸収（5％）	再吸収（3％）
尿	20～50％	2％

高K含有食と，低K含有食とを比較したもの．皮質集合管の主細胞（principal cells）におけるK分泌の増減が，Kの尿中排泄量を決める主たるものである．

（文献1より引用）

管細胞管腔側のNa-K-2Cl共輸送体（NKCC）2とrenal outer medullary K（ROMK）チャネルのシステム（一部細胞間隙）を用いて，残りのほとんどが再吸収されると考えられています。

表に示したように，尿中へのK排泄による体内のK含量の調節に重要なのは，再吸収よりも皮質集合管等のdistal nephronでのK分泌の増減であると言えます（**図1**）。

この皮質集合管でのK分泌を調節する因子として，**図2**に示すものが知られています。これらの因子の変化により，皮質集合管でのK分泌

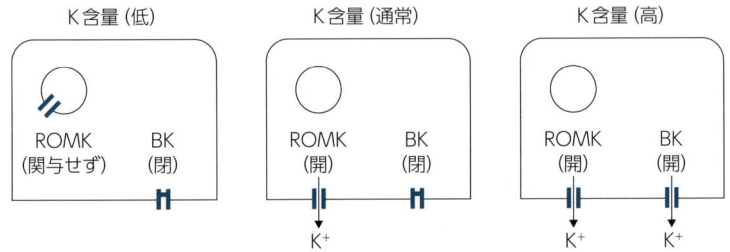

図1 distal nephronのK分泌の増減の機構

体内K代謝の状況に応じてdistal nephronのK分泌が増減するが，その分子的機構はdistal nephronの尿細管管腔側のKチャネル〔ROMK（主に主細胞に発現），big K ion conductance (BK maxi-K ion) チャネルとも呼ぶ。α間在細胞に発現〕の開閉に依存している。BKは体内K含量が多い時に作用し，Kの分泌は管腔内の原尿の流速に依存（maxi-K ionチャネルという名称の由来）してKの分泌を行う。

（文献1より作成）

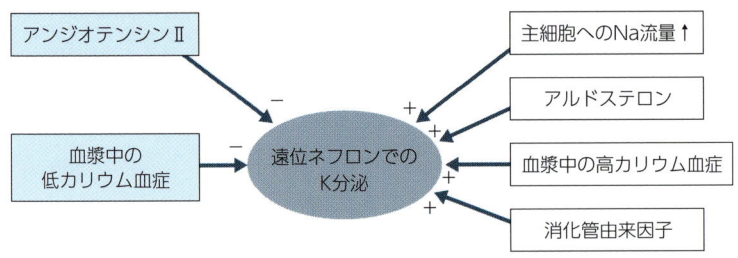

図2 遠位ネフロンでのK分泌に影響を与える因子

（文献1より作成）

量が変化し,血清K濃度が一定に調節されていると考えられています。

▶ 文 献

1) Eaton DC, et al:Vander's Renal Physiology 9th ed. McGraw-Hill Education, 2018.
2) Reilly RF, et al:Instant Access Acid-Base, Fluids, and Electrolytes. McGraw-Hill Education, 2007.
3) Preston RA:Acid-Base, Fluids, and Electrolytes Made Ridiculously Simple. 3rd ed. Medmaster, 2017.
4) Kamel KS, et al:Fluid, Electrolyte and Acid-Base Physiology: A Problem-Based Approach. 5th ed. Elsevier, 2016.

1章 水・電解質異常の臨床 ― ① 機能・生理編

Q22

遠位ネフロンにおけるKの再吸収・分泌について教えてください

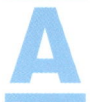

ここでは，Q21の内容について，K代謝異常の臨床に役立つようにもう少し詳しく述べたいと思います。

1. 遠位曲尿細管（DCT）遠位部の尿細管細胞，結合尿細管（CNT），皮質集合管（CCD）の主細胞におけるK分泌

遠位曲尿細管（DCT）の遠位側（DCT2）や，結合尿細管（CNT），皮質集合管（CCD）の主細胞（principal cells）の管腔側に発現している上皮性Naチャネル（ENaC）は，Naを再吸収することで管腔内に陰性荷電を形成します（electrogenic reabsorption）。この陰性荷電が，同部位でのrenal outer medulla K（ROMK）チャネルを介したK分泌に寄与していると言われています（図1）。

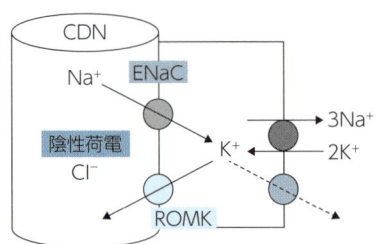

図1 ROMKチャネルを介したK分泌

ENaCが行うelectrogenic reabsorptionがK分泌に重要である。

（文献1より引用）

同部位のK分泌を促進する因子として，
　①皮質集合管にNaイオンが流入すること
　　→Naが皮質集合管主細胞で再吸収されると管腔内荷電が陰性になりKが分泌される（図1）
　②皮質集合管の原尿の流れが十分にあること
　　→分泌されたKが下流に流出して，原尿中のK濃度が低下しないとさらなるKの分泌が起こらない
　③皮質集合管にアルドステロンが作用すること
　　→アルドステロンは血漿K濃度が上昇すると副腎皮質から分泌される
　④皮質集合管の原尿中の管腔内陰性荷電
　　→ペニシリン等の陰性荷電を有する物質が皮質集合管に達するとKの分泌が増加する。逆にアシドーシスは，α間在細胞からプロトンが分泌され，管腔内の陰性荷電が減少し，皮質集合管主細胞からのK分泌が減少する
　⑤血清K濃度上昇
　　→同部位の尿細管細胞が直接血清K濃度を感受してK分泌を調節しているという仮説が提唱されている
　⑥食事中のK含量増加
　　→詳細不明の腸管因子が想定されている

等が知られています。よって，高カリウム血症に遭遇した時は，これらの因子が障害されているか検討すべきです。

2. α間在細胞におけるK分泌・再吸収

主に，CNT，CCD以降の遠位ネフロンにおいて酸の分泌を行っているα間在細胞（intercalated cells）においては，図2に示すようなチャネルや輸送体を発現しています。体内のK含量が多い時はROMKチャネ

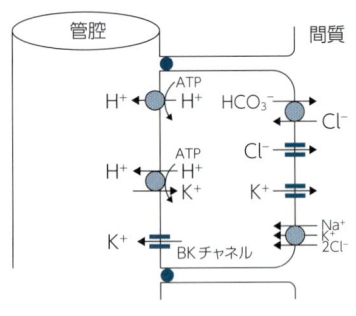

図2 α間在細胞におけるK輸送

α間在細胞におけるK輸送は，酸塩基平衡調節に影響を受ける。

(文献2より作成)

ルのみならず，BK maxi-K ion（BK）チャネルを介してK分泌（このK分泌は尿細管腔の原尿の流速に依存するとされている）が起こります。またアシドーシスの時は，H-ATPaseによる管腔内へのプロトンの分泌が増え，管腔内の陰性荷電が減弱し，主細胞からのK分泌の減少につながります。さらに，α間在細胞にはK-H-ATPaseが存在し，主に体内K含量が少ない時にK再吸収に寄与していると言われています。集合管が腎髄質に達するOMCD/IMCDにおいては，主細胞に比べてα間在細胞が増加しているので，K分泌よりK再吸収が行われるセグメントと言えます。K-H-ATPaseによるKの再吸収は，管腔内へのプロトンの分泌を伴うためにアルカローシスをきたすとされています。低カリウム血症を伴う代謝性アルカローシスにKの補充が必要なのは，Kを補充してこの経路を抑制する必要があるためと考えられています。

遠位ネフロンが血清K濃度を直接感受してK分泌を調節している機構として，血清K濃度が上昇すると，DCTの血管側のKチャネルを介したKの細胞外流出が抑制され，DCT細胞が脱分極します。DCT細胞が脱分極するとNa-Cl共輸送体（NCC）が抑制され，CT，CCDへのNaの流入が増加し，K分泌が促進することが想定されています。血清Kが低下した時は，逆の機構でDCTでのNCCが活性化され，CT，CCDでのK分泌が減少すると考えられています。

アシドーシスになると，主細胞の血管側のCl-HCO$_3$交換体を介して細胞内にClが流入します。このClが血管側のチャネルを介してKと伴に細胞外へ流出します。以上の過程から，主細胞内のK濃度が減少し，ROMKからの管腔側へのK分泌が減少すると言われています。

▶ 文 献

1) Kamel KS, et al:Fluid, Electrolyte and Acid-Base Physiology: A Problem-Based Approach. 5th ed. Elsevier, 2016.
2) Eaton DC, et al:Vander's Renal Physiology 9th ed. McGraw-Hill Education, 2018.
3) Preston RA:Acid-Base, Fluids, and Electrolytes Made Ridiculously Simple. 3rd ed. Medmaster, 2017.
4) Reilly RF, et al:Instant Access Acid-Base, Fluids, and Electrolytes. McGraw-Hill Education, 2007.

Q23 Kを多く含む食事を摂取しても,致死的な高カリウム血症をきたさない理由を教えてください

現在のわれわれの1日K摂取量は,平均60〜80mEq程度と言われています(これでも推奨されるK摂取量より少ない)。標準的なヒト(60kg・男性)の細胞外液量は12L程度ですから,経口摂取するK量によっては細胞外液のK濃度が2〜3mEq/L上昇し,致死的な高カリウム血症をきたすことがあると思われますが,通常このような現象は起こっていません。

その理由として,以下の2つが考えられています。

1. インスリンによるKの細胞内移行

食事を摂取することで,食事に含まれるグルコースやアミノ酸によりインスリンが分泌され,肝臓や骨格筋においてNa-H交換体(NHE)が活性化されることから,細胞内のNa-K-ATPaseの機能が亢進し,細胞内へのKの取り込みが増加すると考えられています。このインスリン作用は,糖尿病等のいわゆる"インスリン抵抗性"と呼ばれる状態でも減弱しないことが知られています。

2. 腸管因子(未同定)による腎臓からのK排泄の増加

以前より,食後血清K濃度が増加する前から,つまり既知のK利尿因子であるアルドステロンの作用が発現する前から尿中K排泄が増加することが知られていました。この現象は,近年の検討により,図に示すよ

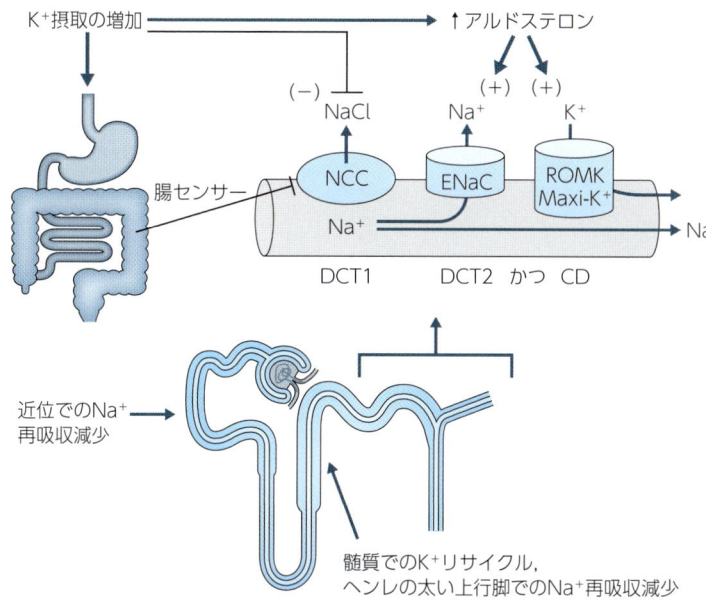

図　食事からのK摂取が尿中K排泄を増加させる機序

以前は，食事中の因子が近位尿細管やヘンレ上行脚でのNaの再吸収を減少させ，CCDへのNaの流量が増加しK排泄が増加すると考えられていた（下図）。しかし近年では，DCT，CCDといったより限局した部位に作用してK排泄を増やすと考えられるようになった（上図）。

（文献1より作成）

うな腸管因子（未同定）が，遠位尿細管（DCT）や，皮質集合管（CCD）に作用してK利尿をきたすと考えられるようになってきました。さらに，食事からのK摂取による軽度の血液中K濃度の上昇においても，アルドステロンの作用や，Kが直接DCT/CCDに作用してKの尿中排泄を増やします。

　特にこの機序は，食事中のKが，DCTのNa-Cl共輸送体（NCC）を抑制することでK利尿を起こすことを示しており，Kがあたかもサイアザイド系利尿薬と同様の作用を有するということになります。このことが，高血圧の予防や治療にK摂取が推奨される原因の1つであると言われています。

▶ 文　献

1) Palmer BF, et al: Achieving the Benefits of a High-Potassium, Paleolithic Diet, Without the Toxicity. Mayo Clin Proc. 2016;91(4):496-508. [PMID: 26948054]

1章 水・電解質異常の臨床 — ① 機能・生理編

Q24

アルドステロンは遠位ネフロンにおいて
Naの再吸収，Kの排泄の調節を行っていますが，
この調節の詳細を教えてください

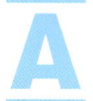

ヒトが摂取するNa，K量は日々異なっており，さらに摂取されるNa/K比も異なっています。よって，生体はNa代謝とK代謝を各々独立して調節していると考えられています。しかし，生体内でNa代謝とK代謝の調節を行っている因子の1つにアルドステロンがあり，「1つのアルドステロンで，どのようにしてNa/K代謝を別々に調節しているのか？」ということに興味が持たれてきました。このNa/K代謝におけるアルドステロンの作用の相違をアルドステロンパラドックスと呼びます。

1. アルドステロンパラドックス

体内Na含量が減少すると，レニン-アンジオテンシン-アルドステロン（RAA）系が活性化されますが，一般的にこのような場合，アルドステロンが活性化されているのに血清Kの低下や尿中K排泄が増加することはみられないとされています。一方，体内K含量が増加し血清K濃度が上昇すると，副腎皮質からアルドステロンが分泌され，尿中へのK排泄は増加するもののアルドステロンによる尿中Na再吸収の増加はないとされています。

このようなNa/K代謝におけるアルドステロンの作用の相違は，図に示すような遠位ネフロンにおけるアンジオテンシンⅡ（AⅡ）とアルドステロンとの協働で起こるとされています。

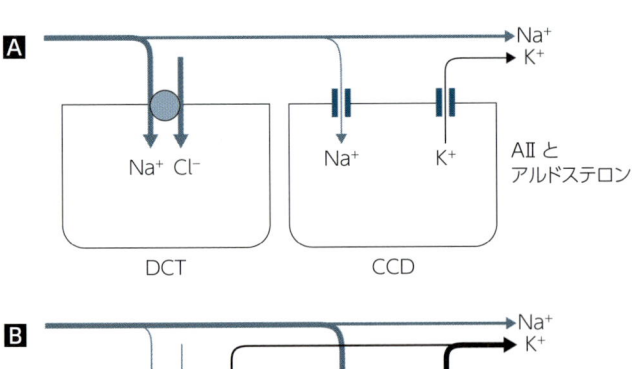
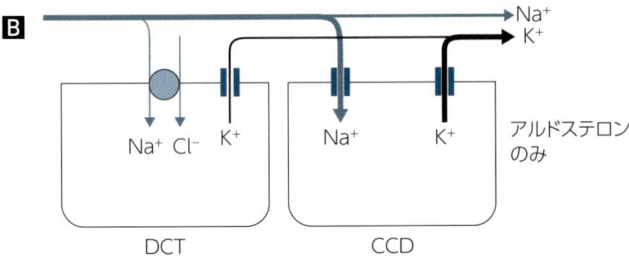

図　distal nephronでのNa再吸収/K排泄におけるAⅡとアルドステロンの作用

DCTとCCDは，DCTのほうが原尿の流量が多く，CCDと比較して，Na再吸収量は多い。
A：体液減少時。AⅡとアルドステロンが活性化される。
B：K含量増加時。アルドステロンのみ活性化される。　　　（文献1より作成）

　体液量（Na含量の減少）が減少した時は，AⅡとアルドステロンの双方が活性化され，AⅡが遠位曲尿細管（DCT）のNa-Cl共輸送体（NCC）を活性化し，NaClの再吸収が増します。さらに，アルドステロンは皮質集合管（CNT，CCD）の主細胞の上皮性Naチャネル（ENaC）におけるNaの再吸収を刺激し，DCTで再吸収できなかったNaの再吸収を行います。しかし，AⅡはDCTやCCDにおける管腔側のrenal outer medullary K（ROMK）チャネルを抑制するので，Kへの尿中排泄は増加しません。
　一方，体内K含量のみが増加した時は，AⅡが活性化されず，アルドステロンのみが活性化されます。AⅡが作用しないので，アルドステロンはDCTのNCCを活性化せずにROMKチャネルを活性化します。さらに，CCDにおいてはENaCのelectrogenic reabsorptionとROMK

チャネルが同時に活性化されるため，Kの尿中排泄が増加します。

このような遠位ネフロンにおけるNaの再吸収，Kの排泄とRAAS系の協働が，Na/K代謝の調節に重要であると考えられています。このシステムが，高血圧症における減塩，K摂取増加といった食事療法が有効である理由とされています。

▶ 文　献

1) Eaton DC, et al：Vander's Renal Physiology 9th ed. McGraw-Hill Education, 2018.

1章 水・電解質異常の臨床 — ２ 検査編

Q01

「腎臓の考えは尿細管腔の原尿の流れに現れる」とは，具体的にどのような意味ですか？

A

1. 細胞外液量異常，Na含量異常における検査所見

細胞外液量の変化に対して，生体は尿中Na排泄を変化させ，細胞外液量を調節していると考えられています。よって，細胞外液量の異常に対する検査とは「尿細管機能であるNaの再吸収の程度を推測すること」ということになります（表1・図）。

2. 浮腫性疾患における有効循環血漿量の減少時（表2）

有効循環量が減少すると，生体は有効循環量を維持しようとして，RAA系等が活性化されます。特にアンジオテンシンIIは，近位尿細管においてNa-proton交換体（NHE）3を活性化してNaの再吸収を増加させることから，水の再吸収も増加します（原尿の再吸収の増加）。よって，近位尿細管におけるNa・水の再吸収に依存している尿素窒素（BUN），尿酸（UA），リン酸の再吸収が増加し，これらの血中濃度が増加します。

近位尿細管において原尿の再吸収が増加すると，ヘンレ上行脚や遠位曲尿細管（DCT）といった，いわゆるdilutive segmentへの原尿の流れが減少するので，水の排泄が減少し，低ナトリウム血症が出現することがあります。さらに，Kの分泌を行っている皮質集合管（CCD）への原尿の流れの低下は，尿中へのK分泌量の低下から高カリウム血症が生

表1　腎ネフロンセグメントにおける物質の動き

	近位尿細管	ヘンレループ	遠位尿細管	集合管
有機栄養素	再吸収	—	—	—
尿素	再吸収	分泌	—	再吸収
蛋白質，ペプチド	再吸収	—	—	—
リン酸	再吸収	—	—	—
硫酸	再吸収	—	—	—
有機アニオン*	分泌	—	—	—
有機カチオン*	分泌	—	—	—
尿酸	ほぼ再吸収かつ分泌	—	—	—
Na^+	再吸収	再吸収	再吸収	再吸収
Cl^-	再吸収	再吸収	再吸収	再吸収
K^+	再吸収	再吸収	—	(通常) 分泌かつ再吸収
H_2O	再吸収	再吸収	—	再吸収
H^+	分泌	分泌	—	分泌または再吸収
HCO_3^-	再吸収	再吸収	—	分泌または再吸収
NH_4^+	分泌	再吸収	—	分泌
Ca^{2+}	再吸収	再吸収	再吸収	—

＊：pHにより，遠位ネフロン内に受動輸送が生じることもある

（文献1より引用）

じます。

　このように"原尿の流れ"を推測しながら電解質や腎機能の検査を行うことで，症例の体液量の変化をより早期により正確に類推することが可能となります。

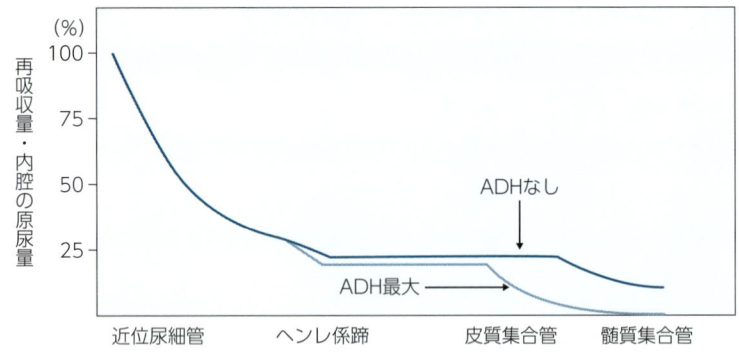

図　腎ネフロンセグメントにおける再吸収量・内腔の原尿量

近位尿細管で濾過されたNaの約75％が再吸収される。"尿細管腔の原尿の流れ"を検査から推測する時は，ネフロンを①近位尿細管と，②それ以降のdistal segmentに分けて考えるべきである。近位尿細管は大量の溶質・水を等浸透圧性に再吸収する部位であり，かつ近位尿細管でのみで再吸収・分泌される物質も多く（**表1**），これらの物質に注目すれば近位尿細管での原尿の流れ，つまり近位尿細管の機能の理解が容易となる。distal segmentは水とNaの再吸収過程が異なり，またK分泌の部位であることからこの部位の"原尿の流れ"の推測は，体液量調節，水代謝，K代謝の理解につながる。

（文献1より引用）

表2　浮腫性疾患における有効循環血漿量減少時の"原尿の流れの変化"と血液腎機能・電解質検査の変化

糸球体濾過量の低下	血清Cr ↑	検査値の変化に時間差あり
	BUN ↑	
近位尿細管での再吸収亢進	BUN ↑	ADH非依存性
	UA ↑	
	PO₄ ↑	
	Ca ↑	
遠位ネフロンへの原尿の流れの減少	Na ↓	腎希釈能の低下
	K ↑	皮質集合管分泌能の低下
	BUN ↑	ADH依存性

（文献2より引用）

▶文　献

1) Eaton DC, et al: Vander's Renal Physiology 9th ed. McGraw-Hill Education, 2018.
2) 杉本俊郎：きどにゃんとゆく！　水・電解質異常を学ぶ旅　腎生理がわかれば、水・電解質異常はわかる！. 南山堂, 2018.

1章 水・電解質異常の臨床 — 2 検査編

Q02

水・電解質異常における
血液電解質検査，血液腎機能検査，尿化学検査の
みかたの基本を教えてください

　臨床における水・電解質異常は，Na代謝異常，水代謝異常によるものが，そのほとんどを占めています。

　Na代謝異常は細胞外液量の異常として，水代謝異常は体内浸透圧，つまり血清Na濃度の異常として現れます。

　そこで，血液電解質検査，血液腎機能検査，尿化学検査を行うことで，①Na代謝異常，②水代謝異常，③その両方，のいずれの異常なのかを知る必要があります。

　Na・水代謝の異常は生体内の受容器で感知され，メディエーターを介して，生体内の唯一の効果器としての腎臓に，Na排泄量の変化・水排泄量の変化として現れます。診察等で異常を知る以前に，腎臓は反応して尿の組成を変化させていると考えられています。よって，尿化学検査は，血液電解質検査，血液腎機能検査と同様に，水・電解質異常をより早期により正確に知る手段として必須のものとなります。

　生体内の体液の恒常性を維持するために，生体は厳密な水電解質代謝調節機構を有しています。その調節機構は，様々なセンサーやメディエーターによって管理されていますが，その効果は，ほぼ腎臓に現れると考えてよいとされています。よって，水電解質代謝異常の病態を解明するためには，血液の検査（腎機能・電解質検査）のみならず，尿（随時尿で可）を同時に行い，水電解質代謝調節の効果器である腎臓の状態を知る

ことが重要です。つまり，「水電解質異常に対して，腎臓はどう考え行動しているのか」を，血液電解質検査，血液腎機能検査，尿化学検査を用いて類推すると言えると思います。

　さらに，これは極論ですが，腎門脈を有しない哺乳類の腎臓〔魚類，両生類，爬虫類，鳥類は腎門脈を有しており，体液量減少時はバソトシン（哺乳類のバソプレシンに相当）の活性化により糸球体濾過量をゼロにすることが可能〕は体液量の変化に応じて大きく糸球体濾過量を変化させ尿中排泄量を調節することが不可能なので，「水電解質異常に対して，腎臓はどう考え行動しているのか」は，腎尿細管機能の変化に現れると言えると筆者は考えています。

　よって，この尿細管機能の変化を推測するために，血液電解質検査，血液腎機能検査，尿化学検査を行うことが，水・電解質異常に対する検査の基本であると思います。

　尿細管は，管腔内に原尿が流れて機能する（flow dependent）ことから，水・電解質異常の臨床は各々の症例の尿細管機能，すなわち「腎臓の考えは，尿細管腔の原尿の流れに現れる」を病歴や検査にて知ることと考え，筆者は日々の臨床の現場で実践しています。

1章 水・電解質異常の臨床 — ③ 各論（Na代謝異常）

Q01

代表的な浮腫性疾患（うっ血性心不全，肝硬変，ネフローゼ症候群）の病態を教えてください

A

1. うっ血性心不全，肝硬変の病態

うっ血性心不全は心機能の低下，肝硬変は全身の血管の拡張により有効循環血漿量の減少（arterial underfilling）が生じ，それを代償するために，交感神経系，レニン-アンジオテンシン-アルドステロン（RAA）系，抗利尿ホルモン（ADH）が賦活化され，腎臓からのNa（水も）の再吸収を増加させます（尿中Na排泄量の減少）（図1）。この代償機転により細胞外液量は増加し，有効循環血漿量は維持されます。しかし，さらに病態が進行すると，心機能の低下による静脈灌流障害，肝臓の線維化進行による類洞圧の上昇（類洞はアルブミンの通過が自由であり膠質浸透圧格差は生じないとされている）により，浮腫や腹水が生じ，有効循環血漿量の減少が進む（悪化する）ことで，ますます交感神経系，RAA系，ADHが賦活化され，腎臓からのNaの排泄が減少します。この過程により，うっ血性心不全，肝硬変は，有効循環血漿量低下型の浮腫（細胞外液量は増加している）性疾患と呼ばれます。これらの病態は，腎臓からの尿中Na排泄低下が検査上の特徴となります。

2. ネフローゼ等の糸球体疾患・腎疾患

ネフローゼのように，血清タンパク質の低下による血管内の膠質浸透圧低下から全身性の浮腫が生じ，有効循環血漿量の減少により二次性に

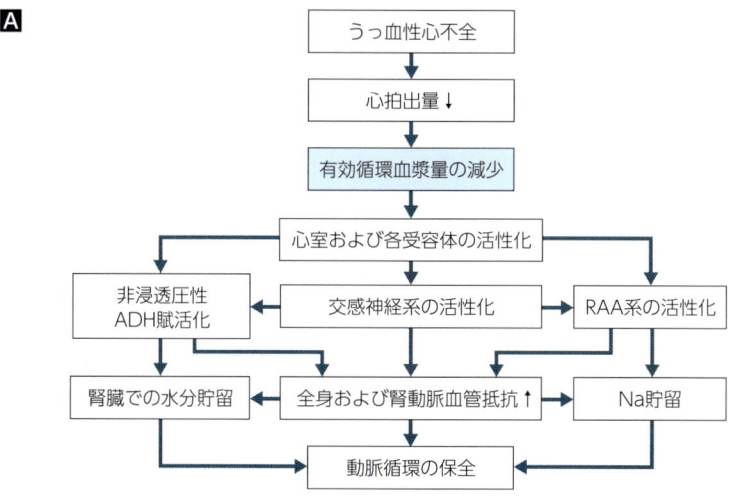

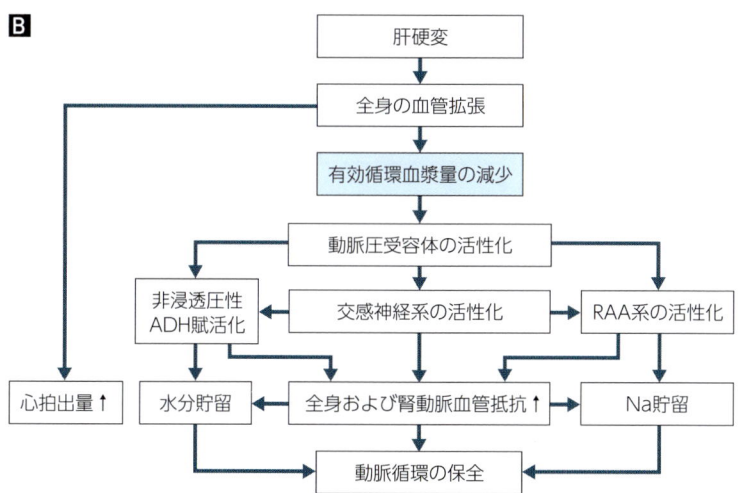

図1 うっ血性心不全と肝硬変の血行動態変化

A：うっ血性心不全
B：肝硬変
有効循環血漿量の減少 (arterial underfilling) 型の浮腫を呈する。

(文献1より作成)

腎臓からのNa（水）の再吸収が亢進し，細胞外液量の増加からさらに浮腫が悪化するという病態（underfilling）と，GFRの低下や尿タンパク質により尿細管からのNa再吸収亢進から細胞外液量（有効循環血漿量）が増加して浮腫が生じる（overfilling）の2つの病態があると言われています（図2）。

筆者の経験（ネフローゼの症例に血中レニン活性を測定した結果）では，微小変化型ネフローゼのように発症が急な病態は，その発症初期にunderfillingタイプの病態を示すことが多く，糖尿病性腎臓病や膜性腎症等の慢性的な経過をとるタイプは，overfillingタイプの病態を示すことが多いです。

有効循環血漿量減少型の浮腫性疾患の病態の特徴の1つに，GFRの低下や近位尿細管でのNa（水）の再吸収増加により，遠位ネフロンへの

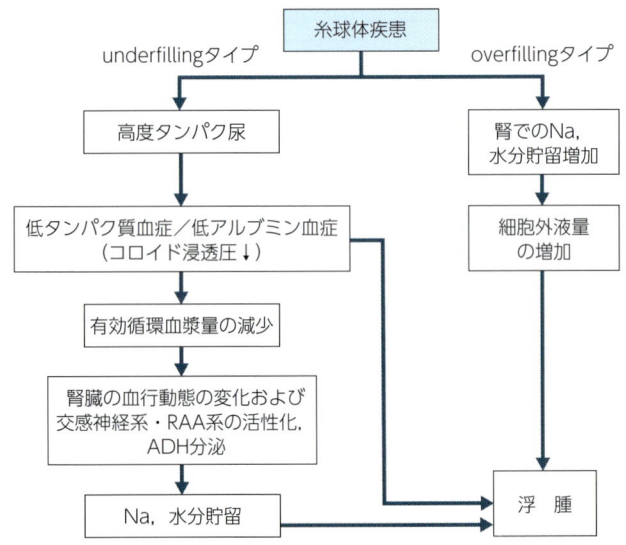

図2 ネフローゼの血行動態変化と浮腫の成因

糸球体疾患は，現在はoverfillingタイプが主であると言われている。腎尿細管でNa再吸収が亢進する理由として，尿タンパク中のプロテアーゼが，ENaCを活性化させるためという考えがある。 （文献1より作成）

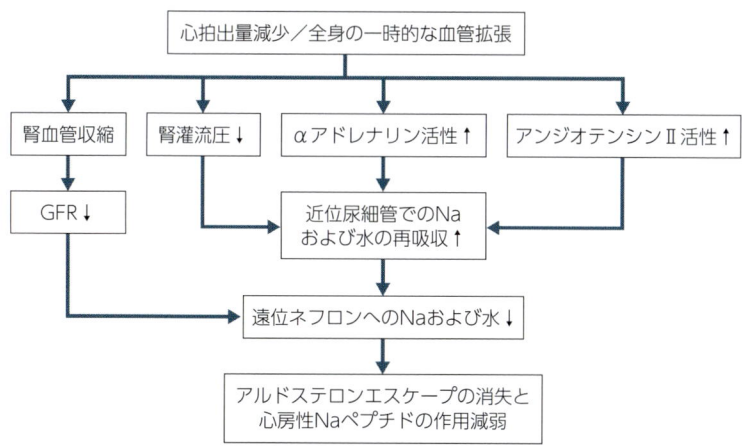

図3　有効循環血漿量減少時のNa貯留の原因

浮腫の成因に，体液量増加からの遠位ネフロンへの原尿の流れの低下が重要な役割を演じている。
（文献1より作成）

原尿の流れの低下があります（図3）。遠位ネフロンへの原尿の流れの低下はアルドステロンエスケープの消失（正常ではアルドステロンにより体液量の増加からの，遠位ネフロンへの原尿の流れの増大はアルドステロンのNa再吸収作用を減弱させる），つまり，アルドステロンの効果が減弱しないこと（アルドステロンブレイクスルーと同様の現象を指す）や原尿が来ないことによりNa利尿ペプチドの作用減弱を引き起こし，腎臓からのNaの排泄低下をきたします。

浮腫性疾患の対応には，これらの病態を理解して対応すべきであると筆者は考えます。

▶ 文　献

1) Schrier RW:Renal and electrolyte disorders. 8th ed. Wolters Kluwer Health, 2018.

1章 水・電解質異常の臨床 ― ③ 各論（Na代謝異常）

Q02

利尿薬の基本について教えてください

　利尿薬は，一般的に尿細管細胞に作用して尿量を増加させる作用を有する薬剤を指します。　利尿薬のことを英語でdiureticsと呼びますが，"diuresisは尿量（urinary flow）を増やす"という意味だそうです。diuresisには，尿細管での溶質の再吸収が抑制され生じるsolute diuresisと，水の再吸収が抑制されたwater diuresisの2つのタイプに分けられると考えられています。主にwater diuresisをきたす薬剤として，ADH作用を抑制するバソプレシンV_2受容体拮抗薬（バプタン系薬剤）がありますが，現在臨床の現場で利尿薬と呼ばれる薬剤は，一般的にはsolute diuresis，つまり尿細管管腔側（一部の例外を除き）から作用してNaの再吸収を抑制し，Na利尿（natriuresis）から副次的に水の再吸収の抑制もきたし，diuresisを起こす薬剤を意味します。よって，主にNa利尿をきたす利尿薬は体内Na含量減少させることから，細胞外液量過剰の病態の改善に使用される薬剤と言えます。

　利尿薬は尿細管に作用しNaの再吸収を抑制する薬剤ですが，その作用部位で分類すると理解しやすいです（図）。さらに利尿薬は，その作用部位での下流の原尿の流れ（urinary flow）を増加させるので，作用部位より下流の尿細管の機能を維持・賦活化させる機能もあると考えるべきであると筆者は思います。

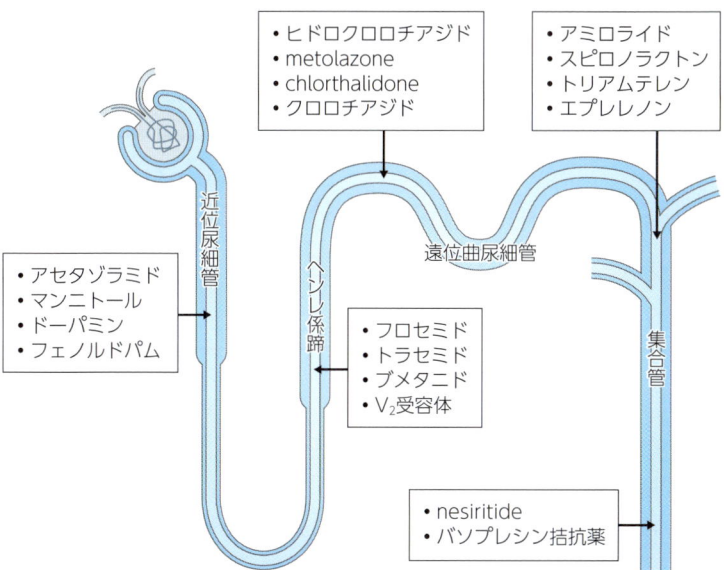

図 利尿薬の作用部位

nesiritideは，米国で使用されているヒト脳性Na利尿ペプチド（human B-type natriuretic peptide）製剤。わが国ではヒト心房性Na利尿ペプチド（human atrial natriuretic peptide：hANP），ANP製剤。

（文献1より作成）

▶文 献

1) Reilly RF, et al：Instant Access Acid-Base, Fluids, and Electrolytes. McGraw-Hill Education, 2007.
2) Reddi AS：Fluid, Electrolyte and Acid-Base Disorders: Clinical Evaluation and Management. 2nd ed. Springer, 2017.

1章 水・電解質異常の臨床 ― ③ 各論（Na代謝異常）

Q03

利尿薬の作用部位による分類について教えてください

現在使用されている利尿薬のほとんどは，腎尿細管におけるNaの再吸収を抑制してその効果を発現すると言えます．よって，利尿薬の作用を理解するためには，尿細管各々のセグメントにおけるNaの再吸収過程の特徴を知っておく必要があります（表）．

1．近位尿細管に作用するもの

近位尿細管に作用する代表として，炭酸脱水酵素（CA）を阻害して，利尿効果を有する炭酸脱水酵素阻害薬（CAI；アセタゾラミドが代表薬）があります．CAを抑制することで，主に近位尿細管でのHCO_3^-再吸収が阻害され，その結果，Na-H交換輸送体（NHE3）の作用が抑制され，Naの再吸収が減弱します．CAIは利尿効果が弱いことや，代謝性アシドーシス，低カリウム血症をきたすことなどから，現在第一選択薬として用いられることは少ないですが（現在頻用されるサイアザイド系利尿薬はループ利尿薬はCAI作用を有するサルファ剤系利尿薬から開発された），最近，サイアザイド系利尿薬と併用することで強力な利尿作用を発揮することが見出され，注目されています．

ほかに近位尿細管に作用するものとして，マンニトールの浸透圧性利尿薬（水を等張性に再吸収する近位尿細管や細いヘンレ係蹄に作用する）や，糖尿病薬として開発されたSGLT2阻害薬（最近，心不全に対す

表 利尿薬の作用部位における分類

グループ	化学的性質	一般名	作用部位	作用機序	Na利尿作用
浸透圧利尿薬	多糖	マンニトール	主に近位尿細管,ヘンレ係蹄	尿細管内の浸透圧を高く保つことで水の再吸収を抑制	用量依存的（＞10％）
炭酸脱水酵素阻害薬	スルホンアミド	アセタゾラミド	近位尿細管	炭酸脱水酵素を阻害	1〜3％
ループ利尿薬	スルホンアミド,オキシ酢酸誘導体	フロセミド,ブメタニド,トラセミド,エタクリン酸	ヘンレの太い上行脚	NKCC2共輸送体を阻害	20〜25％
遠位尿細管利尿薬	ベンゾチアジアジンとその誘導体	クロロチアジド,ヒドロクロロチアジド,クロルタリドン,メトラゾン,インダパミド	遠位曲尿細管	Na-Cl共輸送体を阻害	5％
K保持性利尿薬	ステロイド性,ピラジン,プテリジン誘導体カルボキサミド	アミロライド,トリアムテレン,スピロノラクトン,エプレレノン	皮質集合管	ENaCを阻害（アミロライド,トリアムテレン）鉱質コルチコイド受容体拮抗（スピロノラクトン,エプレレノン）	1〜3％

（文献1より引用）

る臨床治験が開始された）があります。

2. ヘンレの太い上行脚に作用するもの

　ヘンレの太い上行脚の管腔側から,Na-K-2Cl共輸送体（NKCC2；腎臓のみに発現しているアイソフォーム）を阻害して強力な利尿作用を有するループ利尿薬があります（ヘンレの太い上行脚は濾過されたNaの約25％を再吸収する）。ループ利尿薬は腎機能が低下しても効果を有し,かつその強力な利尿作用から,また静脈内投与が可能な薬剤もあること

から，心不全・腎不全における体液過剰状態への治療薬の第一選択として使用されています。

3. 遠位曲尿細管に作用するもの

　遠位曲尿細管（DCT）の管腔側からNa-Cl共輸送体（NCC SLC12A3はDCTで濾過されたNaの約5％を再吸収する）を阻害して利尿作用を発揮する薬剤には，ヒドロクロロチアジドやインダパミドといったサイアザイド系利尿薬，サイアザイド類似薬があります。これらの利尿薬は，その利尿効果はループ利尿薬と比較して弱く，腎機能が低下するとその作用が減弱するので，腎不全症例に第一選択薬として用いられることは少ないですが，ループ利尿薬と併用しその利尿効果の増大を目的に用いられることがあります。また，サイアザイド系利尿薬，サイアザイド類似薬は，その作用時間が長いため，降圧利尿薬として使用されます。

4. 集合管に作用するもの
①アミロライド系利尿薬・アルドステロン拮抗薬

　皮質集合管（CCD；濾過されたNaの約3％を再吸収する）の上皮性Naチャネル（ENaC）を管腔側から直接阻害するアミロライド系利尿薬と，アルドステロン拮抗作用を介して阻害するアルドステロン拮抗薬（スピロノラクトン，エプレレノン）があります。これらの薬剤は，ループ利尿薬やサイアザイド系利尿薬と異なり，ENaCを阻害することで尿中KやMgの排泄を増加させないことが特徴とされています。アルドステロン拮抗薬は，肝硬変例では第一選択薬とされています。また近年，心不全，腎疾患，高血圧の難治例で，少量のアルドステロン拮抗薬の併用の有用性が示されています。

　また，hANP等のNa利尿ペプチド製剤は，髄質内層集合管（IMCD）に作用してNa利尿をきたすことから，入院時の急性心不全の治療に用いられています（静注製剤より）。

②バソプレシン受容体拮抗薬

　集合管における水の再吸収を抑制するバソプレシン受容体拮抗薬〔バプタン系利水薬（トルバプタン；サムスカ®が代表薬）〕が近年診療の現場に導入されるようになりました。バプタン系利水薬は，上述したNa利尿中心の利尿薬と異なり，主に水利尿をきたす薬剤であり，その効果が注目されています。

▶文　献

1) Reddi AS：Fluid, Electrolyte and Acid-Base Disorders: Clinical Evaluation and Management. 2nd ed. Springer, 2017.
2) Reilly RF, et al：Instant Access Acid-Base, Fluids, and Electrolytes. McGraw-Hill Education, 2007.
3) Fallahzadeh MA, Dormanesh B, Fallahzadeh MK, et al：Acetazolamide and Hydrochlorothiazide Followed by Furosemide Versus Furosemide and Hydrochlorothiazide Followed by Furosemide for the Treatment of Adults With Nephrotic Edema: A Randomized Trial. Am J Kidney Dis. 2017；69(3)：420-427. [PMID: 28043731]

1章 水・電解質異常の臨床 — ③ 各論（Na代謝異常）

Q04 ループ利尿薬の使用の基本を教えてください

1. 作用機序と投与

　ループ利尿薬は，濾過されたNaの20～30％を再吸収するヘンレ上行脚のNa-K-2Cl共輸送体（NKCC2）を抑制することから，強力な利尿作用を有しています。さらに，経口製剤や注射製剤もあるため，全身性浮腫性疾患（うっ血性心不全，肝硬変，腎疾患等）の体液過剰状態（浮腫）の治療の第一選択として用いられる薬剤です（**表**）。

　他の利尿薬と異なり，尿細管糸球体フィードバック（TGF）のセンサーであるmacula densaのNKCC2も抑制するので，TGFが働かず，GFR

表　わが国で使用可能なループ利尿薬とその特徴

一般名	主な商品名	経口時のバイオアベイラビリティ	静脈内投与	作用発現時間	作用持続時間	K利尿の軽減
フロセミド	ラシックス®	10～90％（ばらつきが大きい）	可能（経口：静注＝2：1）	～60分	6～8時間	なし
トラセミド	ルプラック®	80～100％	わが国では不可	～60分	6～16時間	あり
アゾセミド	ダイアート®	20％	わが国では不可	～60分	9～12時間	なし

フロセミドから，作用時間長やバイオアベイラビリティの安定しているトラセミドやアゾセミドへの変更が利尿効果の改善につながることがあると考えられている。　　　　　　　　　　　　（文献1より引用）

の低下をきたさないことが，その強力な利尿作用や腎障害時でも使用可能な理由の1つであるとされています。このmaula densaのNKCC2の抑制は，macula densa細胞のCl含量の低下からレニンの分泌も刺激します。このループ利尿薬によるレニンの分泌刺激は，アンジオテンシンⅡ-アルドステロン系，交感神経系，ADH等の神経液性因子の亢進を引き起こし，うっ血性心不全等の浮腫性疾患の予後を悪化させる可能性も指摘されています。

　ループ利尿薬は，その投与量とNa利尿効果に関して，図に示すように，Na利尿効果のdose-response curveはS字状で，かつ比較的急峻な立ち上がりを呈し(threshold drugsと呼ばれ，Na利尿効果はその投与量に比例するのでなく，その投与量が閾値を超えるかどうかでall-or-noneの反応を示す)，さらに，その効果には天井(ceiling)があり，大量に投与しても，効果が頭打ちとなるので注意すべきです。さらに，腎尿細管においてsodium avidityを示す病態(うっ血性心不全，肝硬変，一部のネフローゼ症候群等)においては，その作用時間が短縮するので，利尿効果を維持するために投与頻度を増やす必要があります。また，腎障害(GFRの低下，尿タンパク等)をきたす病態では，尿細管管腔内(ループ利尿薬は近位尿細管で管腔内へ分泌され，腎障害時はその分泌が障害される)で作用する薬剤量が減少するので，その投与量を増やす必要があると言われています。

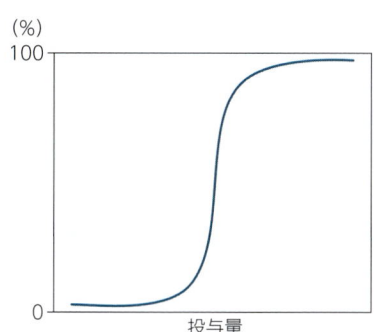

図　ループ利尿薬におけるNa利尿効果のdose-response曲線

ループ利尿薬は，投与量(dose)が，その結果を発揮する閾値を超えないとNa利尿効果が出現しない(all-or-none)。さらに，Na利尿効果に天井を認めるので，その投与量を増やしてもNa利尿は増加しない。

(文献2より作成)

＊ループ利尿薬のNa利尿効果に投与量の閾値があり，"all or none drug"と呼ばれることに関して疑問が呈されている。図に示すようなループ利尿薬の用量反応曲線の研究は，主に1970〜1980年代に行われ，ループ利尿薬の投与量（尿中ループ利尿薬排泄量）が対数目盛で表示されているので，見かけ上，閾値が存在するように見えるだけであり，実際は，天井効果（ceiling）は存在するが，投与量の増加に伴いNa利尿量は直線状に比例することが示されている。このループ利尿薬の薬理学的特性に関して，ループ利尿薬の増量が必要な症例は，ループ利尿薬の尿細管腔内への分泌の減少や尿細管 sodium avidity の亢進から利尿薬抵抗性の状態にあり，メリハリのある利尿薬の増量を行わないと適切なNa利尿が得られないことから，筆者は，臨床的にループ利尿薬はその効果に閾値が存在し，all or none drugであると考えている。

2. 副作用

副作用としては，体液量の減少以外に，ヘンレ上行脚のNKCC2の抑制作用から，低カリウム血症，低カルシウム血症，低マグネシウム血症，代謝性アルカローシス，レニン分泌・亢進からのアンジオテンシンⅡ-アルドステロン系，交感神経系，AVP等の神経液性因子の亢進等があります（Ca利尿作用により，高カルシウム血症の治療に用いられることがある）。なお，ループ利尿薬はサルファ剤から開発されたという経緯があり，薬疹をきたしやすい薬剤であり注意すべきです。

▶ 文　献

1) 杉本俊郎：きどにゃんとゆく！　水・電解質を学ぶ旅　腎生理がわかれば、水・電解質異常がわかる！. 南山堂, 2018.
2) Rastegar A, et al：Diuretic Use in Congestive Heart Failure and Cardiorenal Syndrome. NephSAP. 2017;16(1):13-18.
3) Reilly RF, et al：Instant Access Acid-Base, Fluids, and Electrolytes. McGraw-Hill Education, 2007.
4) Marciniak TA：What are the pharmacodynamics of loop diuretics?. Eur Heart J Cardiovasc Pharmacother. 2019 Jul 4. pii: pvz026. doi: 10.1093/ehjcvp/pvz026. [PMID: 31270527]

Q05

フロセミドを経口投与から静脈内投与へ変更する時のポイントを教えてください

フロセミドの効果が減弱した時に，経口から静脈内投与（静注）へ変更するとそのNa利尿効果が改善することがしばしば経験されます。これは，経口によるフロセミド投与が，静注に比べてバイオアベイラビリティが低いことに起因します。一般的に，同様の効果が得られるフロセミドの投与量は，経口：静脈内投与＝2：1程度と言われています。

フロセミドを経口から静脈に変更した時の注意すべき点として，静脈内投与は，経口投与と比較して，その血中濃度の立ち上がりは速い一方で，有効な血中濃度の持続時間が短縮するということです（図）。よって，静脈内投与のフロセミドの作用消失後のNaの再吸収増加を予防するために，最低1日2回の静脈内投与が必要（8～12時間おきに投与）となります。うっ血性心不全や肝硬変は，病態が進行するとarterial underfillingが悪化し，腎臓でのsodium avidityが増すことが想定されます。このような病態では，静脈内投与フロセミドの作用の持続が短縮するので，Na利尿継続のためには投与回数を増加させる必要があります。このような頻回のフロセミドの静脈内投与は煩雑なため，持続静脈内投与が行われる時があります（表）。フロセミドの静脈内持続投与は，同じ投与量のボーラス投与と比較して約30％増しのNa利尿効果が得られるという意見もあります。

現在，皮下注投与のフロセミドが開発中ということであり，より簡便

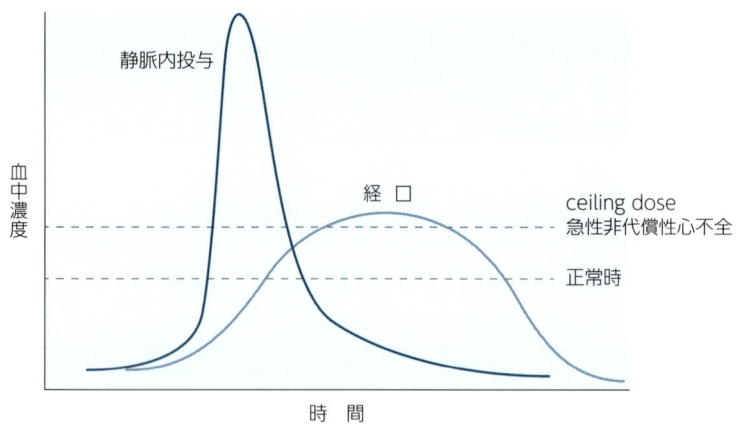

図 フロセミドを経口から静脈内投与へ変更した時の血中濃度の変化

急性心不全時のフロセミドのceiling doseは正常時より増加すると考えられている。経口によるフロセミドが静注に比べてバイオアベイラビリティが低いことが，逆に作用時間の延長をきたすとされている。

（文献1より引用）

表 フロセミドを経口から静脈内投与に変更する際の投与例（急性心不全増悪時）

レベル	フロセミド			metolazone
	経口投与時	ボーラス	注入速度	経口
1	≦80mg	40mg	5mg／時	NA
2	81〜160mg	80mg	10mg／時	1回5mg 1日1回
3	161〜240mg	80mg	20mg／時	1回5mg 1日2回
4	＞240mg	80mg	30mg／時	1回5mg 1日2回

文献1では，急性心不全の増悪に対してフロセミドを経口から静脈内投与に変更する時，最低1日2回の投与から開始し，1日静脈内投与の増量を経口投与の2.5倍に相当するdoseから開始することを提唱している。表では，多量の利尿をつけることを目的としているためか，サイアザイド系利尿薬metolazone（腎障害時でも使用可能）の併用も提唱している。
sodium avidityが増悪し，経口のフロセミドの投与量が多い時は，静脈内ボーラス投与の回数を増やす必要があるため，持続静脈内投与時には比較的多量のフロセミドが必要であることを示している。

注：わが国のフロセミドの承認量ではこのような多量の投与は認められていないが，フロセミドの薬理作用の理解を深めるために本表を引用した。 （文献1より引用）

に効果的なフロセミドを投与できることから,在宅療養中の浮腫の改善の有力な治療法となる可能性があると考えられています。

▶ 文　献

1) Ellison DH, et al：Diuretic Treatment in Heart Failure. N Engl J Med. 2017；377(20)：1964-75. [PMID: 29141174]
2) Reilly RF, et al：Instant Access Acid-Base, Fluids, and Electrolytes. McGraw-Hill Education, 2007.

1章 水・電解質異常の臨床 ― ③ 各論（Na代謝異常）

Q06

うっ血性心不全や腎障害時等の浮腫性疾患におけるループ利尿薬の投与の基本について教えてください

A うっ血性心不全，肝硬変，ネフローゼ症候群，腎不全等の疾患におけるうっ血・浮腫に対する薬物療法の基本は，利尿薬，特にループ利尿薬の投与であると言われています．ループ利尿薬の適切なNa利尿作用を得るためには，各々の病態に応じた同薬の投与の工夫が必要とされています（**表1**）．

うっ血性心不全や肝硬変等，ネフローゼの一部等の有効循環血漿量の低下（arterial underfilling）をきたす疾患や，尿タンパク質を呈するネフローゼや慢性糸球体腎炎等の疾患は，腎尿細管でのNaの再吸収が亢進する病態（sodium avidity）を呈することからループ利尿薬のNa利尿の作用時間が短縮するので，同薬の投与頻度を増やす必要があるとされていま

表1 浮腫性疾患に対するループ利尿薬投与法の工夫

病　態	機　序	投薬の工夫
腎不全	尿細管管腔内へ達する利尿薬の減少（管腔内へのドラッグデリバリー減少）	投与量を増やす
ネフローゼ症候群	尿中タンパク質結合，Naの再吸収亢進	投与量・投与頻度（いずれかまたはどちらも）を増やす
心不全，肝硬変，糸球体腎炎	Naの再吸収亢進	投与頻度を増やす

Naの再吸収亢進と管腔内へのドラッグデリバリーに注目する．

（文献1より引用）

す.

　フロセミド等のループ利尿薬はアルブミン等の血中タンパク質に結合し，尿タンパクを呈する病態では尿細管管腔内でもタンパク質に結合し作用が阻害されるので，その投与量を増やす必要があると言われています.

　また，低アルブミン血症を呈すると，血中アルブミンと結合するフロセミド等のループ利尿薬の量が減少し，腎臓への利尿薬の到達量が減少することも知られています.このことが，アルブミンとループ利尿薬の静脈投与を同時に行うと利尿効果が増強する理由であると言われています.

　GFRが低下している腎障害時においても，GFRの低下や腎機能低下により体内にorganic anion（いわゆる尿毒性物質）が蓄積し，（近位）尿細管からのorganic anion transportersを介した管腔内への薬物分泌の低下から管腔内へ達する利尿薬が減少するため，投与量を増やすべきであると言われています.

　ループ利尿薬のNa利尿作用には，その利尿効果に対してピークをき

表2 ループ利尿薬の各種病態における天井投与量（ceiling dose）

		フロセミド (mg)		ブメタニド (mg)		トルセミド (mg)	
		静脈内投与	経口	静脈内投与	経口	静脈内投与	経口
腎臓疾患	GFR 20〜50mL/分	80	60〜80	2〜3	2〜3	20〜50	20〜50
	GFR＜20mL/分	200	240	8〜10	8〜10	50〜100	50〜100
うっ血性心不全		40〜80	160〜240	2〜3	2〜3	20〜50	20〜50
ネフローゼ		120	—	3	—	50	50
肝硬変		40〜80	80〜160	1	1〜2	10〜20	20〜50

ループ利尿薬の各種病態の最大Na利尿効果を呈するceiling doseの1例を示す.
注：米国の教科書に記載されているもので，わが国の承認投与量より多いことに注意（フロセミド，トルセミド）.

（文献2より引用）

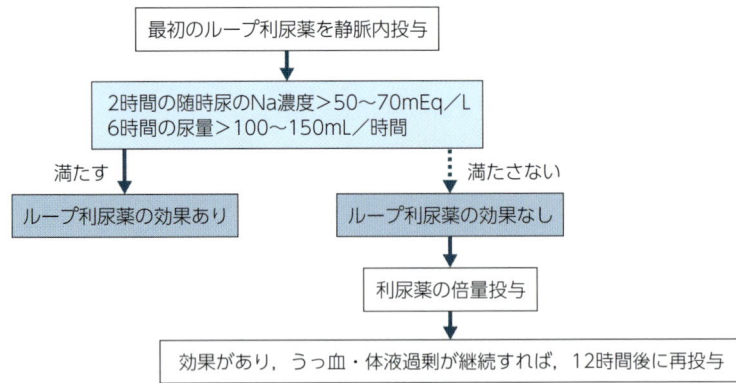

図 うっ血性心不全の急性増悪時のループ利尿薬の投与

うっ血，体液過剰を呈している場合。うっ血性心不全において，ループ利尿薬の投与量が多いほど予後が不良であるという報告があるが，ループ利尿薬投与後のNa利尿の程度を指標に用いて解析すると，投与後Na利尿の程度が強いほど（ループ利尿薬の投与量にかかわらず）予後が良いという報告もある。つまり，ループ利尿薬の投与量が多いということはループ利尿薬の効果が乏しいために投与量が多いという可能性があるとされている。このような研究の結果に基づき，ループ利尿薬投与後の効果を知るために，Na利尿の程度を測定すべきであるという提言に至ったようである。 （文献3より作成）

たす天井投与量（ceiling dose）があり，症例の病態に応じたceiling dose（**表2**）を把握し，sodium avidityを呈する病態では1回投与量を増加させるのではなく，投与間隔の短縮が必要であると言われています。

　うっ血性心不全の急性増悪におけるうっ血や体液過剰の状態においてのループ利尿薬の効果を確認し，適切な投与量を決定する指標として，利尿薬投与後の尿量のみならず尿中Na濃度（Na利尿の程度）の測定を推奨する専門家もいます（**図**）。

▶文　献

1) Topf JM：fluids, diuretics and electrolytes. The Body Water and Dysnatremia Haggadahs, p15.
   [https://pbfluids.blogspot.jp/p/handouts.html]（2019年4月1日閲覧）

2) Reilly RF, et al:Instant Access Acid-Base, Fluids, and Electrolytes, McGraw-Hill Education, 2007.
3) Mullens W, et al:The use of diuretics in heart failure with congestion - a position statement from the Heart Failure Association of the European Society of Cardiology. Eur J Heart Fail. 2019;21(2):137-155. [PMID: 30600580]
4) Ellison DH:Clinical Pharmacology in Diuretic Use. Clin J Am Soc Nephrol. 2019 Apr 1. pii: CJN.09630818. [PMID: 30936153]

1章 水・電解質異常の臨床 ― ③ 各論（Na代謝異常）

Q07

うっ血性心不全に対して，利尿薬による治療中に低ナトリウム血症が出現した時の対応を教えてください

A

うっ血性心不全は細胞外液量が増加する病態であり，Na制限が基本ですが，低ナトリウム血症を呈した場合には，まず飲水や低張輸液投与等の自由水の摂取を制限すべきです。

利尿薬投与中に低ナトリウム血症が出現すると，「利尿薬により尿中からNa喪失したから」という意見をよく聞きますが，単純に体内からNaが喪失して低ナトリウム血症を発症するわけではなく，いかなる場合でも，低ナトリウム血症は腎臓からの水利尿不全をきたす病態に自由水の摂取過剰が加わって発症すると理解すべきです。

うっ血性心不全（利尿薬で治療中）が水利尿不全を呈する病態として，心拍出量低下の（心機能の悪化，利尿薬による体液量減少等）からarterial underfillingが進行し，①尿希釈セグメントであるdistal segmentに原尿が流れない（図），②抗利尿ホルモン（ADH）の非浸透圧依存性の分泌の増加，などが挙げられます。

①のdistal deliveryの減少は，ヘンレ係蹄への原尿の流れの低下を意味し，低ナトリウム血症は，ループ利尿薬抵抗性の病態も同時に発症しているとも言えます。

低ナトリウム血症を呈するうっ血性心不全の治療は，②ADHの非浸透圧依存性の分泌の増加への対応として，経口ADH V_2 受容体拮抗薬であるトルバプタン（水利尿をきたす）が使用されています。しかし，

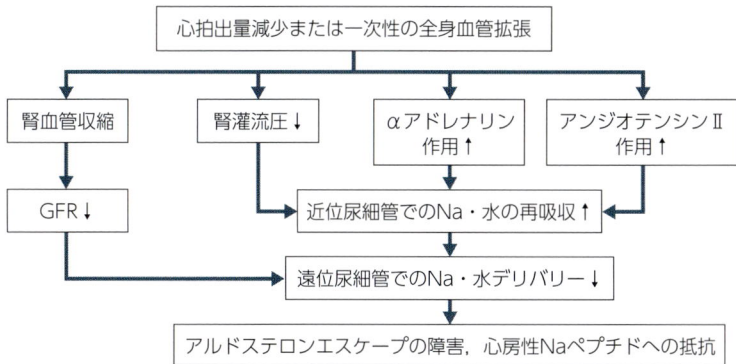

図　うっ血性心不全に低ナトリウム血症をきたした時の病態
arterial underfillingの進行によりGFRの低下，近位尿細管でのNa（水）の再吸収増加により希釈セグメントへのdistal deliveryが減少し，水利尿不全をきたす。

(文献1より引用)

①のdistal segmentに原尿が流れない病態に対しては，distal deliveryの減少からADH V_2受容体拮抗薬の水利尿効果は十分に発揮されないことが想定されます。このような①の病態に対しては，高張食塩水にてdistal deliveryを増加させた後にループ利尿薬を投与する方法や近位尿細管に作用する利尿薬（炭酸脱水酵素阻害薬やSGLT2阻害薬など）の投与が有効であるという意見があります。

うっ血性心不全に低ナトリウム血症の併発は予後不良の徴候であることが知られており，また，上述したようにループ利尿薬抵抗性も併発している難治性の病態とも言えます。よって，この病態に対する対応に関して，さらなる検討が必要であると筆者は考えます。

▶ 文　献

1) Schrier RW: Renal and electrolyte disorders. 8th ed. Wolters Kluwer Health, 2018.
2) Verbrugge FH, et al: Hyponatremia in acute decompensated heart failure: depletion versus dilution. J Am Coll Cardiol. 2015;65(5):480-492. [PMID: 25660927]

1章 水・電解質異常の臨床 ─ ③ 各論（Na代謝異常）

Q08

ループ利尿薬の効果が減弱した時の対応法を教えてください

体液過剰状態に対して利尿薬で治療中に，治療初期の投与量で効果の減弱がみられることをしばしば経験します。このような利尿効果の減少を利尿薬抵抗性（diuretic resitance）と呼びます。この病態は，①diuretic braking phenomenonと，②diuretic resitance（狭義）とに分けられます。

①diuretic braking phenomenonは，ループ利尿薬の投与により体液量が減少，もしくはmacula densaのN-K-2Cl共輸送体（NKCC2）を抑制することから，レニン-アンジオテンシン-アルドステロン（RAA）系や交感神経系が活性化されることで体液貯留傾向となり，利尿薬の作用が減弱することを指します。この現象を起こりにくくするには，塩分制限の徹底，作用時間の長いループ利尿薬の選択，利尿薬の投与回数の増加（作用時間の短いフロセミドは特に），利尿薬による低クロール血症や低カリウム血症を防ぐ（これらの電解質異常は，macula densaでのNKCC2の抑制からのレニンの分泌亢進や，遠位曲尿細管（DCT）におけるNa再吸収の増加をきたす），利尿薬の突然の中断を避ける，などが必要であると言われています。

さらに，長期間ループ利尿薬を使用すると，ループ利尿薬の作用しない尿細管セグメント（近位尿細管やDCT等）のNa再吸収が増加することが知られています。特に，DCT等のdistal segmentは尿細管細胞の肥

大をきたすとされています（狭義のdiuretic resistance）。ループ利尿薬の作用が減弱した時に，サイアザイド系利尿薬やK保持性利尿薬の投与により利尿作用が改善するのは，このDCTや皮質集合管のNa再吸収増加を抑制するからであると考えられています（サイアザイドはループ利尿薬によるDCTの肥大を抑制するという実験動物のデータがある）。

実際に，ループ利尿薬の効果の減弱がみられ，体液過剰（浮腫）の悪化時には，以下の①～⑥のことを確認すべきであるとされています。

①利尿薬の投与量の確認と，体液過剰（浮腫）が局所の要因（静脈うっ滞やリンパ浮腫，胸水や腹水）によるものでないか，薬剤性（Caチャネル拮抗薬等）でないかの確認（胸水や腹水は，下肢等の浮腫と比較して，血管内へ移行が困難と考えられている）
②原疾患の悪化ではないか？
③薬剤服用や減塩のアドヒアランスの確認
④利尿薬の薬理学的動態の変化がないか？
 ・腸管からの吸収の低下（腸管浮腫，腸管への有効な血流の低下）
 ・腎血流低下による尿細管腔内に達する薬剤量の低下
ループ利尿薬は，血清タンパク質（主にアルブミン）に結合するため，糸球体での濾過より近位尿細管からの分泌が主である。よって，ループ利尿薬の尿細管腔への分泌は，腎血流の低下やGFRの低下〔尿酸や尿毒症物質（uremic toxins）が体内に蓄積すると，これらの物質がループ利尿薬の分泌と拮抗する〕により減少すると言われている。さらに，低アルブミン血症になると，ループ利尿薬が腎臓に到達しにくくなるとも言われている。
⑤腎臓からのNaClの再吸収の亢進はないか？
 ・利尿薬投与によるRAA系や交感神経系の活性化によるもの
 ・diuretic braking phenomenonやdiuretic resistance（上述）
利尿薬による体液減少からの液性因子の活性化により，ループ利

尿薬の作用部位（ヘンレの太い上行脚）より近位の尿細管でNaClの再吸収が増加する（特に近位尿細管）と，ヘンレの太い上行脚へのNaClの流入が減少し（ループ利尿薬が阻害する基質の減少により），ループ利尿薬の作用が減弱すると考えられている。つまり，より近位の尿細管の再吸収亢進を示唆する高尿酸血症，高尿素窒素血症や，希釈セグメントである遠位ネフロンへの原尿の流入の減少を示唆する低ナトリウム血症を呈すると，ループ利尿薬の効果が減弱することが多い。このような病態に，近位尿細管でのNaClを抑制する作用を有する炭酸脱水酵素阻害薬が有効ではないかという意見がある。炭酸脱水酵素阻害薬がmacula densaへのClの流入を増加させ，レニンの分泌を抑制する効果があるとも考えられている。同様の機構で高張食塩水と静脈内ループ利尿薬の投与がループ利尿薬抵抗性の改善に有効であるという意見もある。

⑥利尿薬の効果を減弱させる薬剤の有無

- 非ステロイド性抗炎症薬（NSAID）

NSAIDはプロスタグランジン（浮腫性疾患は腎血流の維持をプロスタグランジンに依存していることが多い）を抑制することでGFR，腎血流を減少させ，Naの再吸収を亢進させる。

- 利尿薬の尿細管腔内への分泌を抑制する薬剤（プロベネシド，シメチジン，トリメトプリム等）

NSAIDは利尿薬の分泌も抑制すると言われている。

上記のことを確認し，

④➡経口投与から静脈内投与の変更や投与量の増加

⑤➡利尿薬の併用や作用時間の長い薬剤への変更

⑥➡薬剤の変更・中止

などを行います。

▶**文　献**

1) Reilly RF, et al：Instant Access Acid-Base, Fluids, and Electrolytes. McGraw-Hill Education, 2007.
2) Hoorn EJ, et al：Diuretics; chapter 51. Brenner and Rector's The Kidney. 10th ed. Elsevier, 2015.
3) Verbrugge FH, et al：Management of Cardio-Renal Syndrome and Diuretic Resistance. Curr Treat Options Cardiovasc Med. 2016;18(2):11. [PMID: 26803318]

1章 水・電解質異常の臨床 ― ③ 各論（Na代謝異常）

Q09

低アルブミン血症を呈するネフローゼ症候群や肝硬変等の浮腫に対して，アルブミンとフロセミドの同時静脈内投与が有効な理由を教えてください

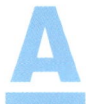

　以前は，アルブミンを静注すると血管内の膠質浸透圧が増加して間質の水が血管内へ移行し，血管内容量が増加することでループ利尿薬の作用が改善すると考えられていましたが，現在はこの考えは支持されていません。現在は，血管内の膠質浸透圧が上昇しても間質液は単純に血管内に移行しないとされています（revised Starling principle）。

　フロセミドは，血液中ではアルブミン等の血液タンパクに結合して循環するので，低アルブミン血症の状態では血管内にとどまるフロセミドの量が減少すると考えられています。よって，アルブミンとフロセミドを同時に静脈内投与することは，フロセミドがより血管内にとどまることで腎臓に達しやすくなり，利尿効果が増強すると考えられています（アルブミンをvehicle of furosemideと呼ぶことがある）。

▶ 文　献

1) Reilly RF, et al：Instant Access Acid-Base, Fluids, and Electrolytes, McGraw-Hill Education, 2007.
2) Finfer S, et al：Intravenous fluid therapy in critically ill adults. Nat Rev Nephrol. 2018；14(9)：541-557. [PMID: 30072710]

1章 水・電解質異常の臨床　③ 各論（Na代謝異常）

Q10

利尿薬の腎機能に及ぼす影響について教えてください

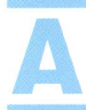

　一般的な利尿薬は腎尿細管に作用してNaの再吸収を抑制し，Na利尿（natriuresis）から副次的に水の再吸収の抑制もきたし，urinary flowの増加（diuresis）を起こします。natriuresisやdiuresisといった主な作用のほかに，**表1・2**に示すような腎機能に及ぼす効果もあります。これらの利尿薬が腎機能に及ぼす影響を理解することが利尿薬の適切な使用につながります。

1．K保持性利尿薬以外の利尿薬でK排泄が増加する理由

　利尿薬はNa再吸収阻害する腎尿細管のセグメント以降の下流へ原尿の流れを増やし，下流尿細管セグメントの機能を保持・賦活化させる作用を有しています。腎臓でKの分泌を主に行うのは，遠位曲尿細管遠位側（DCT2）以降の遠位ネフロンであり，K分泌には上皮性Naチャネル（ENaC）が形成する管腔内陰性荷電と原尿の流れが必要とされています。よって，ENaCの作用を抑制するK保持性利尿薬以外は，遠位ネフロンへのNa流入・原尿の流れを増加させ，尿中へのK分泌を増やすとされています。

表1 利尿薬が腎機能に及ぼす効果

		浸透圧性利尿薬	炭酸脱水酵素阻害薬	ループ利尿薬	サイアザイド系利尿薬	K保持性利尿薬
血行動態	RBF	↑↑	↓	↑	↓	変化なし
	GFR	↑	↓	変化なし	↓	変化なし
尿中排泄	Na^+	↑↑	↑	↑↑	↑↑	↑
	K^+	↑	↑	↑↑	↑	↓↓
	Cl^-	↑	↓	↑	↑	↑
	HCO_3^-	↑	↑↑	変化なし	変化なし	↑
	Ca^{2+}	↑	変化なし	↑↑	↓	変化なし
	リン酸	↑	↑↑	↑	↑	変化なし
	Mg^{2+}	↑	変化なし	↑↑	↑	変化なし
	尿量	↑↑	↑	↑↑	↑↑	↑
	$T^C_{H_2O}$	↑	↑	↓	↓↓	変化なし

(文献1より作成)

2. ループ利尿薬で尿中Caイオン排泄が増え,サイアザイド系利尿薬でCaイオン排泄が減少する理由

　ループ利尿薬は,ヘンレの太い上行脚のNa-K-2Cl共輸送体(NKCC2)を抑制することから同部位のKチャネル(ROMK)からのK分泌を減少させ,管腔Na陽性荷電の消失からの細胞間隙を介してのCaイオンの再吸収を抑制し,尿中へのCaイオンの排泄を増やすと言われています。一方,サイアザイド系利尿薬は,DCTにおけるNa-Cl共輸送体(NCC)を抑制を介して同部位のCaイオンの再吸収の増加や,細胞外液量が低下するので,近位尿細管でのNa再吸収増加に伴うCaイオン再吸収の増加により尿中Caイオンの排泄低下をきたすとされています。

表2 利尿薬の作用部位と下流のセグメントの賦活化

作用部位	例	阻害機能	macula densa	GFR	下流の尿細管機能維持/賦活化
近位尿細管作用型 60〜70% NaCl 再吸収	炭酸脱水素阻害薬など	—	上流 TGF ↑	↓	ヘンレ係蹄(濃縮/希釈) 遠位尿細管(希釈) 皮質集合管(K分泌)
ヘンレ上行脚作用型 20〜30% NaCl 再吸収	ループ利尿薬	ヘンレ係蹄(濃縮/希釈)	阻害 TGF ↓	→	遠位尿細管(希釈) 皮質集合管(K分泌)
遠位曲尿細管作用型 5〜10% NaCl 再吸収	サイアザイド系利尿薬	遠位尿細管(希釈)	下流 TGF ↑↑	↓↓	皮質集合管(K分泌)
皮質集合管作用型 5% NaCl 再吸収	抗アルドステロン薬	皮質集合管(K分泌)	下流 TGF ↑	↓	—

GFRの低下は,腎障害,体液喪失時にみられる。腎機能正常時には問題にならないことが多い。なお,GFRに及ぼす効果は成書によって若干異なる。ループ利尿薬によるmacula densaの阻害は,レニンの分泌を亢進させる。 (文献2より引用)

3. ループ利尿薬とサイアザイド系利尿薬のelectrolyte-free water クリアランス($T^C_{H_2O}$)に及ぼす効果の違い

両薬とも,ヘンレの太い上行脚やDCTといった希釈セグメントの機能を阻害するので,尿の希釈能が低下し,$T^C_{H_2O}$を減少させます。しかし,ループ利尿薬は,サイアザイド系利尿薬と異なり,髄質の浸透圧勾配の形成を抑制するので,尿の濃縮力も抑制され水利尿が増えるため,$T^C_{H_2O}$減少の度合いが少ないとされています。

4. 利尿作用が強いにもかかわらずループ利尿薬のGFRの低下の度合いが少ない理由

一般的に利尿薬で体液量の減少がみられると,それ以上に体液量が減

少しないように，尿細管糸球体フィードバック（TGF）の作用により GFRを減少すると考えられています。よって，利尿効果の乏しいK保持性利尿薬や，浸透圧により腎血流量を増やす作用を有する浸透圧性利尿薬以外の利尿薬はGFRを減少させ，このGFRの減少は利尿効果の減弱につながるとされています。しかし，TGFを調節しているヘンレの太い上行脚の遠位部のmacula densaのClセンサーであるNKCC2を阻害するループ利尿薬は，TGFによるGFRの減少を惹起せず，その利尿効果は継続すると言われています。このことが，ループ利尿薬が腎障害をきたしている症例でも使用される1つの理由とされています。一方，サイアザイド系利尿薬は，ループ利尿薬と異なりTGFを亢進させることから，GFRが低下するので腎障害時には使いにくいと考えられています（**表2**）。

▶ 文　献

1) Reddi AS：Fluid, Electrolyte and Acid-Base Disorders: Clinical Evaluation and Management. 2nd ed. Springer, 2017.
2) 杉本俊郎：きどにゃんとゆく！　水・電解質を学ぶ旅 腎生理がわかれば、水・電解質異常がわかる！. 南山堂, 2018.
3) Wilcox CS：New insights into diuretic use in patients with chronic renal disease. J Am Soc Nephrol. 2002；13(3)：798-805. [PMID: 11856788]
4) Ellison DH, et al：Diuretic Treatment in Heart Failure. N Engl J Med. 2017；377(20)：1964-1975. [PMID: 29141174]

1章 水・電解質異常の臨床 ― ③ 各論（Na代謝異常）

Q11 利尿薬にてうっ血性心不全治療時に腎障害が進行した時の対応の基本を教えてください

　近年，高齢化に伴い，腎障害を伴ううっ血性心不全の症例が増加しており（cardio-renal syndromeと呼ぶこともある），利尿薬を主としたうっ血性心不全の治療中に腎機能の低下をきたすことがしばしば経験されます。以前は，利尿薬により体液量が減少し，arterial underfillingがさらに亢進して腎機能の悪化をきたしていたと考えられ，利尿薬の減量が行われることが多かったと思います。

　しかし，最近の臨床研究の結果から，cardio-renal syndromeに治療において，

> ①腎障害は，心拍出量の低下より静脈（腎静脈）うっ血による影響が大きい
> ②うっ血の改善は腎機能改善につながることがある
> ③症例の予後は，うっ血改善・腎機能改善＞うっ血改善・腎機能悪化＞うっ血悪化・腎機能悪化である
> ④腎障害が軽度な場合，もしくは有意な体液量の減少を認めない場合は，うっ血を改善させる治療を継続すべき

などを考慮して対応すべきであると言われています。つまり，心不全によるうっ血による腎静脈圧の上昇が腎障害の主因であるという仮説に

基づいた利尿薬の投与方法です。

　一般的に，入院が必要となるような浮腫やうっ血の悪化を伴ううっ血性心不全の予後規定因子に，体液過剰状態の改善の有無が示されていることとも合致する考えであると思います。よって，減塩，利尿薬，強心薬等で，うっ血の改善が乏しい時は，血液浄化療法による除水を用いてもうっ血の改善を図る必要があることがあります。

　現状において，cardio-renal syndromeを伴ったうっ血性心不全のうっ血・浮腫の改善させる治療の第一選択はループ利尿薬であり，臨床の現場で頻用されています。cardio-renal syndromeのうっ血を改善させるためのループ利尿薬の使用に関して，筆者は以下のポイントに注意すべきであると考えています。

①腎障害時は，ループ利尿薬1回投与量の増加が必要となることが多い。ループ利尿薬のNa利尿作用には，その利尿効果においてピークをきたす天井投与量（ceiling dose）があり，症例に応じたceiling doseを把握し，過剰投与にならないようにする

②cardio-renal syndromeはsodium avidityを呈する病態であり，さらなるNa利尿を期待する時は，ループ利尿薬の1回投与量の増加より投与頻度の増加が望ましい

③体内利用率の高い投与法，薬剤へ変更する（例：フロセミド経口から静注へ，経口利用率が高いフロセミドからトルセミドへ）

④ループ利尿薬による神経液性因子（RAA系，交感神経系）の活性化を予防するために，少量でもよいので，RAA系阻害薬を併用する

⑤複数の尿細管セグメントでのNa再吸収抑制を図る〔例：サイアザイド系利尿薬（遠位曲尿細管），K保持系利尿薬（皮質集合管），ADH V_2受容体阻害薬（集合管），Na利尿ペプチド（髄質集合管）等の薬剤の併用〕

⑥ループ利尿薬の効果を減弱させる要因（減塩，薬剤のアドヒアランスの確認，NSAID等の併用薬）に注意する

⑦ループ利尿薬による電解質異常（低カリウム血症，低マグネシウム血症，低カルシウム血症，低ナトリウム血症，低クロール血症など）に注意し，改善させる

▶ 文 献

1) Rastegar A, et al:Diuretics use in congestive heart failure and cardiorenal syndrome In Electrolytes and acid-base disorders. NephSAP. 2017;16(1):13-18.

2) Sambandam KK:Effective use of loop diuretics in heart failure exacerbation: a nephrologist's view. Am J Med Sci. 2014;347(2):139-145. [PMID: 23588260]

1章 水・電解質異常の臨床 — ③ 各論（Na代謝異常）

Q12 サイアザイド系利尿薬使用の基本を教えてください

A サイアザイド系（様）利尿薬は，糸球体で濾過されたNaの5〜10％程度を再吸収する遠位曲尿細管（DCT）のNa-Cl共輸送体（NCC）を抑制し，利尿効果を発揮する薬剤です。ループ利尿薬と比較して，その利尿作用は弱いですが，作用の持続時間が長いので降圧利尿薬として使用されることが多い薬剤です。ループ利尿薬投与時に生じた利尿薬抵抗性の改善に用いられることもあります（併用初期に予期せぬ過剰な利尿効果がみられることがある）。しかし，サイアザイド系利尿薬は，その体液量減少効果から，尿細管糸球体フィードバック（TGF）を活性化してGFRを低下させることや，GFR＜25〜40mL/分になるとDCT管腔内に達する薬剤量が減少するので，腎障害時には使用しにくいと言われています。

サイアザイド系利尿薬は，NCCを抑制することでDCTや近位尿細管（体液量減少により）におけるCaの再吸収を増加させるので，骨粗鬆症や尿路結石の治療に用いられることがあります。

同薬は，DCT，つまり腎ネフロン（diluting segment）の機能を抑制するので，薬剤による低ナトリウム血症の最も多い原因の1つであるとされています。さらに，ループ利尿薬と比較してそのNa利尿効果は少ないにもかかわらず，低カリウム血症もきたしやすいと言われており，注意すべきです。

サイアザイド系利尿薬による低カリウム血症や低マグネシウム血症は，糖尿病等の代謝性疾患発症のリスクを増すとされています（よって現在は降圧利尿薬として少量投与がなされる）。また，体液量減少からの近位尿細管での尿酸再吸収増加は，高尿酸血症や痛風のリスクを増します。同薬のCa利尿減少作用は高カルシウム血症をきたすことがあり（ビタミンD内服時や原発性副甲状腺機能亢進時），注意すべきです。

　同薬もサルファ剤がその起源の薬剤であり，日光過敏症等の皮疹が起こりやすいとされています。

＊サイアザイド系利尿薬は，macula densaの下流である遠位曲尿細管（DCT）に作用するので，次の特徴を有する。利尿により体液量が減少し，RAA系が活性化されることにより，より低い管腔内Cl濃度でTGFが生じるようになると考えられている。このようなことから，macula densaに直接作用し，GFRを減少させないと言われているループ利尿薬と異なり，サイアザイド系利尿薬はGFRを低下させうるとされている。

▶文　献

1) Reilly RF, et al: Instant Access Acid-Base, Fluids, and Electrolytes. McGraw-Hill Education, 2007.
2) Sambandam KK: Effective use of loop diuretics in heart failure exacerbation: a nephrologist's view. Am J Med Sci. 2014; 347(2): 139-145. [PMID: 23588260]

1章 水・電解質異常の臨床 — ③ 各論（Na代謝異常）

Q13

サイアザイド系利尿薬と併用して利尿効果が増すことが報告されている利尿薬は何ですか？

A

　サイアザイド系利尿薬は，遠位曲尿細管（DCT）のNa-Cl共輸送体（NCC）が抑制して利尿効果を発揮するとされています。よって，同薬の投与はDCTの下流の皮質集合管におけるENaCやpendrin，Na-dependent Cl/bicarbonate exchanger（NDCBE）の機能が賦活化され，その利尿効果が減弱すると考えられています（逆にサイアザイド系利尿薬がNDCBEの活性を抑制するという報告もあり，今後の検討が待たれる）。最近，ネフローゼ症候群において，サイアザイド系利尿薬と近位尿細管に作用する炭酸脱水酵素（CA）を阻害作用を有するアセタゾラミドとの併用が，ループ利尿薬・サイアザイド系利尿薬の併用と同等の利尿効果があると報告され，サイアザイド系利尿薬とCA阻害薬の併用療法が，難治性の浮腫性疾患の治療として注目されつつあります。CA阻害薬やサイアザイド系利尿薬の効果を増強させる機序として，CA阻害薬により皮質集合管へ流入するHCO_3^-が増加することにより，ペンドリン（pendrin）の機能が抑制され，ペンドリン-NDCBEによるNaClの再吸収が抑制される可能性が示唆されています（図）。

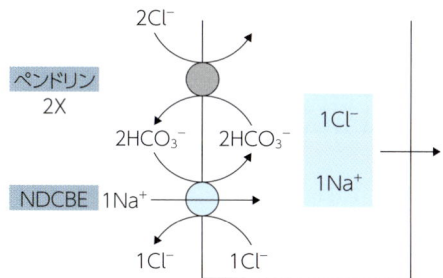

図 皮質集合管のβ間在細胞におけるペンドリン-NDCBEを介したNaClの再吸収

炭酸脱水酵素阻害薬アセタゾラミドは，近位尿細管等でのHCO$_3^-$の再吸収を抑制することでペンドリンの作用を抑制する可能性が示唆されている。

（文献1より作成）

▶ 文 献

1) Kamel KS, et al：Fluid, Electrolyte and Acid-Base Physiology：A Problem-Based Approach. 5th ed. Elsevier, 2016.
2) Fallahzadeh MA, et al：Acetazolamide and Hydrochlorothiazide Followed by Furosemide Versus Furosemide and Hydrochlorothiazide Followed by Furosemide for the Treatment of Adults With Nephrotic Edema：A Randomized Trial. Am J Kidney Dis. 2017;69(3):420-427. [PMID: 28043731]

1章 水・電解質異常の臨床 — ③ 各論（Na代謝異常）

Q14

K保持性利尿薬の使い方の基本を教えてください

　K保持性利尿薬は，主に濾過されたNaを1〜3%を再吸収する皮質集合管（CCD）に作用する利尿薬を指します．同薬は，CCDにおいてNaを再吸収する上皮性Naチャネル（ENaC）を抑制することでNa利尿を促進し，Kを分泌するrenal outer medullary K channel（ROMK）を抑制することで血清K濃度の保持を図るとされています．

　K保持性利尿薬には，アルドステロン受容体を阻害する鉱質コルチコイド受容体拮抗薬（スピロノラクトン，エプレレノン）と，尿細管管腔側からENaCを抑制するENaC拮抗薬（アミロライド，トリアムテレン）があります．

　鉱質コルチコイド受容体拮抗薬は降圧利尿薬として用いられるばかりでなく，二次性アルドステロン症から浮腫をきたす肝硬変の第一選択薬として用いられます．さらに，心機能の低下したうっ血性心不全（EF＜40%）に使用され，予後改善につながるとされています（浮腫の改善作用によるものではなく心不全の病態での悪化に関連しているRAA系の抑制作用によると考えられている）．K保持性利尿薬はループ利尿薬やサイアザイド系利尿薬と併用され，その利尿薬抵抗性の改善や低カリウム血症の予防に用いられることがあります．さらに，同薬は他の利尿薬と異なり，尿中Mg排泄を増加させないこともその特徴の1つに挙げられます．

スピロノラクトンは高い経口バイオアベイラビリティを有し，肝臓で代謝され，その効果を発揮するには2日を要するとされています。

　K保持性利尿薬は，その作用機序から高カリウム血症や代謝性アシドーシス（Ⅳ型尿細管性アシドーシスと同様の病態）を副作用として呈することがあります．特に，ACE阻害薬，アンジオテンシンⅡ受容体阻害薬，NSAIDs等との併用や，糖尿病性腎臓病等の腎障害に，これらの副作用が出現しやすいと言われています．

　ステロイド受容体に作用するスピロノラクトンは，内分泌学的副作用（女性化乳房，精巣萎縮，多毛，生理不順等）をきたすことがありますが，より選択性の高いエプレレノンは，これらの副作用の頻度は少ないとされています．

▶ 文　献
1) Reilly RF, et al:Instant Access Acid-Base, Fluids, and Electrolytes. McGraw-Hill Education, 2007.

1章 水・電解質異常の臨床 — ③ 各論（Na代謝異常）

Q15 輸液療法の適応について教えてください

A　「病院といえば点滴」というイメージを持つ一般の方も少なくないと思います。その輸液療法の適応に関しては様々な考え方・意見があるのが現状ですが，本書で取り上げる輸液療法は，Na代謝の改善，つまり，輸液によりNaを投与し細胞外液の増加を図るという観点で述べていきます。

つまり，（筆者の考える）輸液療法の適応は，体内のNa含量の低下により細胞外液量が減少し，かつ経口からの補充が不可能な時ということになります。このような病態に，経静脈的にNaを含んだ輸液製剤を投与することが輸液療法の基本となります。

また，現在の輸液療法は，循環動態の改善を中心とした"急性期の輸液"と，水・電解質・栄養の補充を中心とした"慢性期の輸液"に分けられるという意見があります。筆者は，「輸液療法の基本は急性期の輸液にあり」という意見を持っており，本書では急性期の輸液を中心に述べていきたいと思います。

一般的に，急性期の輸液の目的は，①循環の改善を目的とした蘇生，②病態が改善した後の維持，③不足した水・電解質等の補充，④栄養，の4つである（⑤に，薬剤の投与もあり）と言われています。よって，輸液療法の施行時は常にこれらの輸液療法の目的を考慮し，目的を達成すれば直ちに輸液を中止することが原則です。

つまり，輸液は飲水や摂食と同等に扱われる性格のものではなく，薬剤の投与と考え（他の薬剤と同じく副作用もある），「常に目的を持って輸液を行え」が輸液療法の基本であると考えます。

　　ここで，輸液療法に関して読んでおくべき代表的な成書をいくつか挙げておきます。
　B.H. スクリブナー 著，柴垣昌功 訳：体液－電解質バランス－臨床教育のために．中外医学社，1971．
　数十年前から読みたかったものですが，今回本書を書くにあたって古書をネット通販で購入しました．柴垣先生の訳者注が非常に参考になりました．
　柴垣昌功：初学者のための水－電解質問答．中外医学社，1978．
　2003年の年末に古書をネット通販で購読し読破しました．本書もスクリブナー先生から柴垣昌功先生へと伝わった「体液－電解質バランス」の考え方が理解できる良書です．
　和田孝雄，近藤和子：輸液を学ぶ人のために．第3版．医学書院，1997．
　和田孝雄先生が，（本来は）看護師さん向けに書かれた輸液に関する本です．筆者が研修医だった30年前に，病棟に置いてあった旧版を読んで感激した記憶があります．現在も一般に購入可能ですので，一読をお勧めします．

▶ 文　献
1) Davision D, et al: Fluid management in adults and children: core curriculum 2014. Am J Kidney Dis. 2014;63(4):700-712. [PMID: 24332766]

1章 水・電解質異常の臨床 — 3 各論（Na代謝異常）

Q16 循環不全等に対する輸液（resuscitation）の基本について教えてください

A "急性期の輸液"の目的の1つに，循環の改善を目的としたresuscitationがあります。つまり，輸液により臓器における循環を適正化し，臓器への酸素供給を改善させる療法をresuscitation fluid therapyと呼びます（図）。よって，resuscitation fluid therapyの基本は血管内容量・細胞

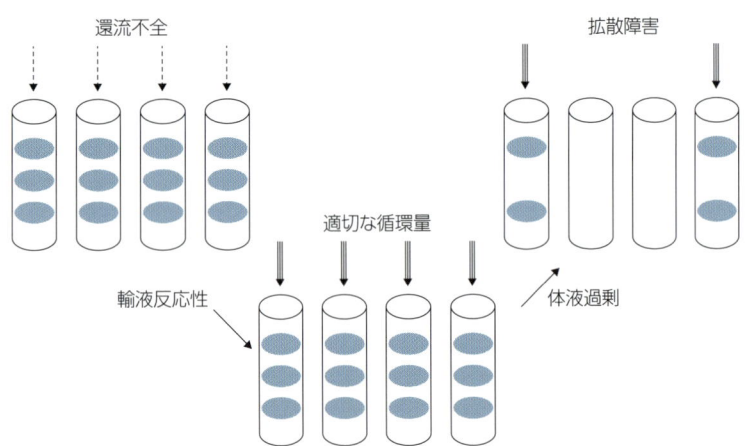

図 resuscitation fluid therapyの目的

resuscitation fluid therapyの目的は，心拍出量を増加させ，臓器の毛細血管での循環を改善させることにある。対象となる敗血症やhypovolemia等の病態は，循環障害等により毛細血管での循環が滞っており，適切な輸液が，その循環を改善させ，組織への酸素供給を増やす。しかし，過剰な輸液による毛細血管での不適切な循環量の増加や間質の浮腫は，赤血球と間質との距離が遠くなり（拡散障害），組織の酸素化が障害されると考えられている。

（文献1より作成）

表 米国の成書におけるresuscitation fluid therapy時のNa含量の多い細胞外液量投与量の目安の１例

3〜5L	病歴で体液量減少が疑われる場合
5〜7L	起立性低血圧を認める場合
7〜10L	低血圧を伴う敗血症の場合

この投与量が，米国における古典的resuscitation fluid therapy時の細胞外液輸液の投与量であるが，現在の筆者の考えではやや輸液過剰と言えよう。

（文献２より作成）

外体液量の増加を図ることとなり，Na含量の多い細胞外液と呼ばれる輸液製剤が主に用いられることになります（**表**）。

近年，救急や集中治療領域を中心とした臨床的知見の集積により，resuscitation fluid therapyの基本的な考え方が変わりつつあると言われています。いまだ理論の完成はみられていませんが，現在，下記のようなポイントに注意しながらresuscitation fluid therapyを行うべきであると言われています。

> ①過剰な輸液を避けよ，体液過剰（fluid overload）を避けよ
> ②輸液が有効な症例のみに輸液せよ（fluid responsiveness）
> ③Clの多い輸液に注意せよ

▶ 文 献

1) Ince C, et al：The case for 0.9% NaCl: is the undefendable, defensible?. Kidney Int. 2014；86(6)：1087-1095. [PMID: 2500716]
2) Reilly RF, et al：Instant Access Acid-Base, Fluids, and Electrolytes, McGraw-Hill Education, 2007.
3) Davision D, et al: Fluid management in adults and children: core curriculum 2014. Am J Kidney Dis. 2014；63(4)：700-712. [PMID: 24332766]
4) Myburgh JA, et al：Resuscitation fluids. N Engl J Med. 2013；369(13)：1243-1251. [PMID: 24066745]

1章 水・電解質異常の臨床 — ③ 各論（Na代謝異常）

Q17

輸液反応性について教えてください

　循環の改善を目的としたresuscitation fluid therapyにおいて，血圧の低下，中心静脈圧の低下，尿量の低下があった時に有効循環血漿量が低下したと判断し，輸液が行われてきました．しかし近年，集中治療の領域等では，このような"静的な指標"のみに基づいて輸液を行うことは不適切であると考えられるようになってきました．

　たとえば，術後などに「尿量が減少したら輸液負荷」ということが以前は行われてきましたが，術後48時間の尿量の減少は，侵襲に対する神経ホルモン系の反応による腎血管の収縮・尿細管再吸収の亢進による生理的なものや，術中の輸液過剰による腎うっ血からの一時的なGFRの低下によるものがあり，各々症例の病態を考慮せず単純に「尿量が減少したら輸液負荷」という対応を行うと，体液過剰（fluid overload）から予後の悪化につながる可能性あると言われています．

　このような考え方に基づき，各々の症例における輸液の有効性〔輸液反応性（fluid responsiveness）〕を知るために，心拍出量の変化といった"動的な指標"を使うべきであるという意見が現在では主流となっています．つまり，「臓器における循環を改善し，酸素供給を改善させる」という"急性期の輸液"の目的は，「輸液により心拍出量を増やす」と言い換えることができると言えます．現状では，確立された輸液反応性を知る"動的な指標"はありませんが，passive leg rising（PLR）テストと

呼ばれる患者の下肢を挙上させ心臓への前負荷を増やすことで、心エコーなどで心拍出量が増加するかを検討し、心拍出量が増加した場合を輸液反応性と判断することが有効であると考えられています（図）。実際に、PLRテストを用いて輸液反応性を検討し、総輸液量の減少につながったという報告があります。

つまり、常に輸液反応性を考慮し、不要な輸液を避け、体液過剰を起こさないということが予後の改善につながると言えます。

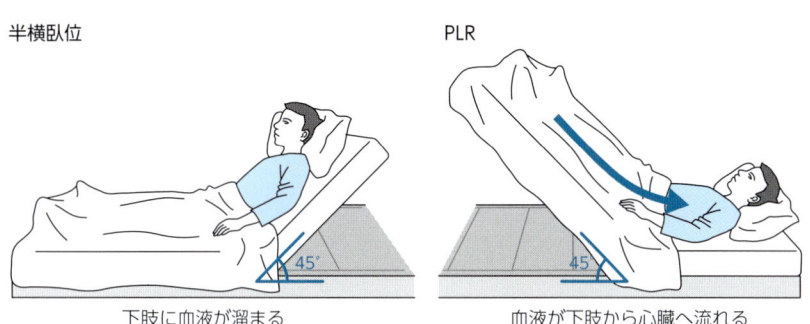

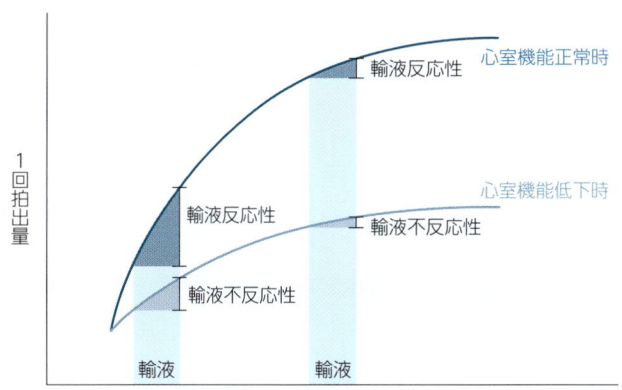

図　動的指標の1例（PLRテスト）

下肢挙上により前負荷が増え、"心臓のStarlingの法則"により、心拍出量が増加すれば（10〜15％程度）、"輸液反応性"と判断し、輸液を行う。増えなければ"輸液不反応性"と考えて輸液を行わない。この方法では補液をする必要がなく、前負荷を増やすために輸液チャレンジを行う方法と比較して体液過剰を引き起こすことを予防できると言われている。

（文献1より作成）

▶文 献

1) Bentzer P, et al : Will This Hemodynamically Unstable Patient Respond to a Bolus of Intravenous Fluids?. JAMA. 2016 ; 316(12) : 1298-1309. [PMID : 27673307]
2) Davision D, et al : Fluid management in adults and children : core curriculum 2014. Am J Kidney Dis. 2014 ; 63(4) : 700-712. [PMID : 24332766]

1章 水・電解質異常の臨床 ― ③各論（Na代謝異常）

Q18

Cl含量の多い輸液の問題点について教えてください

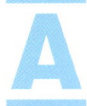

　Resuscitation fluid therapyの基本は，循環の改善のために血管内容量・細胞外体液量の増加を図ることであり，Na含量の多い細胞外液と呼ばれる輸液製剤が主に用いられます．米国においては，価格等のためか，細胞外液輸液として，0.9％NaCl液〔生理食塩液（normal saline）〕が使用されることが多いと言われています（**表**）．

　以前から，多量の0.9％NaCl液の投与は高クロール性代謝性アシドーシスをきたすことが知られていましたが，近年，集中治療や外科の領域から，"急性期の輸液"として0.9％NaCl液を中心とした輸液を行うと，高クロール性代謝性アシドーシスのみならず急性腎障害（**図**）や出血傾向などの術後の合併症が増加することを示唆する臨床報告が複数なされるようになり，「0.9％NaCl液を細胞外液輸液として用いることには問題がある」という意見が増えてきています．Clの多い輸液の弊害に関しては，リンゲル液などのbalanced salt solutionsと比較して死亡率など臨床的に有意な差を認めなかったという報告もあり，今後さらなる検討が必要であると考えます．

　しかし，0.9％NaCl液が"生理食塩液"やnormal salineと呼ばれるようになったのは臨床的な観点からではなく，試験管の中で，等張である0.9％NaCl液を用いるとカエルの赤血球が溶血しなかったということから呼称されるようになっただけのことであり，Na 154mEq/L，Cl

表　世界的に使用されている細胞外液の組成

	ヒト血漿	0.9% NaCl液	ハルトマン液	乳酸リンゲル液	酢酸リンゲル液	Plasma-Lyte 148	Plasma-Lyte A pH7.4	Sterofundin® / Ringerfundin®
浸透圧 (mOsm/L)	275〜295	308	278	273	276	295	295	309
pH*	7.35〜7.45	4.5〜7.0	5.0〜7.0	6.0〜7.5	6.0〜8.0	4.0〜8.0	7.4	5.1〜5.9
Na*	135〜145	154	131	130	130	140	140	145
Cl*	94〜111	154	111	109	112	98	98	127
K*	3.5〜5.3	0	5	4	5	5	5	4
Ca*	2.2〜2.6	0	2	1.4	1	0	0	2.5
Mg*	0.8〜1.0	0	0	0	1	1.5	1.5	1
重炭酸*	24〜32	—	—	—	—	—	—	—
酢酸*	1	0	0	0	27	27	27	24
乳酸*	1〜2	0	29	28	0	0	0	0
グルコン酸*	0	0	0	0	0	23	23	0
マレイン酸*	0	0	—	0	—	0	0	5
Na : Cl	1.2:1〜1.54:1	1:1	1.18:1	1.19:1	1.16:1	1.43:1	1.43:1	1.14:1

＊：mmol/L
日本では，0.9％NaCl液とリンゲル液由来の製剤が主である。欧米の細胞外液投与に関する臨床研究で使用されているNa濃度が血清Na濃度に近い140mEq/Lの輸液製剤は，日本では市販されていないことに注意すべきである。

（文献1より作成）

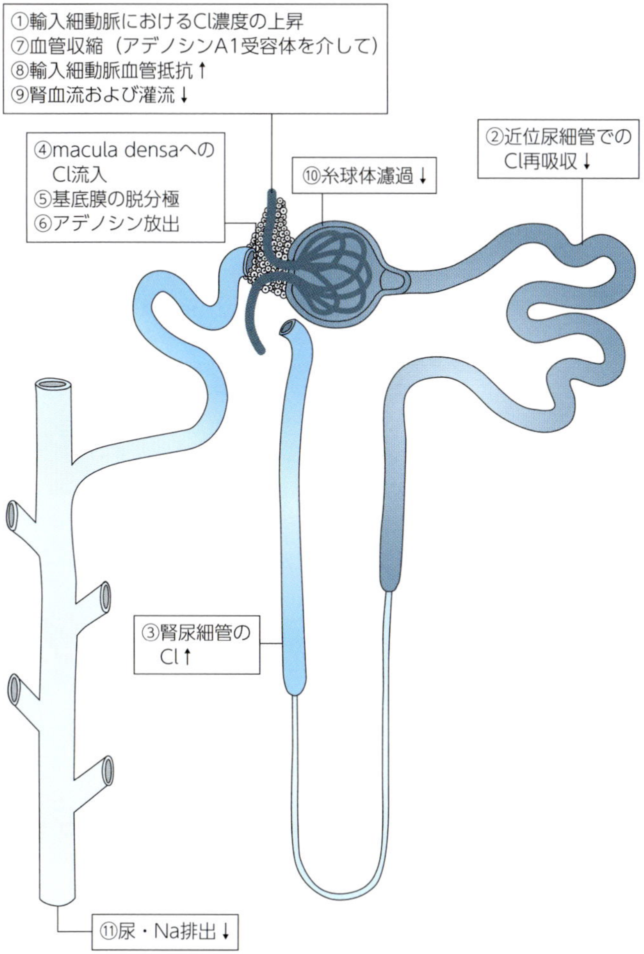
①輸入細動脈におけるCl濃度の上昇
⑦血管収縮（アデノシンA1受容体を介して）
⑧輸入細動脈血管抵抗↑
⑨腎血流および灌流↓
④macula densaへのCl流入
⑤基底膜の脱分極
⑥アデノシン放出
⑩糸球体濾過↓
②近位尿細管でのCl再吸収↓
③腎尿細管のCl↑
⑪尿・Na排出↓

図　高クロール血症が腎臓に与える影響

高クロール血症は，TGFを介してGFRを低下させる。①～⑪は，生じる現象の順を示す。
（文献1より作成）

154mEq/Lという体液の組織からからかけ離れた製剤を“生理食塩液”や“normal saline”と呼ぶことは，医学史上の観点からも間違いであることは明確であると考えます。実際に，輸液に関する最近の総説で，0.9% NaCl液を“(ab) normal saline”と記載する例があることを知っておくべ

きであると考えます。

▶ 文　献

1) Lobo DN, et al:Should chloride-rich crystalloids remain the mainstay of fluid resuscitation to prevent 'pre-renal' acute kidney injury?: con. Kidney Int. 2014;86(6):1096-1105. [PMID: 24717302]
2) Ince C, et al:The case for 0.9% NaCl: is the undefendable, defensible?. Kidney Int. 2014 Dec;86(6):1087-1095. [PMID: 25007167]

Q19 revised Starling principleについて教えてください

　古典的（classical）Starlingの法則は，血管内腔（特に，末梢組織を灌流する毛細血管）と間質の間の溶液の行き来を説明する考えです．つまり，血管壁における溶液の輸送は，血管内腔と間質間での静水圧格差と膠質浸透圧の格差で説明できるという考え方です．この古典的Starlingの法則に基づき，膠質液であるアルブミン製剤が血管内の膠質浸透圧を上げる目的で，浮腫性疾患やショック等の循環不全に用いられてきました．

　しかし，最近の検討により，血管の内皮の内腔側は陰性荷電を呈するグリコカリックス（glycocalyx）に覆われており，アルブミン等の血液タンパク質を血管内に保持するバリアとして機能していることが明らかになってきました．さらに，グリコカリックスの直下（間質側）は，ほとんど膠質浸透圧を認めず（タンパク質がほとんど存在しない），血管内腔と間質間での膠質浸透圧の格差は，血管内外の溶液の輸送にほとんど影響を与えないことも示されるようになりました（revised Starling principle，図）．つまり，いったん間質に移行した溶液は血管内外の膠質浸透圧の格差に伴い血管内に戻ることはなく，リンパ系に移行すると考えられています（no return theory）．

　さらに，血管内皮を覆うグリコカリックスは，炎症（サイトカイン等により）や体液過剰（ANP等により）の病態において障害を受け，そのバリア作用が減弱するとされています．このような病態においては，膠

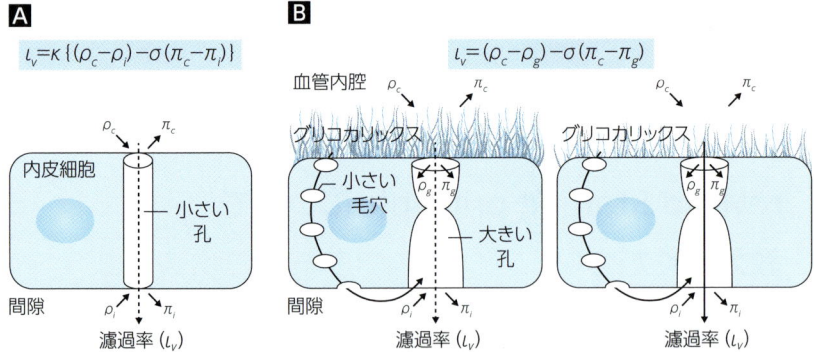

図 revised Starling principle

ρ：静水圧，π：膠質浸透圧（c：毛細血管，i：間質）
A：古典的 (classical) Starlingの法則に基づく液体の移動
B：revised Starling principle基づく液体の移動
グリコカリックス直下のπ_gはほとんどゼロに近く，π_cとπ_gの浸透圧格差は血管内容量の維持には役立つが，π_iは血管内皮を介する液体の移動に直接関与しない．右図はグリコカリックス障害を受け，血管の透過性が亢進した病態を示す．

（文献1より作成）

質浸透圧が高い製剤（膠質液，アルブミン製剤等）を輸液しても，膠質液は血管内にとどまることができず，静水圧に準じて溶液が血管外に移行し間質の浮腫が悪化する結果になるので，注意すべきであると言われています（敗血症の時，晶質液と膠質液の輸液量比は古典的な4：1にならず1.4：1となることが報告されている）．

▶文　献

1) Finfer S, et al：Intravenous fluid therapy in critically ill adults. Nat Rev Nephrol. 2018；14(9)：541-557. [PMID: 30072710]

1章 水・電解質異常の臨床 — ③ 各論（Na代謝異常）

Q20

過剰輸液の問題点を教えてください

A　循環の改善を目的としたresuscitation fluid therapyにおいて，以前は，血圧の維持，尿量の確保，中心静脈圧（CVP）をめざし，比較的多量の，Na含量の多い細胞外液やアルブミン製剤等の膠質液が投与されることが一般的でした。しかし，最近の敗血症や急性腎障害（AKI）に関する集中治療の分野の臨床研究の結果から，resuscitation fluid therapyを過剰に行い，体液過剰（fluid overload）の状態になると，かえって予後が悪化することが知られるようになってきました。

　輸液による体液過剰が予後を悪化させる要因として，以下のような仮説が提唱されています。現在，末梢組織を灌流している毛細血管の内皮の内腔側（endothelial surface layer：ESL）に，グリコカリックス（glycocalyx）という層が存在し，血液タンパク質の漏出を防いでいると考えられています（図1）。敗血症などの病態において，腫瘍壊死因子（TNF-α）などの炎症性サイトカインがグリコカリックスを障害することで血管の透過性が亢進し，間質の浮腫をきたすと言われています（図1）。このような病態に過剰な輸液を行うと，体液量増加による心房性利尿ペプチド（ANP）の増加やCl含量の多い輸液による高クロール性代謝性アシドーシス等により，ますます血管内皮のグリコカリックスを破壊され，さらなる血管のバリア機能障害が増悪すると考えられています。このように血管のバリア機能が障害されている状態において，たとえアル

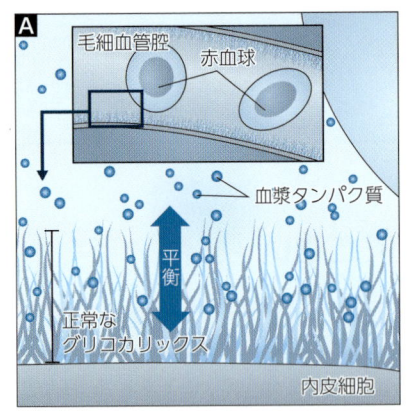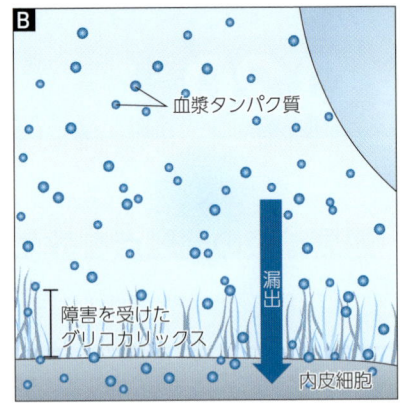

図1　末梢組織による血管内皮の構造
A：毛細血管内腔はグリコカリックスで覆われている．
B：敗血症などの病態でグリコカリックスが障害を受け，浮腫をきたしやすくなる．

(文献1より作成)

ブミン製剤を投与しても，血管外に輸液が漏出し，浮腫がさらに増悪して，組織の酸素が悪化するだけの結果になると言われています．また，いったん間質へ移行した溶液は，revised Straling low no return thoery（図2）から，容易に血管内に戻ることはなく，間質の浮腫の改善は容易でないと考えられています（いわゆるthird spaceは存在しない）．

実際に，輸液過剰は，肺においては肺水腫，腹腔内においては，腹部コンパートメント症候群（ACS）を起こすことが知られており，体液過剰を避けるべき臨床的根拠の1つとなっています．

以上のことから，現在，resuscitation fluid therapyを行うにあたり，体液過剰を避けるために，輸液を有効な症例にのみ投与するように輸液反応性（fluid responsiveness）を確認してから輸液を行ったり，輸液過剰状態になれば利尿薬の投与等にて体液減少を図ったりするような治療が行われるようになってきています．

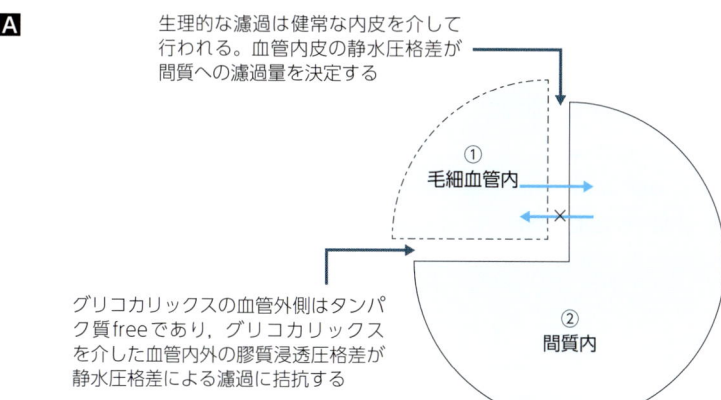

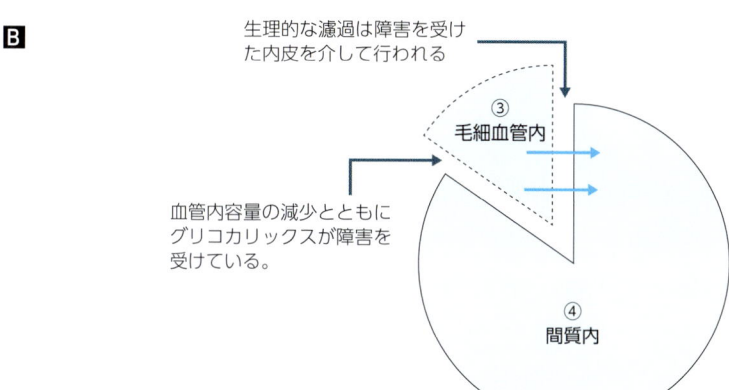

図2 末梢組織における循環

revised Starling low, no return theory

A：正常時；血管外へ移行した溶液は血管内には戻らず，リンパによって体循環に戻る。①内皮を介したアルブミンの移行はほとんど起こらない（例外的に有窓性の内皮では流出する），②毛細血管を介しての再吸収は起こらない。リンパの流れが，タンパク質の含量の多い間質液が体循環に戻る唯一の経路である。間質のタンパク濃度は血管内外の濾過に影響を与えない。アルブミンは，血管外へ定常的に移動している。

B：病的状態；グリコカリックスが障害された病的状態；血管の透過性が上昇により，血管内の溶液は細胞外へ移行して浮腫が悪化する。③血管内皮の窓が大きくなり，アルブミンの流出が増加する，④間質のマトリックスの構造変化により，体液が貯留しやすくなる。リンパの流出＜血管内からの濾過量となり浮腫が増悪する。間質のタンパクは血管内からの濾過量には影響を与えず，間質の浮腫の増悪につながる。

▶文 献

1) Myburgh JA, et al:Resuscitation fluids. N Engl J Med. 2013;369(13):1243-51. [PMID: 24066745]
2) Raghunathan K, et al:Choice of fluid in acute illness: what should be given? An international consensus. Br J Anaesth. 2014;113(5):772-783. [PMID: 25326478]

1章 水・電解質異常の臨床 — ③ 各論（Na代謝異常）

Q21

維持輸液の基本を教えてください

"急性期の輸液療法"において，蘇生輸液により循環動態が改善した後に改善した病態の維持を目的とした輸液を，本書では"維持輸液"と呼びます。

つまり，「維持輸液の目的は正常な電解質のバランスの範囲内で細胞外液量を維持することにあり，適切な輸液は電解質・酸塩基平衡異常をきたさずに良好な組織の灌流を保つものである」と言えます。この考え方は，従来の維持輸液の概念，1日に必要な電解質や水の量と，筋肉などの体タンパク質の分解・異化を抑えるための最低限のカロリーであるブドウ糖100g（4×100kcal）を投与する（輸液量として1日約2L Na100～200mEq，K 40mEq，約1/3 0.9％ NaCl液程度の，500mLのいわゆる"3号輸液"ボトルを1日あたり3～4本程度投与する）といった慢性期の補充輸液的な概念より，組織の灌流を保つことを目的としており，より"急性期の輸液療法"に適した考え方であると思います。

なお，腎臓が正常に機能していれば，水分や電解質を1日摂取しなくても体内の恒常性は保てるはずであり，1日に必要な水分量・電解質量を決めることは単純なことではないと筆者は考えます。

Scribnerは，その著書において，維持輸液の考え方として「腎臓に負担をかけないような尿に対するbasic allowance」という概念を導入しています。「尿に対するallowanceは，体内に水・電解質を不足した時

も，あるいは多すぎた時も，腎臓がそれを無理なく調節するのに必要な十分な材料を与える輸液」と考え，維持輸液が必要な病態は，原則，水・電解質の過不足改善された後の状態であることから，維持輸液のことをbasic allowanceと呼び，①水：1500〜2000mL/日程度，②Na：100〜200mEq/日，③K：40mEq/日程度の組成になると述べています。

このような組成で与えれば，「多くの場合，腎臓に負担をかけずに尿へ排泄される水・電解質が補充でき，水・電解質平衡の異常をまねかずにすむ」と記載されています。

必要なものを補充するという従来の維持輸液の概念よりも，「組織の灌流を保つ，水・電解質異常をきたさない，腎臓に負担をかけない」という維持輸液の考えのほうが，病態が安定した後は栄養・水分の補充は維持輸液に依存せず，より早期の経口摂取への移行につながると考えられます。

従来の維持輸液の概念による低張液中心の維持輸液（いわゆる「3号輸液」ボトルを1日あたり3〜4本程度を投与）は，（特に急性期の病態において）低ナトリウム血症のリスクが増すことが知られています。急性期の病態というのは，痛み，悪心・嘔吐などによる抗利尿ホルモン（ADH）の分泌亢進状態や，うっ血性心不全，肝不全，腎障害やNSAIDの投与

表　ADH分泌亢進や水利尿不全を伴う急性期の病態

血行動態に影響する	血行動態に影響しない
・体液減少 ・低血圧 ・うっ血性心不全 ・肝不全 ・ネフローゼ症候群 ・副腎不全	・痛み，ストレス ・悪心・嘔吐 ・低酸素血症，高炭酸ガス血症 ・低血糖 ・服薬 ・周術期 ・炎症 ・癌 ・肺疾患 ・中枢神経障害

急性期の病態は，非浸透圧刺激によってADHの分泌が亢進することが多い。（文献1より作成）

などの水利尿不全状態であることが多く（**表**），自由水の多い低張輸液の投与は注意すべきであると考えられています．このような病態は，腎臓の水排泄対する尿のallowanceを低く見積もり，輸液による自由水の投与を減らす必要があると思います．

▶ 文　献

1) Moritz ML, et al：Maintenance Intravenous Fluids in Acutely Ill Patients. N Engl J Med. 2015；373(14)：1350-1360.
2) 杉本俊郎：きどにゃんとゆく！　水・電解質を学ぶ旅　腎生理がわかれば、水・電解質異常がわかる！. 南山堂, 2018.
3) B.H. スクリブナー 著, 柴垣昌功 訳：体液―電解質バランス―臨床教育のために. 中外医学社, 1971.
4) 柴垣昌功：初学者のための水―電解質問答. 中外医学社, 1978.

1章 水・電解質異常の臨床 — ③ 各論（Na代謝異常）

Q22

経口補水液について教えてください

脱水症，hypovolemiaの治療は，入院においては静脈内へ投与する輸液療法が主体です。外来や在宅の現場においても輸液療法は可能ですが，近年，経口補水液（ORS）を用いた経口補水療法（ORT）が，熱中症の予防・治療，在宅療法における脱水症・hypovolemiaの予防・治療に有効ではないかと考えられ注目を浴びています。

なお，ここでの「脱水症」とは，体液喪失状態の一般的呼称として用いています。

ORTは，発展途上国等の医療資源の乏しい状況において，コレラをはじめとする急性下痢性疾患における脱水症，hypovolemiaの治療として開発され，その有効性が証明されてきました（20世紀における最も効果のあった医学的発明の1つであると言われている）。コレラは，コレラ毒素によって，腸管から腸液の分泌が亢進し，激しい分泌性の下痢をきたしますが，このような病的な状態においても，SGLT1等を介するNaの吸収は障害されていないことが解明され，グルコースとNaを含んだORS（WHO, 1975）を用いたORTが，コレラを始めとする急性下痢疾患の治療として発展途上国を中心に広まりました（表）。ORS（WHO, 1975）は，脱水症，hypovolemiaの改善に非常に有効でしたが，その浸透圧が比較的高いためか，下痢の量の増加や下痢の改善が長引くといった問題点がありました。小児への投与の場合，このORSにより下痢の

表　代表的な経口補水液（ORS）や飲料の組成

		炭水化物 (g/L)	Na (mEq/L)	K (mEq/L)	HCO_3^- (mEq/L)	浸透圧 (mOsm/kgH$_2$O)
ORS	WHO, 1975	20	90	30	30	310
	WHO, 2002	13.5	75	20	30	245
	OS-1*	25	50	20	不明	270
	アクアライトORS*	50	35	20	不明	200
一般飲料・食品	ポカリスエット	62	21	5	不明	324
	アクエリアス	47	15	2	不明	281
	ゲータレード	45	20	3	3	
	チキンスープ	0	250	5	0	450
	リンゴジュース	100〜150	3	20	0	700
	コーラ飲料	100〜150	2	0.1	13	550
	番茶	0	0	5	0	不明

＊：特別用途食品　　　　　　　　　　　　　　　　　　　（文献1より引用）

量増え，母親がその投与を中断してしまうことがあったようです。そのような中，WHOはより浸透圧の低いORSを開発し（WHO, 2002），低ナトリウム血症の発症を増加させずに，下痢症の治療に有効であることを示してきました。さらに，小児に多いロタウイルスやノロウイルス等の感染性下痢症は非分泌性下痢症であり，コレラの等の分泌性下痢症と比較して下痢中のNa濃度が低いことが知られており，WHOのORSよりNa濃度の低いORSが米国小児科学会を中心として開発され，小児の急性胃腸炎による下痢症に対してのORTの有効性が示されています。以上の臨床的成果やORTは，静脈内に投与する輸液療法と比較して，その施行が容易かつ安全なため，発展途上国のみならず米国や欧州にお

いても，小児の軽度〜中程度の下痢と，脱水症，hypovolemiaを伴った急性胃腸炎治療のガイドラインに，輸液療法と同様に有効な治療法として推奨されるようになりました。

　2004年に，厚生労働省より，特別用途食品，個別評価型，病用食品として，市販のORSであるアクアライトORS（和光堂）が「乳幼児のウイルス性の感染性胃腸炎による下痢・嘔吐・発熱に伴う脱水状態」に対して，また，OS-1（大塚製薬工場）が「感染性胃腸炎，感冒による下痢・嘔吐・発熱を伴う脱水状態，高齢者の経口摂取不足による脱水状態，過度の発汗による脱水状態等」に対して許可を受けました。これら市販のORSは，わが国の実情に即して，米国小児科学会推奨ORSの組成に近いものとなっています。市販のORSの普及に伴い，わが国においても，脱水症，hypovolemiaを伴った小児の下痢症のみならず，経口摂取不良による脱水症，hypovolemiaを呈した在宅高齢者の治療等に市販のORSを用いたORTが行われるようになってきています。また，わが国の『熱中症ガイドライン2015』にも，熱中症の早期治療としてORTが推奨されています。さらに，ハリケーンの被害により0.9％NaCl製剤が不足している米国においては，大学病院の救急外来においてもORTが施行されるようになっているのが現状です（図）。

以下の条件を満たす，一般的な軽度脱水患者におけるプロトコール
症状
・急性胃腸炎
・妊娠悪阻
・軽度のウイルス性上気道感染または咽頭炎

除外基準
・中等度～重度の脱水
・脱水以外の理由により経口摂取ができない場合

プロトコール

step 1：EHR（健康電子医療記録；electronic health record）で経口補水液をオーダーする
・制吐薬，鎮痛薬を必要に応じていずれかまたは両方を追加
・咽頭炎に対してはアセトアミノフェンまたはイブプロフェンに加えて，ベンゾカインまたはメントールのトローチを考慮
・激しい嘔吐や痛みがある場合は，服薬から20分後に飲用（それ以外は服薬直後の飲用可）

step 2：EHRの指示を受けた看護師は患者の希望する飲料500mLを2つ用意する〔電解質製剤（風味付き），スポーツドリンク，ジュース等〕
・患者にはストローと30mLの薬盃（カップ）を用意する
・大きく2口分または30mLを，3～5分ごとに飲むよう指導する
・携帯電話などのタイマーを利用するか，家族に補助を依頼する
・どれくらい水分補給をすればよいかを説明し，管理表を渡しておく
・500mLの飲料容器に目安となる線を記しておき（例；「残り250mL」など），患者や家族は管理表に，摂取した水分量と摂取に要した時間を記載する

step 3：トラブルシューティング
・経口摂取が不十分な場合は，その理由に応じて制吐薬や鎮痛薬を追加する
・味の問題であれば，他の飲料を検討する（半割のスポーツドリンク，薄めのジュース，ジンジャーエールなど）

step 4：妊娠悪阻の場合は経口摂取を促す
・可能であれば，少量のクラッカーを食べるように促す

図1 米国ハーバード大学関連病院の救急外来におけるORTのプロトコール

ブリガム・アンド・ウィメンズ病院（Brigham and Women's Hospital）のプロトコール。摂取する飲料に関しては飲みやすい飲料を採用しているようである。これは，小児の胃腸炎に対して，薄めたリンゴジュースのほうが電解質製剤より治療の失敗（静脈内補液が必要になった等）が少なかったエビデンスを採用したものと思われる。

（文献2より作成）

▶ 文 献

1) 杉本俊郎, 他：在宅医療に必要な水電解質代謝の知識と実際―経口補水液の使いかた―. Medical Practice. 2014; 31(5): 783-787.
2) Patiño AM, et al: Facing the Shortage of IV Fluids - A Hospital-Based Oral Rehydration Strategy. N Engl J Med. 2018; 378(16): 1475-1477.
3) 谷口英喜：経口補水療法. 日生気誌. 2015; 52(4): 151-164. [PMID: 29561701]
4) 谷口英喜：経口補水療法ハンドブック―熱中症、脱水症に役立つ 脱水症状を改善する「飲む点滴」の活用法. 日本医療企画, 2013.
　➡ ORTの実践方法が記載されている教科書
5) Freedman S, et al: Effect of Dilute Apple Juice and Preferred Fluids vs Electrolyte Maintenance Solution on Treatment Failure Among Children With Mild Gastroenteritis: A Randomized Clinical Trial. JAMA. 2016; 315(18): 1966-1974. [PMID: 271311]
6) 北田研人, 他：腎と高血圧. 日腎会誌. 2018; 60(1): 36-40.

コラム ①

市販のORSを「熱中症や脱水症の予防に有効」と拡大解釈するには注意を

静脈内に投与せず，経口・経消化管的に水・電解質を投与するORTの概念は，安全かつ簡便であり，有用であることは間違いない。本文に記載したように，実際，ORSを用いたORTは感染性腸炎等の急性胃腸炎に伴う下痢と，脱水症，hypovolemiaの治療に関して，経静脈的輸液療法と同等の臨床的効果を上げてきた。しかし，市販のORSを用いたORTを，在宅高齢者や処暑環境の職場における**脱水症や熱中症の予防にまで有効とする巷の現況に，筆者は違和感を感じざるをえない**。市販のORSは，糖分，NaClの含量が多く，食品や一般的な飲料のように用いると耐糖能の悪化が危惧される。また，ORSはNaClが含有されており，低ナトリウム血症の発症を予防できることをうたうものもあるが，少なくとも，**運動誘発性低ナトリウム血症の発症予防において市販のORS程度のNa含量でその発症が予防することはできない**とされている（**生理学的にも，臨床的エビデンス的にも有用性は証明されていない**）。また，過剰な塩分摂取による高血圧やうっ血性心不全等の悪化も危惧される〔**最近，慢性的な過剰な塩分の摂取は筋肉タンパク質を分解させ，生じた尿素を腎臓の髄質に蓄積させることが報告されている。この現象は腎髄質の浸透圧を上げ腎障害につながる可能性が示唆されている**（文献6）〕。さらに，在宅高齢者や処暑環境の職場における脱水症や熱中症の予防に関する市販のORSに関する上質な臨床的エビデンスは現状では存在しない。今後，在宅高齢者や処暑環境の職場等における脱水症や熱中症の予防における市販のORSに関する質の高い臨床研究を行うことが必要と言えよう。

1章 水・電解質異常の臨床 — ③ 各論（Na代謝異常）

Q23

下痢，ドレナージからの腸液，膵液，胆汁等の体液のNa濃度等の含有電解質量について教えてください

下痢やドレナージの排液等から，喪失する体液（腸液）の量，電解質の含量を知ることは，症例の適切な循環，水電解質・酸塩基代謝を維持する上で重要とされています。喪失する体液（腸液）の量は，体重の変化，イン/アウトバランス，実際のドレナージの排液量を測定することで比較的に正確に知ることはできますが，喪失する体液（腸液）電解質含量を正確に知ることは，これらの体液の電解質濃度等を実測することが少ないわが国においては困難ではないかと考えます。

一般的に，下痢の場合，その量が増加するに伴ってそのNa濃度が増加するとされています（下痢の量が多いコレラは一般的な感染性腸炎の下痢よりNa濃度が高い。下痢の量が多いのはNa濃度の高い小腸液が主体であるため）（図）。また，下痢の腸液は血清よりK濃度が高く，HCO_3^-含量が多いので，低カリウム血症や代謝性アシドーシスを呈することが多いと言われています。

以下の症例（筆者の自験例）は，胆汁ドレナージによる多量の胆汁の喪失から有効循環血漿量が低下しhypovolemic hyponatremia，GFRの減少からのK排泄障害により高カリウム血症をきたしたと考えられます。胆汁は，他の体液と比較してNa濃度が高い（185±24mEq/L）ので（図），その喪失は，より容易に体内のNa含量の減少をきたしやすいので，注意すべきであると考えます。

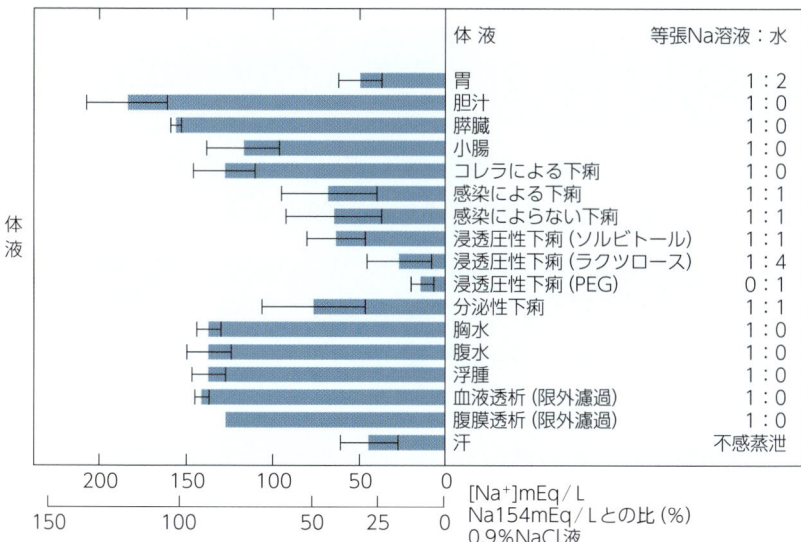

図　喪失する体液の Na 濃度に関する報告のまとめ

各種体液の Na 濃度に関する報告をまとめた結果を示す。胆汁と膵液の Na 濃度の平均値は 0.9% NaCl 液よりも高いことが示されている。
腸液の濃度に関しては一般的な教科書にも図表で示されていることが多いが，その根拠を明確にするために本論文を引用した。

(文献 1 より作成)

症例

40 歳代，男性。膵臓癌による閉塞性黄疸にて入院。減黄のため経鼻胆道ドレナージを開始。摂食開始とともに，ドレナージされる消化管液（主に胆汁）が増加。排液は，1 日 1500mL から 2000mL に達し，減黄後 4 日間で，尿量の減少・急激な腎機能の低下が出現した。

〈検査結果〉

- 血液生化学検査

    Hb 17.4g/dL, Alb 4.2 g/dL, グルコース 117mg/dL

    BUN 110mg/dL, Cre 5.30mg/dL, UA 13.6mg/dL

    Na 117mEq/L, Cl 79mEq/L, K 6.5mEq/L, Mg 3.0mg/dL, Ca 8.1mg/dL, Pi 11.6mg/dL, 乳酸 2mmol/L, 総ケトン体 0.075 mmol/L

- 尿検査

    PH 5.0，タンパク 1 ＋，尿潜血＋－，顆粒円柱あり
- 尿化学検査

    Na 15mEq/L，K 79.5mEq/L，Cl 11mEq/L，Pi 95.7mg/dL，Ca 2.3mg/dL，Mg 3.9mg/dL，UUN 308.8mg/dL，Cre 187.6mg/dL
- 血液ガス（room air）

    PH 7.440，$PaCO_2$ 27mmHg，PaO_2 126mmHg，HCO_3 17.6mmol/L，sBE（standard Base Excess）－5.9 mmol/L

▶文　献

1) Kaptein EM, et al：A systematic literature search and review of sodium concentrations of body fluids. Clin Nephrol. 2016；86(10)：203-228. [PMID：27616761]

1章 水・電解質異常の臨床 — 4 各論（水代謝異常）

Q01

高ナトリウム血症の成因とその病態の基本を教えてください

　高ナトリウム血症は，血清Na濃度が145mEq/L以上と定義され，一般的に水分の喪失（稀にNa過剰）で生じる病態です（**表**）。

　ほとんどの高ナトリウム血症の発症には，①体内から水の喪失，②水分の喪失に対して適切な水の補充が不能，といった2つの条件が必要であると言われています。つまり，たとえ水の喪失が過剰であっても，口渇感・水へのアクセスに問題がなく，意識レベルが正常な状態では，高ナトリウム血症は発症しないと考えられています。そこで，高ナトリウム血症に遭遇した時は，意識レベルの異常等，水へのアクセスが障害される病態の有無を確認することが重要です。

　高ナトリウム血症は，口渇感が低下することが多い高齢者に，水分摂取が障害される病態（肺炎や尿路感染症等の急性疾患，ADLが低下する脳梗塞後等の慢性的疾患等）が併発すると生じることが多いと言われています。また，その浸透圧格差より細胞内の水分が喪失し，細胞容積の減少をきたします。低ナトリウム血症と同様に，高ナトリウム血症も中枢神経の中枢神経症状を呈しやすく，意識レベルの障害〔軽度のせん妄（confusion），無気力（lethargy）から重篤になると昏睡〕を認めます。急性や高度な高ナトリウム血症を呈した場合，脳神経細胞の萎縮をきたし，脳血管の破綻から脳出血（脳内出血やくも膜下出血等）を起こすことがあると考えられています（脳出血は主に新生児や小児にみられる）。

表 高ナトリウム血症をきたす病態

分類	病態	診断	治療
hypovolemic（体液量減少）	体液喪失（火傷，発汗など）	臨床所見	水分投与
	利尿薬	臨床所見	利尿薬の中止
	消化管系（嘔吐，下痢，穿孔など）	臨床所見	水分投与
	熱傷	体温上昇，ミオグロビン尿症，クレアチニン上昇	輸液，対症療法
	浸透圧性下痢（高浸透圧，高浸透圧非ケトン性昏睡，マンニトールの使用，経腸栄養）	グルコース上昇（補正後のNa値上昇）	血糖値の改善，原因物質の中止
	尿路閉塞解除後（post-obstruction）	臨床所見	対症療法
euvolemic（体液量正常）	中枢性尿崩症	中枢神経障害の病歴，デスモプレシン投与後の尿浸透圧増加	デスモプレシン投与（一時的なものは不要）
	発熱	臨床所見	原疾患の治療
	過換気／人工呼吸器	臨床所見	換気の調整
	寡飲症	臨床所見	水分を摂る
	服薬（アムホテリシン，アミノグリコシド，リチウム，フェニトイン）	服用歴	原因薬の中止
	腎性尿崩症	腎毒性のある薬剤の服用歴（アムホテリシン，デメチルクロルテトラサイクリン，ホスカルネット，リチウム，メトキシフルラン），デスモプレシン投与後に尿濃縮ができない	原因薬の中止
	鎌状赤血球症	電気泳動法	原疾患の治療
	suprasellarおよびinfrasellarの腫瘍	MRI	原疾患の治療

次頁につづく→

分類	病態	診断	治療
hypervolemic（体液量増加）	クッシング（Cushing）症候群	24時間尿中コルチゾールおよび副腎皮質刺激ホルモン，デキサメタゾン抑制試験	原疾患の治療
	血液透析患者	病歴	原疾患の治療
	高アルドステロン症	高血圧，低カリウム血症，アルドステロン／レニン活性比	通常，高ナトリウム血症自体は治療の必要がない
	泌尿器系（食塩錠／液の使用，生理食塩液の注入／浣腸，静脈内重炭酸，経腸栄養）	高張食塩液注入，経腸栄養，重炭酸ナトリウム投与，透析	原因薬の中止，水分投与

高ナトリウム血症をきたす病態は，水代謝異常のみならずNa代謝異常を伴うことが多いため，細胞外液量の状態で分類する考え方が一般的である。　　　　　　　　　　　　　　　　（文献1より作成）

　高ナトリウム血症においても，中枢神経は細胞内容積の変化を緩和させる代償機構が働くため，急性のものと比較して，慢性（＞48時間）のものの中枢神経症状は軽い傾向にあります〔ただし急速（＞10mEq/L/日）に補正すると脳浮腫のリスクが増す〕。また，高浸透圧により骨格筋の細胞膜が障害され，横紋筋融解を発症することもあります。

　以上のような高ナトリウム血症の成因・病態（高齢者に多い，併発疾患を有する，中枢神経症状をきたす等）より，重篤な状態となりうるので，予後不良な病態であると言われています（死亡率40〜60％）。

▶ 文　献

1) Braun MM, et al：Diagnosis and management of sodium disorders: hyponatremia and hypernatremia. Am Fam Physician. 2015;91(5):299-307. [PMID: 25822386]
2) Preston RA：Acid-Base, Fluids, and Electrolytes Made Ridiculously Simple. 3rd ed. Medmaster, 2017.
3) Mount DB:Chapter 49: Fluid and Electrolyte Disturbances. Harrison's Principles of Internal Medicine. 20th ed, 2018.

1章 水・電解質異常の臨床 — ④ 各論（水代謝異常）

Q02 hypodipsic (adipsic) hypernatremiaについて教えてください

hypodipsic (adipsic) hypernatremiaは，中枢視床下部に存在する浸透圧受容器（osmoreceptor）の障害により口渇感が障害され，飲水の低下により高ナトリウム血症をきたす病態です．本病態は，浸透圧受容器の障害により，浸透圧上昇による抗利尿ホルモン（ADH）の分泌は抑制されていますが，非浸透圧刺激（血圧低下，悪心）によるADH分泌は正常と考えられています（図）．このような病態は，腫瘍性，炎症性，血管性病変により，浸透圧受容器が障害され発症することが多いと言われています（有意な病変を認めない症例もあり）．

高張食塩液負荷による反応（口渇感とADH分泌）により，浸透圧受容器の障害は，表の4つに分類されると考えられていますが，①と③のパターンの異常が多いとされています．

①のパターンは，以前はessential hypernatremiaと呼ばれていたもので，浸透圧刺激による口渇感とADH分泌の閾値が正常の280mOsm/kg（前後）から，＞300mOsm/kgへシフトしています．しかし，口渇感とADH分泌の閾値の異常のみで，他の浸透圧による口渇感やADHの反応は正常であることから，低ナトリウム血症は発症せず，慢性的な高ナトリウム血症を呈する病態です．このような異常から，1日2～3L程度の飲水を確実に行うことで，病態の悪化の予防が可能であると言われています．

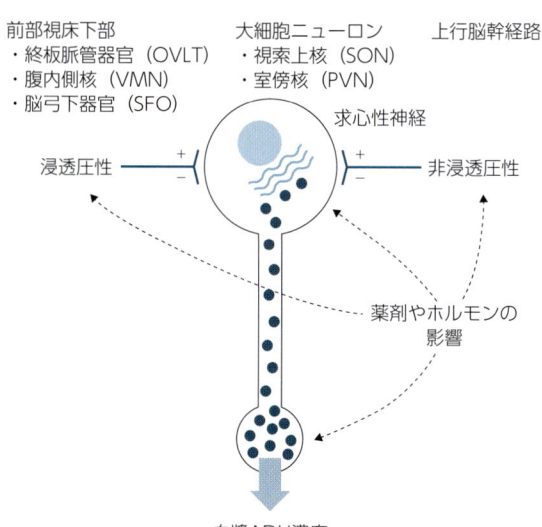

図 下垂体後葉におけるADHの分泌の調節機構
ADHの分泌は，osmoreceptorからの浸透圧性と非浸透圧性の調節を受けている。

(文献1より作成)

表 浸透圧受容器障害の分類

①	ADHの分泌刺激が生じる閾値が高浸透圧側にずれたもの	reset osmostat
②	すべての浸透圧において，口渇感とADH分泌が鈍っているもの	decreased osmoreceptor function
③	すべての浸透圧において，口渇感とADH分泌がみられないもの	complete thirst osmoreceptor dysfunction
④	口渇感は障害されているが，浸透圧上昇に対するADHの分泌は保たれているもの	absence of thirst with intact ADH release

③のパターンは，前交通動脈領域の動脈瘤の術後等にみられることがある，浸透圧による口渇感・ADH分泌が完全に障害されている病態です。よって，強制的に飲水を行わないと，重篤な高ナトリウム血症を呈します。しかし，非浸透圧刺激によるADH分泌が保たれていることより適切な尿の希釈が起こらず，多量の飲水により低ナトリウム血症が発症する可能性があるとされています。

＊：hypodipsic (adipsic) hypernatremiaは，多飲 (polydispia) が高ナトリウム血症の発症を予防する尿崩症と異なり，口渇感の障害があり，高ナトリウム血症 (高浸透圧血症) を起こしやすい。さらに，非浸透圧刺激 (血圧低下，悪心) によるADH分泌が保たれていることより，飲水量低下からの有意な体液量の減少により適切にADHが分泌され，尿の濃縮力が改善することがあるので，この病態の診断には口渇感の有無に注目すべきである。

▶ 文 献

1) Verbalis JG：Disorders of Water Balance. Brenner & Rector's The Kidney. 10th edition. Elsevier, 2016.
2) Reddi AS：Fluid, Electrolyte and Acid-Base Disorders: Clinical Evaluation and Management. 2nd ed. Springer, 2017.

1章 水・電解質異常の臨床 ― 4 各論（水代謝異常）

Q03

Na過剰による高ナトリウム血症について教えてください

A 高ナトリウム血症は，一般的に血清Na濃度を決める体内水分含量が減少（図）（水のみが失われることは少なくNaも喪失するので，細胞外液量もNaの喪失の程度に応じて減少する）して発症することが多いと考えられていますが，頻度は稀ながら体内のNa含量の増加（細胞外液量の増加を伴う）により高ナトリウム血症をきたすことがあります。

このタイプの高ナトリウム血症は，入院患者等において$NaHCO_3$液の投与（市販の$NaHCO_3$液は8.4％とかなりNa濃度が高い）や，Na濃度の高い細胞外液輸液施行時にみられることがあります（最近，集中治療室でこのタイプの高ナトリウム血症が増えてきていると言われている）。また，自殺目的等で醤油（NaCl濃度18～19％）を多量摂取した時に，このタイプの高ナトリウム血症を認めた報告があります。

Naの過剰投与や摂取を伴わなくても，腎臓でのNaの再吸収を促進するアルドステロン作用が亢進している原発性アルドステロン症やクッシング（Cushing）症候群において，体内Na含量の増加から軽度の高ナトリウム血症（～145mEq/L程度）をきたすことがあると言われています。

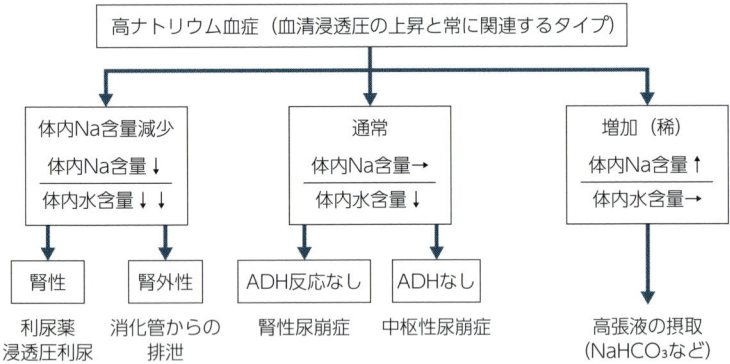

図　高ナトリウム血症の成因の分類

血清Na濃度は，「（体内Na含量＋K含量）/体内水含量」で決まる。一般的に，高ナトリウム血症は分母の水の減少にて生じることが多いが，稀ながら体内Na含量の増加で高ナトリウム血症をきたすことがある。このタイプの高ナトリウム血症は，Naの過剰摂取やアルドステロン作用の亢進で生じる。

（文献1より作成）

▶ 文　献

1) Reilly RF, et al：Instant Access Acid-Base, Fluids, and Electrolytes. McGraw-Hill Education, 2007.
2) Preston RA：Acid-Base, Fluids, and Electrolytes Made Ridiculously Simple. 3rd ed. Medmaster, 2017.
3) Braun MM, et al：Diagnosis and management of sodium disorders：hyponatremia and hypernatremia. Am Fam Physician. 2015；91(5)：299-307. [PMID: 25822386]

1章 水・電解質異常の臨床 — 4 各論（水代謝異常）

Q04

高ナトリウム血症の成因の診断について教えてください

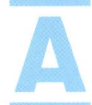

　高ナトリウム血症の成因は，①体内から水の喪失，②水分の喪失に対して適切な水の補充が不能，③（稀ではあるが）Na過剰，であることから，その成因の診断には病歴の把握が重要です．さらに，診察所見により細胞外液の増減を確認することも成因の診断につながります．

　その成因の診断には，図のように，まず細胞外液量の状態で鑑別するのが一般的です．

　細胞外液量が増加している時は体内のNa含量が増加しており，Naの過剰摂取の病態が疑われます．さらに，細胞外液量が増加していない場合*は，主に水の喪失が，腎臓からによるものか，腎外性によるものか，血液電解質検査，腎機能検査や尿量や尿の電解質検査，浸透圧等をみて鑑別していきます．

　腎外性の水分喪失により高ナトリウム血症をきたした場合は，抗利尿ホルモン（ADH）の分泌刺激より（腎臓に異常がなければ）尿が濃縮され，尿の浸透圧が増加して尿量が減少します．

　一方，腎性の水分喪失の場合は多尿（＞3L／日）をきたすことが多いです．多尿は，浸透圧利尿（随時尿尿浸透圧＞300mOsm/kg，1日排泄浸透圧量＞700〜1000mOsm＞15mOsm/体重kg）と，水利尿（随時尿浸透圧＜150mOsm/kg）の状態に分け，その成因を鑑別していきます．

　これらの高ナトリウム血症の診断過程において，水分喪失にもかかわ

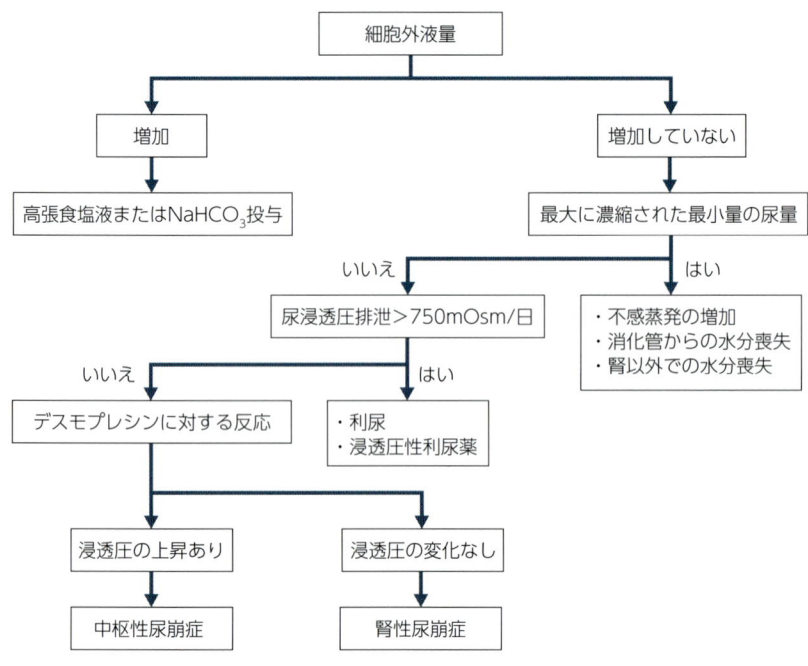

図 高ナトリウム血症の鑑別

同時に，水摂取が減少している病態も鑑別する。 (文献1より作成)

らず不適切な水補給しかできない病態に関しても同時に精査する必要があります。

＊：体液量が増加していない高ナトリウム血症の場合，純粋に水だけを喪失していることは少なく (euvolemic hypernatremia)，同時に喪失した液体中にNaが含まれており，そのNaの喪失の程度に比例して細胞外液量の減少がみられることが多い (hypovolemic hypernatremia)。

▶文 献

1) Mount DB：Chapter 49: Fluid and Electrolyte Disturbances. Harrison's Principles of Internal Medicine. 20th ed, 2018.
2) Preston RA：Acid-Base, Fluids, and Electrolytes Made Ridiculously Simple. 3rd ed. Medmaster, 2017.

3) Braun MM, et al:Diagnosis and management of sodium disorders: hyponatremia and hypernatremia. Am Fam Physician. 2015;91(5):299-307. [PMID: 25822386]

1章 水・電解質異常の臨床 — 4 各論（水代謝異常）

Q05 高ナトリウム血症の成因の鑑別に役立つ検査所見を教えてください

高ナトリウム血症の成因の鑑別に，ベッドサイドにおいて最も有用な検査は尿検査（時間尿量，随時尿生化学検査）です（**表**）。

ほかに有用な検査として，血液，尿の浸透圧，血液腎機能・電解質検査（血清K，Ca濃度も必要）が挙げられます。さらに，場合によっては頭部の画像検査が必要です。

表 高ナトリウム血症における検査所見の特徴

	起立時の血圧変化	尿中Na濃度 (mEq/L)	尿の浸透圧 (mOsm/kg)	浮腫
hypovolemic	血圧低下（腎性）	＞20（腎性）	＞100（腎性，腎外性）	なし
	血圧低下（腎外性）	＜20（腎外性）		
hypervolemic	ない	＞20	＞100	あり
euvolemic	ない	＞20	＜100（中枢性尿崩症）	なし
			＞100（腎性尿崩症）	

高ナトリウム血症は，水代謝異常のみで生じる場合（euvolemic）と，Na代謝異常を伴う場合（hypovolemic，hypervolemic）があるので，水・Na代謝異常を含めてまとめている。起立時の血圧の低下，尿中のNa濃度，浮腫はNa代謝異常，尿の浸透圧は水代謝異常を示す指標である。本表は，ADHが腎へ作用するか否かの指標に，尿の浸透圧100mOsm/kgを採用している。（文献1より作成）

▶文 献

1) Reddi AS:Fluid, Electrolyte and Acid-Base Disorders: Clinical Evaluation and Management. 2nd ed. Springer, 2017.
2) Braun MM, et al:Diagnosis and management of sodium disorders: hyponatremia and hypernatremia. Am Fam Physician. 2015;91(5):299-307. [PMID: 25822386]

1章 水・電解質異常の臨床 ― ④ 各論（水代謝異常）

Q06

高ナトリウム血症や多尿の成因について，腎機能検査における簡単な目安はありませんか？

A　血清尿素値（BUN）と血清尿酸値は，腎尿細管おける抗利尿ホルモン（ADH）の作用の状態を知るための指標となる可能性が示唆されています。

　一般的な内科の教科書には，hypovolemiaや脱水症の時には，腎尿細管での尿の流速の低下により，腎での尿素の再吸収が増加し（主に近位尿細管でADH非依存的に），BUN/SCre（比）が増加することが記載されており，広く実診療の場で，hypovolemiaや脱水症の指標として使われています。しかし，筆者が経験した中枢性尿崩症の症例において，水アクセス困難による高ナトリウム血症および脱水症があるにもかかわらず，BUNの上昇を認めず，発熱により高ナトリウム血症，脱水症が悪化した時には，さらなるBUNの低下を示していました（症例提示）。これらのBUNの減少は，尿中へ尿素の排泄（fractional excretion urea：FEUN）の亢進のよるものと考えました。

　中枢性尿崩症で低尿素窒素血症を呈する理由として，腎集合管の尿素トランスポーターがADHのV_2受容体作用依存性に活性化されることから，ADHの分泌が低下している中枢性尿崩症においては，集合管の尿素トランスポーターの機能が低下し尿素排泄が亢進しているためと考えられています。

　この現象は，高ナトリウム血症および脱水症に遭遇した時に，尿崩症による脱水症なのか，またはその他の脱水症なのかを知る指標となると

考えられますが，同様の報告は少なく，いまだ教科書的な記載がないのが現状です。

さらに，血清尿酸値と尿崩症の関連を検討した報告があります。尿崩症の患者は，BUNと異なり，脱水がない時でも高尿酸血症の傾向（5mg/dL以上）にあり，これは尿中への尿酸排泄低下によるものであるとされています。さらに，デスモプレシン〔1-desamino-8-D-arginine vasopressin：DDAVP（V_2刺激）〕で体液量を補正しても尿酸の尿中排泄低下は変化せず，この尿崩症における高尿酸血症および尿中尿酸排泄低下は，ADHのV_1作用不全の可能性が示唆されています。動物実験ではありますが，ADHのV_1受容体刺激はNa利尿をきたすことが知られており，ADHの作用が亢進している抗利尿ホルモン不適合分泌症候群（syndrome of inappropriate secretion of antidiuretic hormone：SIADH）の病態では，尿中排泄亢進を伴う低尿酸血症をきたすことから，ADHのV_1刺激が腎尿酸排泄を亢進させることが示唆され，ADHのV_1受容体を介した腎臓（おそらく近位尿細管）への作用を類推する指標として，血清尿酸値やその尿中排泄率が参考となるかもしれないと考えられています。

以上のことから，高ナトリウム血症や多尿を呈する患者に遭遇した時に，BUNと血清尿酸値やその尿中排泄率をみることでADHの腎臓における作用の状態を類推し，尿崩症（低尿素窒素血症と高尿酸血症を示す）とその他の病態との簡易な鑑別法になる可能性があると考えます。

症例

中枢性尿崩症の1例（自験例）。

40歳代，男性。多飲・多尿で受診。発達障害およびADLの低下で水のアクセスが困難。

〈入院時〉

Na 151mEq/L，K 3.3mEq/L，Cl 117mEq/L，BUN 12mg/dL，Cre

0.82mg/dL, UA 7.0mg/dL, BS 97mg/dL
Sosm 308mOsm/kg, Uosm 18mOsm/kg
頭部MRI（T1強調画像）：下垂体後葉高信号消失
DDAVP投与後Uosm 762mOsm/kgまで上昇
（入院時）Na 151mEq/L, BUN 17mg/dL, FE$_{UN}$ 40.1%
（発熱時）Na 155mEq/L, BUN 7mg/dL, FE$_{UN}$ 82.7%

(文献1より引用)

▶ 文 献

1) Sugimoto T, et al:No elevation of blood urea level in a dehydrated patient with central diabetes insipidus. QJM. 2007;100(12):800. [PMID: 18084037]
2) Comtois R, et al:Low serum urea level in dehydrated patients with central diabetes insipidus. CMAJ. 1988;139(10):965-969. [PMID: 3179869]
3) Decaux G, et al:Hyperuricemia as a clue for central diabetes insipidus (lack of V1 effect) in the differential diagnosis of polydipsia. Am J Med. 1997;103(5):376-382. [PMID: 9375705]
4) Perucca J:Sodium excretion in response to vasopressin and selective vasopressin receptor antagonists. J Am Soc Nephrol. 2008;19(9):1721-1731. [PMID: 18596120]

1章 水・電解質異常の臨床 — ④ 各論（水代謝異常）

Q07

高ナトリウム血症の補正の基本について教えてください

A

　高ナトリウム血症の補正は，その病態に応じて対応することが基本です。血圧の低下等の細胞外液量の減少（Na代謝異常，体内Na含量の低下）による循環動態の悪化を呈している場合は，0.9％NaCl液のようなNa濃度の高い補液を投与して，まず循環の改善を図るべきであるとされています。循環動態改善が得られた後，もしくは異常のない場合に，水の含量の多い低張液を経静脈的，または経口的に投与します。同時に，高ナトリウム血症を引き起こした原因の改善を図ることは言うまでもありません。

　水を補給する時には，①必要な水分量を推測する，②血清Na濃度の改善を図る必要はあるが，急速な補正により脳浮腫を起こす可能性があるため注意する，③補充中頻回に血清Na濃度の変化を追う，等が重要であると言われています。

　水欠乏量は，

$$\text{体内総水分量（TBW）} \times \frac{（現在の血清Na値 - 目標血清Na値）}{目標血清Na値}$$

で推測できます。この推測水欠乏量に，補正中の尿等からの水の喪失を加えて水の投与量を決定しますが，これらの推測の精度は低く，補充中は，バイタルサインの変化と，血清Na濃度を含む血清電解質の変化を

頻回に追う必要があります。

　血清Na濃度の補正の速度は，高ナトリウム血症の発症が確実に24時間以内と判明している場合は急性と判断し，1時間あたり1mEq/Lの補正は可能であると言われています。一方，発症時間が不明な場合や，24～48時間以上経ている場合は慢性（中枢神経細胞の高浸透圧に対する代償が完成している）と考え，補正による脳浮腫の発症を予防するため，1日最大6～8mEq/Lの補正を行い，2～3日程度かけて高ナトリウム血症の改善を図るべきであるとされています。慢性高ナトリウム血症は緩徐な補正をすべきであるとされていますが，高ナトリウム血症の改善ができないと，その予後が不良になると言われています。最近，成人の急性期の病態において，発症後48時間以上経過した高ナトリウム血症を急速に補正しても，脳浮腫等の中枢神経系の合併症が増加しなかったということが報告されており（文献3），今後の検討が必要であると思います（急速な補正による脳浮腫は小児では発症の可能性があるが，高齢者では脳浮腫の発症の可能性が低いのではないかと考えられているようである）。

　経静脈的に高ナトリウム血症の補正を行う時に，等張液である5%ブドウ糖液（ブドウ糖は体内で代謝されて水の投与となる）がよく用いられますが，高血糖の誘発に注意すべきです。耐糖能異常がなくても，時間300mL以上の5%ブドウ糖液を投与すると，（インスリンを併用しないと）血糖の上昇は必発であるとされています。

▶ 文　献

1）Reddi AS：Fluid, Electrolyte and Acid-Base Disorders: Clinical Evaluation and Management. 2nd ed. Springer, 2017.
2）Preston RA：Acid-Base, Fluids, and Electrolytes Made Ridiculously Simple. 3rd ed. Medmaster, 2017.
3）Chauhan K, et al：Rate of Correction of Hypernatremia and Health Outcomes in Critically Ill Patients. Clin J Am Soc Nephrol. 2019;14(5): 656-663. [PMID: 30948456]

1章 水・電解質異常の臨床 ── ④ 各論（水代謝異常）

Q08

高齢者の高ナトリウム血症の特徴を教えてください

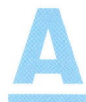

　高ナトリウム血症は高齢者にしばしばみられ，重篤な疾患の存在を予見するマーカーであると言われています。「施設入所中や慢性期の病棟に入院中の高齢者が水分の摂取不足により次第に高ナトリウム血症を呈する」という，慢性高ナトリウム血症が多いとされています。

　高齢者に高ナトリウム血症が多い理由として，①ADLや意識レベルの低下等による水へのアクセス障害，②口渇感の低下による飲水量の減少，③尿の濃縮力を低下させる薬剤の摂取（ループ利尿薬が代表），④（フレイルの予防と称した）タンパク質の補充による尿素排泄に伴う水の喪失，⑤高齢に伴う腎臓の尿濃縮力の低下，等が挙げられています。

　さらに，（急性期の病床においても）Na濃度の高い細胞外液輸液を長期に行うと，高齢者は上記の理由から容易に高ナトリウム血症をきたします。

　以上のことから，高齢者が意識レベルの低下（lethargy, confusion）をきたした場合は，高ナトリウム血症も存在を疑うべきです。さらに，施設入所中や慢性期の病棟に入院中等のリスクの高い高齢者において，高ナトリウム血症発症の予防を図ることが最も重要と考えられています。

▶ 文　献

1) Reddi AS：Fluid, Electrolyte and Acid-Base Disorders: Clinical Evaluation and Management. 2nd ed. Springer, 2017.

1章 水・電解質異常の臨床 — 4 各論（水代謝異常）

Q09 自由水クリアランスについて教えてください

　自由水クリアランス（C_{H_2O}）は，腎臓からの自由水の排泄能を知る指標で，低ナトリウム血症や高ナトリウム血症等の水代謝異常の診断や治療に有用とされています（実際に使用されていることは稀と筆者は思いますが）。

　時間尿量（V）は，時間あたりのC_{H_2O}と浸透圧クリアランス（Cosm）の和と考えられています。

$$V = C_{H_2O} + Cosm$$

$$Cosm = \frac{Uosm \times V}{Sosm} \text{ より,}$$

$$\begin{aligned} C_{H_2O} &= V - Cosm \\ &= V \times \left(1 - \frac{Uosm}{Sosm}\right) \end{aligned}$$

となります。

　血液電解質・腎機能検査と時間尿量・尿化学検査を行い，C_{H_2O}から腎臓の自由水の排泄能を知りながら，低ナトリウム血症や高ナトリウム血症の補正を行うべきであるとされています。

　C_{H_2O}と同様の指標にelectrolyte-free waterクリアランス（C

electrolyte-free water)があります。これは，一般的に尿素は生体内で有効浸透圧物質として作用しないので，測定された浸透圧より，張度（tonicity）を用いた指標です。

$$\text{C electrolytes-free water} = \frac{(U_{Na} + U_K) \times V}{S_{Na}} \text{ より,}$$

$$\text{C electrolyte-free water} = V(1 - \frac{U_{Na} + U_K}{S_{Na}})$$

となります。

随時尿（$U_{Na} + U_K$）/S_{Na}が，水利尿の状態を知るのに利用される理由です。

一般的に浸透圧の測定がすぐにできないことが多いので，C electrolyte-free waterがC_{H_2O}の代わりに使用されます。

SIADHのようにADH作用下であれば，尿素はIMCDにおいては浸透圧物質になりえず，C electrolyte-free waterをC_{H_2O}の代用することは可能であると考える。しかし，尿素が有効な浸透圧物質でないとすると，SIADHのNa補正に尿素が有効であることが説明できない。

原尿中の尿素は，髄質集合管（IMCD）において，ADH非存在下（効果減弱時），尿素過剰排泄時，尿中電解質濃度が低い時などには有効浸透圧物質となると考えられている。よって，高尿素窒素血症から多量の尿素の尿中への排泄によって水利尿をきたし，高ナトリウム血症となることがある。このような病態を呈している時にC_{H_2O}を計算すると，$U_{osm} > S_{osm}$より，C_{H_2O}は負となり，水を再吸収しているようにみえ，病態に合わない。しかし，このような時は尿中電解質濃度が低いことが多いので，$U_{Na} + U_K < S_{Na}$，C electrolyte-free waterは正となり，自由水を排泄している状態を

示す。つまり，CH_2O が負，C electrolyte-free water が正であり，尿中尿素の排泄が多い時には，尿素による浸透圧利尿（水利尿）が生じていると診断できる。

- Uosm（＞300mOsm/kg）＞Sosm
- 非電解質：尿浸透圧＞600mOsm/kg
- CH_2O：負，C electrolyte-free water：正
- 尿中窒素濃度＞1500mg/dL

であれば，尿素による水利尿状態を示唆するという意見がある。

そこで，多尿，利尿がみられた時に，CH_2O ↓ と C electrolyte-free water ↑ であれば，尿素による水利尿と診断できる可能性があるのではないかと考える。SIADHの時に，尿素を投与して尿素による水利尿が生じれば，尿中 Una + UK 濃度は低下するはずである。よって，C electrolyte-free water = V {1 − (UNa + UK) / SNa} は増加する。一方，尿の浸透圧は増加するので，CH_2O = V − Cosm = V × (1 − Uosm/Sosm) は減少する。このように，C electrolyte-free water ↑，CH_2O ↓ となれば，尿素による SIADH の治療は奏功するであろうと判断できるはずである。

▶ 文 献

1) Reddi AS：Fluid, Electrolyte and Acid-Base Disorders: Clinical Evaluation and Management. 2nd ed. Springer, 2017.
2) Reilly RF, et al：Instant Access Acid-Base, Fluids, and Electrolytes. McGraw-Hill Education, 2007.
3) Kamel KS, et al：Fluid, Electrolyte and Acid-Base Physiology: A Problem-Based Approach. 5th ed. Elsevier, 2016.
4) Distenhreft JIQ, et al：The role of urea-induced osmotic diuresis and hypernatremia in a critically ill patient: case report and literature review. J Bras Nefrol. 2019 Apr 25. pii: S0101-28002019005015101. doi: 10.1590/2175-8239-JBN-2018-0226. [PMID: 31063175]

1章 水・電解質異常の臨床　4 各論（水代謝異常）

Q10

多尿の鑑別を教えてください

多尿（polyuria）は，一般的に尿量が3L/日を超える病態を指します。多尿は，高ナトリウム血症の最も重要な成因の1つです。この病態は，水利尿（water diuresis）状態と，浸透圧性利尿（solute/osmotic diuresis）に分類されます（図）。

水利尿は，尿の濃縮力が正常のもの（例；心因性多飲症，低ナトリウム血症を呈する）と，尿の濃縮力が障害されているもの（尿崩症）に分けられます。尿崩症は，水利尿により，主に体内の水（Na代謝は正常）を喪失し，高ナトリウム血症をきたします。

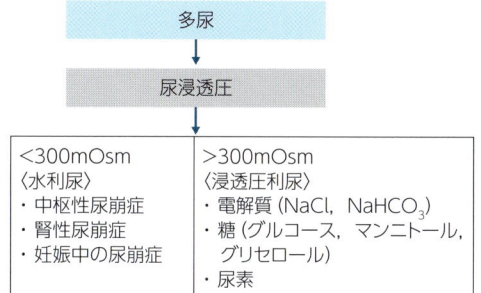

図　多尿の診断的アプローチ

浸透圧性利尿（solute diuresis）は，1日浸透圧排泄が1000〜1200mOsmを超えると言われている。ここでは水利尿の定義を300mOsm/kg未満としているが，150mOsm/kg未満という考えもある。

(文献1より作成)

一方，浸透圧利尿は，体内への過剰な浸透圧物質の負荷や，過剰な浸透圧物質の尿中への排泄（高尿素窒素血症を伴う急性腎障害の回復期等）によって多尿状態となります。浸透圧物質が排泄される時に水も同時に尿中へ排泄されるので，体内の水含量が減少し，最終的に高ナトリウム血症をきたすと考えられています。

　また，一般的に，多尿時は多飲（polydipsia）を引き起こします。よって，多尿からの多飲なのか，多飲からの多尿なのかも鑑別する必要があります（例：心因性多飲症は多飲からの多尿）。

▶ 文　献

1) Reddi AS：Fluid, Electrolyte and Acid-Base Disorders: Clinical Evaluation and Management. 2nd ed. Springer, 2017.
2) Preston RA：Acid-Base, Fluids, and Electrolytes Made Ridiculously Simple. 3rd ed. Medmaster, 2017.

1章 水・電解質異常の臨床 — 4 各論（水代謝異常）

Q11

多尿をきたす病態での尿量の決定因子について教えてください

腎尿細管〔抗利尿ホルモン（ADH）感受性遠位ネフロン，集合管〕にADHの作用がない水利尿状態の時の尿量は，**図1**に示すように，｛糸球体濾過量（GFR）−近位ネフロンでの再吸収量｝，つまりdistal delivery of filtrateとなります〔一部，髄質の集合管でのADH非依存性の水の再吸収（residual water permeability：RWP）〜5L/日がある〕。

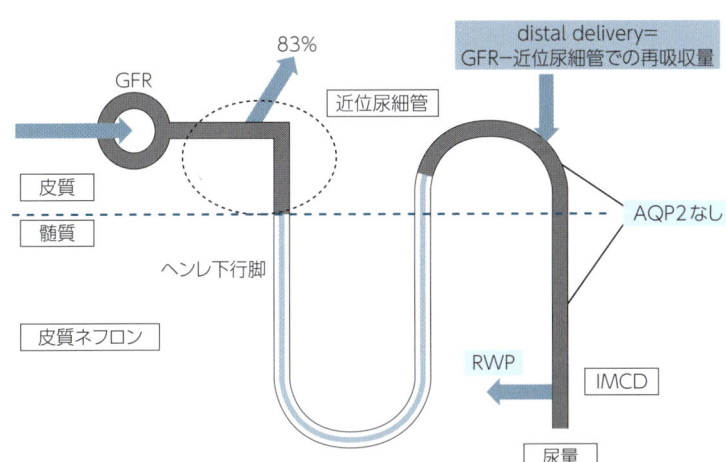

図1　ADHが作用していない時の水利尿時の尿量決定因子
図は皮質ネフロンを代表している。傍髄質ネフロンは，ヘンレ下行脚にもAQP1が発現していて原尿中の水の再吸収がある。ADHの作用のない水利尿時は，distal deliveryが尿量を決める。　　　　　　　　　　　　　　　　　　　　　　　（文献1より作成）

よって，ADHの作用がない水利尿状態の時は，利尿がつき有効循環血漿が減少すると近位ネフロンでの再吸収が増加し，次第に尿量が減少すると考えられています。十分な水摂取が可能で有効循環血漿量が減少しない状態を仮定すると，尿は理論上10〜15mL/分（GFRの10〜15％）排泄され，1日尿量は20L近くになると考えられています。

一方，尿中への過剰な浸透圧物質の排泄による浸透圧利尿時は，ADH感受性遠位ネフロンへのADHの作用が存在しています。よって，図2に示すように，髄質集合管（IMCD）管腔側には水チャネルアクアポリン2（AQP2）がADH依存性に発現しているので，浸透圧利尿時の尿量決定因子は，同部位における管腔内と髄質との有効浸透圧格差であると言われています。浸透圧ではなく，有効浸透圧格差である理由は，髄質集合管はADH依存性に機能する尿素トランスポーターが存在しているので，管腔内の尿素が再吸収され，管腔内と髄質間の尿素の濃度勾配が存在しなくなるからであると考えられています。よって，この病態では，有効浸透圧格差を形成する（Na，K，Cl等の電解質，場合によってはグルコース等の糖類）の排泄量が尿量を決定します。しかし，尿中へ尿素が大量に排泄される時（タンパク質過剰摂取時，高尿素窒素血症を呈していた急性腎障害の回復時の）は，髄質集合管において尿素が十分再吸収されず，浸透圧物質として作用するので尿量が増加します。ま

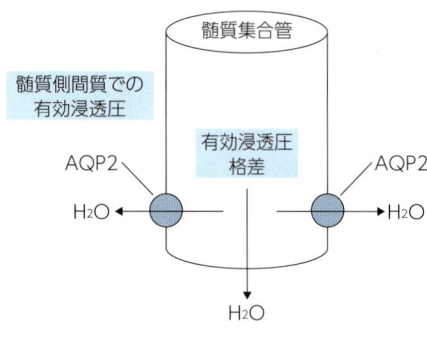

図2 浸透圧利尿時の尿量の決定因子

髄質集合管にADHが作用しており，原尿中の水が管腔側のAQP2を介して再吸収される。原尿がIMCDにまで達すると尿素が再吸収され，有効浸透圧格差に応じて水が再吸収される。

（文献1より作成）

た，髄質集合管における原尿の電解質濃度が低い時も，尿素が浸透圧物質として作用すると言われています。

以上に記した尿量の決定因子の考え方は，近年，うっ血性心不全や肝硬変等の浮腫性疾患で，ADHのV_2受容体阻害薬（トルバプタン）を使用時の尿量の増加の推測に有用であると筆者は考えます（トルバプタンで利尿がつくためには，十分なdistal delivery of filtrateが必要）。

▶ 文　献

1) Kamel KS, et al:Fluid, Electrolyte and Acid-Base Physiology: A Problem-Based Approach. 5th ed. Elsevier, 2016.

Q12 尿崩症について教えてください

　尿崩症は，腎における抗利尿ホルモン（ADH）の作用障害により尿の濃縮力が減弱して多尿をきたす病態を指します。

　尿崩症には，下垂体後葉からのADH分泌障害による中枢性（central）の尿崩症（diabetes insipidus：DI）と腎尿細管におけるADHの作用不全である腎性尿崩症（nephrogenic DI）の2つの病態に大別されます。

　特殊な病態として，妊娠の末期に生じるgestational DIと呼ばれる病態があります。胎盤で合成される体内のADHを分解するバソプレシナーゼと呼ばれる酵素により，尿崩症が発生すると言われています。よって，分娩により胎盤が体外に排泄されると病態は改善します。この病態の診断には，バソプレシナーゼで分解されるADH製剤（ピトレシン）では多尿は改善せず，バソプレシナーゼで分解されないデスモプレシン（DDAVP）で病態が改善することで診断が可能です。

　中枢性尿崩症と腎性尿崩症（その他の多尿をきたす疾患も含む）の鑑別は，水分制限試験や高張食塩水負荷にて血清浸透圧上昇させた後や，体外からADHを投与した後の尿の浸透圧の変化をみることで行います（**表**）。負荷試験の詳細については，成書を参照してください。

表 尿崩症の鑑別

		水制限試験後の尿の浸透圧 (mOsm/kg)	ADH投与後の尿浸透圧上昇 (%)	反応
正常		1000〜1137	0〜9	水制限後にADH分泌が最大となるため，外因性ADHへの反応性はない
中枢性尿崩症	complete central DI	155〜181	50〜500	ADHが増加しないため，外因性のADHの効果が大きい
	partial central DI	404〜472	15〜50	水利尿によりADHの上昇が一部起こり，外因性のADHの反応が乏しい
nephrogenic DI		124	0〜42	外因性のADHの反応が乏しい
心因性多飲		685〜791	0〜6	髄質の浸透圧勾配が水により希釈・流出するため，ADH反応性がない

飲水制限試験後の尿の浸透圧の変化を示す (mOsm/kg)。その後，ADHを投与した時の尿の浸透圧上昇の程度 (%) を示す。nephrogenic DIでは，血清浸透圧が上昇して血中のADHが増加しても，尿の浸透圧の上昇 (血清浸透圧を超える) がみられない。飲水制限によりADHが増加する病態 〔正常，partial central DI，nephrogenic DI，心因性多飲 (psychogenic polydipsia)〕 は，すでに腎尿細管のV₂受容体にADHが結合している状態であるので，外因性のADHの効果が乏しい。心因性多飲は髄質の浸透圧勾配が水により希釈・流出しており，外因性ADHによる尿の浸透圧上昇が減弱している。

(文献1より作成)

▶ 文 献

1) Reddi AS : Fluid, Electrolyte and Acid-Base Disorders: Clinical Evaluation and Management. 2nd ed. Springer, 2017.
2) Preston RA : Acid-Base, Fluids, and Electrolytes Made Ridiculously Simple. 3rd ed. Medmaster, 2017.

1章 水・電解質異常の臨床 — 4 各論（水代謝異常）

Q13

中枢性尿崩症について教えてください

A　中枢性尿崩症は，視床下部，下垂体後葉のADHの合成・分泌の障害によって生じます。その障害の程度によって，completeと，partialに分けられ，成因により先天性と後天性に分けられます。completeは，血中のADHがほぼ存在しておらず，尿の浸透圧が，＜100mOsm/kgを呈することが多いとされています。正常状態では，ADHを含む下垂体後葉は，頭部MRI T1強調画像にて高信号を呈することが知られていますが，本病態はその高信号が消失することが特徴的とされています。

　後天的な中枢性尿崩症は，外傷後，術後，腫瘍，肉芽腫，中枢神経感染症等の病態に併発することが多いと言われています。脳腫瘍術後などの視床下部の広範な障害でない限り，口渇感は保たれていると考えられています。また，中枢性尿崩症の患者は，通常，氷や冷水を好むとされ，多飲により多尿を来す心因性多飲症と異なり，夜間尿を認めることが多いと言われています。

　同病態に副腎不全を併発していると（腎臓でのADHの水利尿作用に副腎皮質ホルモンが必要等）多尿をきたさず，副腎皮質ホルモンの補充にて（副腎皮質ホルモンは視床下部でのADH合成を抑制する）尿崩症が顕性化することがあり注意が必要です（masked DI）。

　中枢性尿崩症の治療には合成ADH製剤（DDAVP）が用いられます。DDAVPには，経鼻スプレータイプと，経口製剤があります。一般的に，

夜間尿や水過剰による低ナトリウム血症を防ぐために，眠前に最低限投与量（5〜10μg経鼻，0.1〜0.2mg経口）が使用されます。

DDAVPの副作用として，投与不全による水利尿からの高ナトリウム血症もありますが，水過剰による低ナトリウム血症も注意すべきとされています。DDAVP投与下で重篤な低ナトリウム血症を起こした場合，同薬を中止すると水利尿をきたし急速に血清Na濃度が上昇するので，中止せず高張食塩水にて緩徐に血清Naの補正を行うべきであるという意見があります。

▶ 文　献

1) Reddi AS:Fluid, Electrolyte and Acid-Base Disorders: Clinical Evaluation and Management. 2nd ed. Springer, 2017.
2) Preston RA:Acid-Base, Fluids, and Electrolytes Made Ridiculously Simple. 3rd ed. Medmaster, 2017.
3) Achinger SG, et al:Desmopressin acetate (DDAVP)-associated hyponatremia and brain damage: a case series. Nephrol Dial Transplant. 2014;29(12):2310-2315. [PMID: 25107337]

1章 水・電解質異常の臨床 ― ④ 各論（水代謝異常）

Q14

腎性尿崩症について教えてください

　腎性尿崩症（nephrogenic diabetes insipidus）は，血中に十分なADHが存在するのに腎尿細管（主に集合管）がADH作用に抵抗性を示し，腎臓の尿の濃縮力障害から水利尿（主に）をきたす病態です。その発症機序から，口渇感は正常であり，尿の浸透圧は最大濃縮時でも＜300mOsm/kgを呈します。

　腎性尿崩症は，先天的な異常と後天的な腎尿細管障害によるものがあります。先天的腎性尿崩症は，集合管に発現しているX-linked遺伝のバソプレシン2受容体遺伝子異常（90％を占める）と，常染色体優性・劣勢遺伝のアクアポリン2遺伝子異常によるものが代表的です。

　後天的腎性尿崩症は，慢性腎臓病による間質・尿細管障害，低カリウム血症，高カルシウム血症，リチウム等の薬剤によるものが知られています。これらの後天的なものは，尿細管障害からアクアポリン2機能障害が生じ，尿の濃縮障害をきたしていると考えられています。

　腎性尿崩症の治療に関して，水の喪失を防ぐために確実な水分摂取が必要であることは当然ですが，サイアザイド系利尿薬や非ステロイド性抗炎症薬（NSAID）が使用されることがあります。サイアザイド系利尿薬は，その利尿作用により，細胞外液量の減少から近位尿細管での再吸収が増加し尿量の減少を期待して投与されると言われています。一方，NSAIDは，そのGFRの低下作用や腎髄質の血流低下からの髄質の浸透

圧上昇が尿量を減少させると考えられています。

▶ 文　献

1) Reddi AS：Fluid, Electrolyte and Acid-Base Disorders: Clinical Evaluation and Management. 2nd ed. Springer, 2017.

Q15 リチウム製剤が腎性尿崩症を起こす機構について教えてください

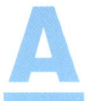

　リチウム製剤は，双極性障害への有効な薬剤として広く使われています（欧米では人口の0.5％が服用している）。しかしながら，内服例の40％近くが腎性尿崩症をきたすと言われています。

　リチウム製剤による尿の濃縮力の減少は内服開始後8週程度で出現するとされており，さらに長期（10年以上）の服用で，一部の患者においては慢性腎臓病の発症に関連していると言われています（**表**）。

　リチウムは腎臓においてほぼNaと同じ動態をとると言われており，糸球体で濾過されたNaと同様に腎尿細管で再吸収されますが，血管内へ移行する経路が限られていると言われています（**図**）。よって，再吸収されたリチウムが細胞内に蓄積し尿細管障害を引き起こすと考えられています。

　特に，集合管の主細胞において，リチウムはNaと同じく尿細管管腔側の上皮性Naチャネル（ENaC）を介して再吸収されます（ENaCにおいてリチウムはNaより透過性が高い）。実験動物において，リチウムは集合管管腔側のアクアポリン2（AQP2）の発現を抑制することが知られており，このリチウムの集合管主細胞への作用が腎性尿崩症の発症機序であると考えられています。実際に，ENaCを管腔側から阻害するアミロライドの投与により，リチウムによる尿の濃縮障害が改善することが知られています。

表 リチウムの腎毒性

結　果	セグメント	作用機序
腎性尿崩症	遠位尿細管および集合管	AQP2の発現制御および主細胞の障害により水の再吸収が低下
細胞リモデリング（主細胞に対して介在細胞の増加）	遠位尿細管および集合管	リチウムが主細胞に取り込まれ，細胞周期を止め，主細胞が障害される
間質性線維症	腎全体	不明（Wntシグナル伝達経路が持続的に活性化されるため）
尿細管萎縮	近位尿細管	不明だが，腎疾患における間質性線維症との関連がある（間質性線維症尿細管萎縮）
尿細管拡張	集合管	不明
小嚢胞	遠位尿細管，集合管	不明
糸球体硬化症	糸球体	不明（腎障害の進行による）

上ほど発症が早い。　　　　　　　　　　　　　　　　　　　　　　　　（文献1より作成）

　リチウムが集合管主細胞に作用してAQP2の発現を抑制する機序の詳細はいまだ不明ですが，リチウムが抗利尿ホルモン（ADH）の細胞内シグナルに重要なcAMPの代謝，集合管の水輸送に関与しているプロスタグランジン2（PGE2）の代謝，集合管の機能に関与しているグリコーゲン合成酵素キナーゼ3（glycogen synthase kinase type 3 beta）を介した細胞内シグナル経路等を変更させることが，その機序として考えられています。

　このようなリチウムの作用機序から，集合管でのリチウムの再吸収を抑制する目的でサイアザイド系利尿薬（体液量減少から近位尿細管でのリチウム再吸収亢進）とアミロライド（集合管でのリチウム再吸収抑制）の併用が，リチウムによる腎性尿崩症の治療と予防に用いられます。

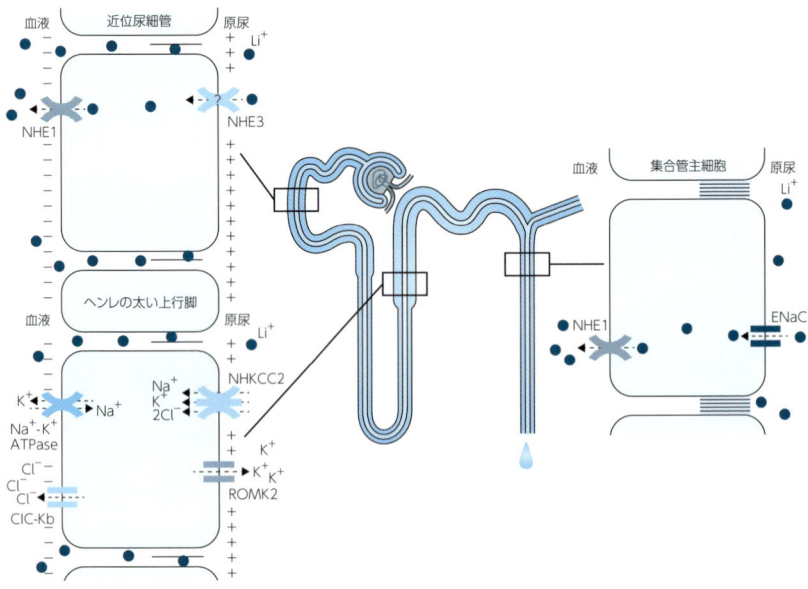

図　リチウムの腎臓における再吸収

近位尿細管，ヘンレ上行脚は，細胞間隙を介しての再吸収経路が存在するが，集合管において，リチウムは細胞間隙を透過しない。

（文献1より作成）

▶文　献

1) Alsady M, et al：Lithium in the Kidney: Friend and Foe?. J Am Soc Nephrol. 2016；27(6)：1587-1595. [PMID: 26577775]
2) Brown D, et al：The cell biology of vasopressin action. Brenner and Rector's The Kidney. 10th ed. Elsevier, 2016.

Q16 低ナトリウム血症の臨床的分類とはどのようなものですか?

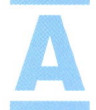

低ナトリウム血症は臨床的に下記のように分類されることが多いです。

1. 血清Na濃度における分類

血清Na濃度に応じて,低ナトリウム血症の重症度を,**表1**のように分類することが一般的です。特に,profound(125mEq/L未満)は,重篤な低ナトリウム血症として中枢神経由来の症状が出現しやすく,慢性的な低ナトリウム血症をきたす要因の上に,さらなる発症因子が併発して急速に低ナトリウム血症が進行している場合もあり,注意が必要です。

2. 発症の早さによる分類

低ナトリウム血症の発症の早さによって,**表2**のように分類されます。これは,低ナトリウム血症に対する中枢神経組織の代償機構が,発症後48時間で完成することに起因しています。代償機構が完成する前の急性低ナトリウム血症(**表3**)は,重篤(severe)な低ナトリウム血症

表1 低ナトリウム血症の重症度

mild	130〜135mEq/L
moderate	125〜129mEq/L
profound	125mEq/L未満

表2 低ナトリウム血症の発症の速さによる分類

急性	発症48時間以内
慢性	発症48時間以上(発症過程時間が不明時も含む)

表3 急性低ナトリウム血症の要因

- 医原性
    ADH上昇に伴う低張液輸液,グリシン灌流液の使用(経尿道的前立腺切除術,子宮手術),大腸内視鏡検査の前処置
- サイアザイド系薬の服用
- 多飲
- MDMA(エクスタシー,モーリー)の使用
- 運動誘発
- 多因子(サイアザイド系薬の使用および多飲など)

入院中などは,疼痛,悪心,嘔吐や薬剤等でADHの分泌・作用が亢進している病態が多く,その状態に自由水の多い低張輸液輸液を行うと,急性低ナトリウム血症が発症することがある。米国では,パーティー等でMDMAを摂取しながら過剰な飲水を行い,急性低ナトリウム血症を呈する症例が多いようである。　　　　　　　　　　　　　　　　　(文献1より作成)

の症状を呈することが多く,注意すべきであるとされています。

　一方,代償機構が完成した後の慢性低ナトリウム血症は,症状は比較的穏やかとされていますが,その成因の改善が困難で難治性であり,かつ急速な低Na補正は浸透圧性脱髄脳症(osmotic demyelination syndrome)を発症することがあると言われています。

3. 発症要因・体液量の状態による分類

　低ナトリウム血症の発症要因・体液量の状態によって分類する考え方もあります(図)。低ナトリウム血症の診断アルゴリズムにも使われる方法で,低ナトリウム血症を体液量(細胞外液量)の状態に応じて,①hypovolemic hyponatremia,②hypervolemic hyponatremia,③euvolemic hyponatremiaに分類します。この分類は,症例の体液量が正確に把握できれば,診断・治療に有用な分類ですが,一般的に,体液量の分類,特に①hypovolemic hyponatremiaと③euvolemic hyponatremiaの分

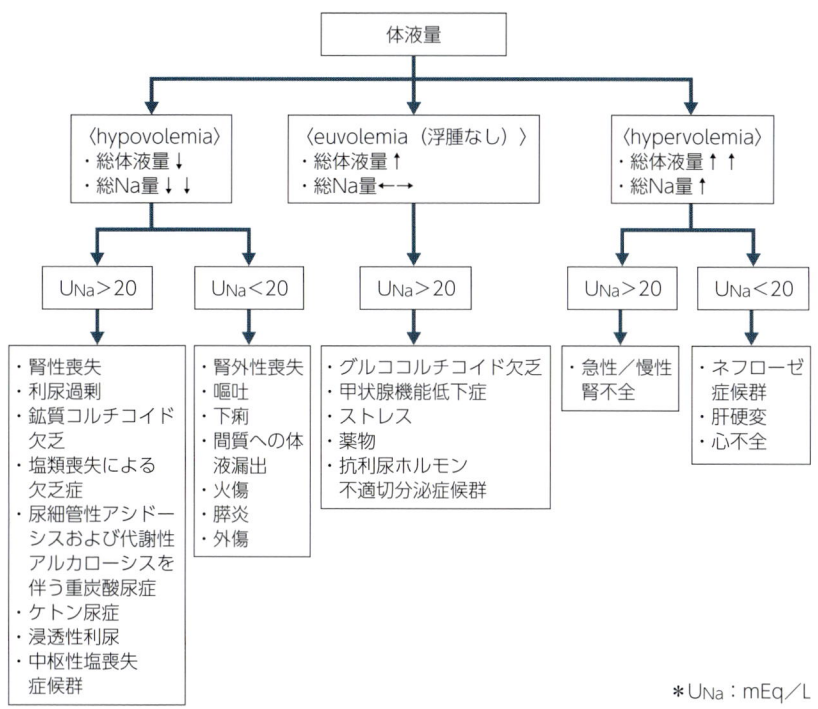

図 体液量の状態に応じた低ナトリウム血症の分類

hypovolemic hyponatremiaは細胞外液量低下による糸球体濾過量の低下やADHの分泌（適切な分泌）により，hypervolemic hyponatremiaはいわゆる浮腫性疾患で，有効循環血漿量の低下等からの糸球体濾過量の低下やADHの分泌により，euvolemic hyponatremiaは不適切なADH分泌・作用の亢進により，低ナトリウム血症を生じる病態である．しかし，実臨床では複数の要因が関与することが多く，この図のように明確に分類できないことが多い．（文献1より作成）

類等に苦慮することが多く（「コイントスのようなもの」という意見もある），筆者はこの分類に固執せず，治療経過等をみて判断するようにしています．

▶ 文 献

1) Mount DB: Chapter 49: Fluid and Electrolyte Disturbances. Harrison's Principles of Internal Medicine. 20th ed, 2018.

Q17

低ナトリウム血症の成因について，診療に役立つ簡潔な考え方はありませんか？

A　低ナトリウム血症（低張性のもの）が発症・維持されるためには，腎臓からの自由水排泄障害，自由水摂取の継続，の2つの成因が必要であると考えられています。

腎臓から適切に自由水が排泄されるには，①適切な糸球体濾過量（GFR），②自由水を産生するヘンレ上行脚と遠位尿細管（尿細管希釈セグメント）が適切に機能していること，③集合管に抗利尿ホルモン（ADH）が作用していないこと，の3つの条件が必要とされています（図1）。

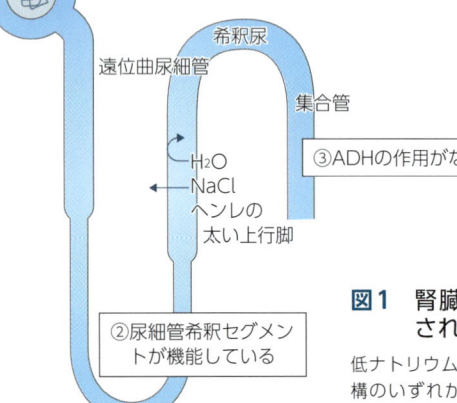

図1　腎臓から適切に自由水が排泄される機構

低ナトリウム血症の症例では，これら3つの機構のいずれかが（複数のこともある）障害されている。

よって，腎臓からの自由水の排泄が障害されるためには，これら3つの要因のうちいずれか（複数も可）が異常をきたしている必要があります。

たとえば，細胞外液量減少や，心不全，肝硬変等の浮腫性疾患は，有効循環血漿量に減少による①のGFRの低下，近位尿細管での再吸収増加による②の希釈セグメントの機能障害，③ADHの分泌・作用亢進による腎臓からの水排泄障害に，自由水の摂取によって低ナトリウム血症が発症・維持されると考えられます。

この考え方に基づくと，低ナトリウム血症に遭遇した時，まず自由水の摂取や投与を中止し，さらなる低ナトリウム血症の悪化を防ぎながら，腎臓からの自由水が排泄される3つの要因の有無を検討し，その改善を図るという診療の方針が立てやすくなると言えます（図2）。

また，低ナトリウム血症を認めなくても，上記①〜③のいずれかの

確認

①低浸透圧性低ナトリウム血症
②自由水の過剰摂取の有無（飲水，補液量等）
③腎臓から適切な水利尿が起こっているか？
　　　適切な水利尿の状態（自由水過剰）
　　　ADHが作用していない場合の尿の浸透圧　　<100〜200mOsm/kg
　　　不適切な水利尿不全　　　　　　　　　　　>100〜200mOsm/kg

↓

水利尿不全の病態の鑑別

①GFR低下，希釈セグメントの機能不全，有効循環血漿量の低下
　　　腎機能低下（血清Cr，BUN上昇）
　　　近位尿細管でのNa再吸収増加（Na avidity）
　　　血清尿酸値，血清P上昇
　　　FEuA，FEP，尿中Na濃度，FENa低下[*1]
②希釈セグメントの機能不全
　　　サイアザイド系利尿薬，ループ利尿薬（頻度低）
③ADHの分泌・作用亢進
　　　適切なADH分泌：有効循環血漿量の低下
　　　不適切なADH分泌：有効循環血漿量の低下なし
　　　近位尿細管のNa再吸収の低下[*2]
　　　血清尿酸値の低下（<4mg/dL）[*2]
　　　FEuA増加[*2]

図2　成因に基づいた低ナトリウム血症の診断過程

＊1：腎機能正常時
＊2：SIAD/SIADHの成因参照

障害がある場合は，過剰な自由水の摂取・投与があれば，低ナトリウム血症を発症する可能性があると考え，その予防に努めるべきであるという考え方は臨床上有用であると考えます。

▶文　献

1) Preston RA：Acid-Base, Fluids, and Electrolytes Made Ridiculously Simple. 3rd ed. Medmaster, 2017.

1章 水・電解質異常の臨床 — ④ 各論（水代謝異常）

Q18

偽性低ナトリウム血症について教えてください

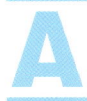

　血液検査にて低ナトリウム血症に遭遇した時に，血清浸透圧が低下している真の低ナトリウム血症と，血清浸透圧が低下していない偽性低ナトリウム血症（false hyponatremia）とを鑑別する必要があります。

　偽性低ナトリウム血症には，①細胞外液中にグルコース*やマンニトール等の浸透圧物質が増加し，細胞内から水が浸透圧格差に準じて移行し血清Na濃度の低下がみられるもの（factitious hyponatremia）と，②体内で水代謝等の異常はないが，Naの測定方法によりNaの測定値が低下するもの（pseudohyponatremia），という2つのタイプがあります。

　①のタイプは，血清浸透圧の測定（上昇している）や病歴，血漿グルコースの測定で鑑別できます。

　②のタイプは，中央検査室等で，血清Na値の測定の際に検体を希釈するために生じると考えられています〔イオン電極法（間接法）〕。検体の希釈後，血清中の水の含量を93％と想定して一律補正します。よって，高タンパク質血症や脂質異常症の状態では，血清あたりのNaが溶解している水相の部分が減少し検体中のNa含量が低下しており，検体の希釈後の一律な補正によりNaの測定値は低下すると考えられています。一方，血液ガスの機械やベッドサイドでの簡易測定器は検体を希釈しないため，このタイプの偽性低ナトリウム血症は生じないとされています。

よって，偽性低ナトリウム血症（false hyponatremia）の除外には，血清浸透圧の測定が有用であるとされています．特に，前述した病態時は（①糖尿病，マンニトールやグリシンの投与時，アルコール中毒等，②高タンパク質血症，脂質異常症等），偽性低ナトリウム血症の可能性を常に考え，対応すべきです．

＊：血中グルコース濃度が100mg/dL上昇するたびに，血清Na濃度は約2mEq/L低下する．

1章 水・電解質異常の臨床 ― ④各論（水代謝異常）

Q19

低ナトリウム血症の症状を教えてください

低ナトリウム血症は，細胞内外の浸透圧格差により細胞内へ水を移行させ，細胞内容積に増加をきたします。中枢神経組織（脳）は頭蓋骨に囲まれており，細胞内容積の増加への感受性が高く，低ナトリウム血症の症状は，まず神経（中枢神経）症状，すなわち脳浮腫によるものから出現すると言われています*（**表**）。

表 低ナトリウム血症による症状

急性	慢性
悪心・嘔吐	悪心
頭痛	疲労
発作	歩行・注意力低下
昏睡	転倒，骨折
死	
呼吸停止	
非心原性肺水腫	

（文献1より作成）

＊：中枢神経組織において水チャネル（アクアポリン4）を発現しているのは，主にグリア細胞であると考えられている。

低ナトリウム血症に対する脳組織の対応（急性期）（**図**）は，まず増加した組織内の水を，脳脊髄液を介して体循環系に逃します（hyperacute reaction）。さらに，細胞内の主なイオン（Na，K，Cl等）を細胞外に流出させ，細胞内外の浸透圧格差を減少させて細胞内への水の流入を低下させます（acute adaptation）。このように急性の対応が破綻すると脳浮腫が生じ，頭痛，悪心，嘔吐から，より重症になると，痙攣，脳ヘルニ

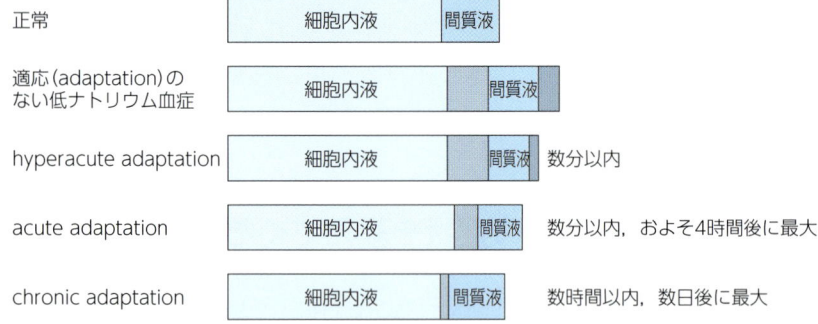

図 低ナトリウム血症に対する脳組織の対応　　　　　　　　（文献1より作成）

ア，昏睡，死に至ります。さらに，呼吸中枢の障害からの呼吸不全や神経原性肺水腫（neurogenic pulmonary edema）が発症することもあります。

さらに低ナトリウム血症が持続すると，細胞内のorganic osmolyte（クレアチニン，ベタイン，ミオイノシトール，タウリン，グルタミン酸等）が細胞外に水と伴に移行することより，脳細胞内容積が正常に近い状態まで復すると考えられています（chronic adaptation）。このchronic adaptationは，低ナトリウム血症発症後48時間以内に完成すると考えられており，臨床的に低ナトリウム血症発症48時間以内は"急性"，48時間以降は"慢性"と分類する根拠とされています。

低ナトリウム血症に対するchronic adaptationは，特に血清Na濃度＜125mEq/Lの重篤なものにおいては完全に脳を保護するものではなく，頭痛，悪心，嘔吐，意識障害（confusion），痙攣等の症状が出現することがあると言われています。さらに，以前は慢性無症候性低ナトリウム血症と呼ばれていた軽度の慢性低ナトリウム血症においても，歩行障害からの転倒（細胞外へ流失したorganic osmolyteの中に神経伝達物質に関与するものがあることによる神経機能障害と考えられている）や，骨代謝異常による骨塩減少をきたすことが判明し，無症候性低ナト

リウム血症は存在せず，できる限り低ナトリウム血症の補正を行うべきであるという考えが主となりつつあります。

▶ 文 献

1) Gankam Kengne F, et al:Hyponatremia and the Brain. Kidney Int Rep. 2017;3(1):24-35. [PMID: 29340311]

1章 水・電解質異常の臨床 — 4 各論（水代謝異常）

Q20

自由水過剰摂取による低ナトリウム血症の病態を教えてください

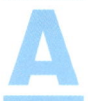

　低ナトリウム血症の発症・維持には，腎臓からの自由水排泄が障害される低ナトリウム血症のリスクの上に，自由水の過剰な摂取が必要であるとされています。低ナトリウム血症は腎臓からの水の排泄障害が主因となっていることが一般的です。

　しかし，腎臓からの自由水排泄が障害されることよりも自由水の過剰摂取が主体となって重篤な低ナトリウム血症が生じることがあります。

　自由水が過剰となり，抗利尿ホルモン（ADH）の作用がない状態では，尿は50〜100mOsm/kgまで希釈されます。一般的な尿中への浸透圧排泄量は，1日あたり600〜900mOsm/kg程度とされており，正常な状態でも短期間に10数Lの自由水を摂取すれば，急性の重篤な低ナトリウム血症（＜125mEq/L）を発症し，致命的な障害をきたしえます（水大飲み大会での死亡例）。

　臨床の現場でしばしば遭遇する自由水の過剰摂取による低ナトリウム血症は，精神疾患の患者によくみられる心因性多飲症です。精神疾患関連の心因性多飲症による低ナトリウム血症は，自由水の過剰摂取（口渇感の亢進と言われている）のみならず，内服している抗精神病薬がADHの不適切な分泌を起こし，尿の希釈障害が併発していることが多く（低ナトリウム血症にもかかわらず尿の浸透圧が200〜300mOm/kg程度と希釈不全を呈することが多い），数Lの自由水の摂取でも重篤な

低ナトリウム血症を発症することがあります。

また，beer drinker hyponatremiaやtea and toast hyponatremiaと呼ばれる，タンパク質やNaClの摂取量減少による尿中浸透圧物質排泄量の低下する病態においても，数Lの自由水の摂取により重篤な低ナトリウム血症が発症する可能性があります。

自由水の過剰摂取による低ナトリウム血症の場合は，尿の希釈障害・腎臓からの自由水排泄障害がなければ腎臓にADHが作用していない状態となり，尿の浸透圧は理論上100mOsm/kg未満の水利尿状態を呈すると考えられています（水利尿状態を200mOsm/kg未満とする意見もある）。よって，この病態の診断・治療には尿の浸透圧の変化の経過を追うことが必須となります。

自由水の過剰摂取による低ナトリウム血症はその発症機序から急性発症のことが多く，自由水の摂取を制限すれば自然に血清Na値は上昇するはずです。しかし，症例によっては，慢性的な腎臓からの自由水排泄が障害される低ナトリウム血症のリスクが併発していることがあり，病態に則した対応が必要です。

▶文　献

1) Preston RA：Acid-Base, Fluids, and Electrolytes Made Ridiculously Simple. 3rd ed. Medmaster, 2017.

1章 水・電解質異常の臨床 — ④ 各論（水代謝異常）

Q21

beer drinker hyponatremia, tea and toast hyponatremiaと呼ばれる低ナトリウム血症の病態を教えてください

A

　Beer drinker hyponatremia（beer potomania）はアルコール多飲者，tea and toast hyponatremiaは摂食不良の高齢者に多い病態で，ともに食事等で摂取される浸透圧物質（主にタンパク質とNaCl）の減少による尿中浸透圧物質排泄量低下に伴う水利尿不全の病態であると考えられています（low solute intake）。

　両病態は，ビール，トーストなどの炭水化物を中心とした比較的少量のカロリー摂取により，体タンパク質の崩壊が抑制されていることも尿中浸透圧排泄量が減少する一因であると言われています。

　食事摂取量が正常である成人の1日尿中浸透圧排泄量は600〜900mOsm/kgあり，もし仮に，最大限に尿が希釈できる状態（ADHの分泌がない）であれば，尿は50〜100mOsm/kgまで希釈されるので，理論上，自由水は1日約6〜9L程度の排泄が可能となります。

　しかし，1日の尿中浸透圧排泄量が300mOsm/kgまで低下すると，最大尿希釈時でも，1日自由水として3L程度しか腎臓から排泄できなくなります。このような病態に尿の希釈力が低下する病態〔腎障害や薬剤（サイアザイド系利尿薬や鎮痛薬等）〕が併発すれば，さらに少ない自由水の摂取量でも低ナトリウム血症を発症しうると考えられます。

　Beer drinker hyponatremia, tea and toast hyponatremiaは，1日尿中浸透圧排泄量の減少を証明することで診断可能です。さらに，本病

態の治療は食事摂取量（主にタンパク質とNaCl）を増加させることであり，尿中への浸透圧物質の排泄量の増加とともに水利尿がつき，低ナトリウム血症が改善します（当然，自由水の摂取制限も必要）。

しかし，食事摂取量を増加させることで急激な水利尿がつき，急速に低ナトリウム血症が改善し，浸透圧性脳症（osmotic demyelination syndrome：ODS）を発症する可能性があり，注意すべきであると言われています。両病態はODSのリスク（アルコール多飲，低栄養，低カリウム血症等）が合併することが多く，この点からもODSに対する注意が必要です。

▶ 文 献

1) Preston RA：Acid-Base, Fluids, and Electrolytes Made Ridiculously Simple. 3rd ed. Medmaster, 2017.

1章 水・電解質異常の臨床 — ④ 各論（水代謝異常）

Q22

hypervolemic hyponatremiaとは
どのような病態ですか？

A

　Hypervolemic hyponatremiaは，細胞外液量は増加しているものの，①有効循環血漿量が低下，もしくは②腎機能の低下により，腎臓からの水利尿不全の病態に自由水の過剰摂取が加わって低ナトリウム血症が顕性化する病態です．この病態は，体内Na含量増加というNa代謝異常が主因です．

　①の病態は，うっ血性心不全，肝硬変，ネフローゼの一部の浮腫性疾患にみられるもので，有効循環血漿量の低下による糸球体濾過量（GFR）の低下，近位尿細管でのNaCl再吸収の増加（sodium avidity）による腎（希釈セグメント）の機能低下，抗利尿ホルモン（ADH）分泌亢進等の要因により，水利尿不全をきたすと考えられています．

　②の病態は，主に腎障害からのGFRの低下により水利尿不全をきたすと言われています．

　①の病態では，腎臓がsodium avidityの状態により尿中Na排泄が減少し，検査上，尿中Na濃度やFENaの低下を認めることが多いです．

　本病態は，主因であるNa代謝異常の上に，さらなる神経液性因子（交感神経系，レニン-アンジオテンシン-アルドステロン系，ADH等）の活性化や腎障害からの水代謝異常を合併していると考えられ，予後不良の徴候の1つであると言われています．また，本病態はNa代謝異常と水代謝異常の両方を是正する必要があり，難治性の電解質異常の1つで

あると考えます。

▶ 文　献

1) Mount DB:Chapter 49: Fluid and Electrolyte Disturbances. Harrison's Principles of Internal Medicine. 20th ed, 2018.

1章 水・電解質異常の臨床 — 4 各論（水代謝異常）

Q23

hypovolemic hyponatremia とは
どのような病態ですか？

　Hypovolemic hyponatremiaは，細胞外液量・有効循環血漿量がともに減少し，糸球体濾過量（GFR）の減少や抗利尿ホルモン（ADH）の分泌増加（適切なADH分泌）からの水利尿不全の病態に自由水の過剰摂取が加わり，低ナトリウム血症が顕性化する病態です。よって，この病態は細胞外液中Na含量の減少という，Na代謝異常が主因です。

　腎臓からのNaCl排泄が増加する病態を除き，腎臓は細胞外液Na含量の減少というNa代謝異常に反応して，尿中Na排泄の減少（尿中Na濃度＜20mEq/L，FENaの低下）がみられます。

　本病態の主因から考え，治療は，細胞外液中のNa含量を増加させるために主に0.9％NaCl液を投与します。細胞外液投与時に注意すべきこととして，細胞外液量の減少が補正されるとともに，GFRの増加/ADH分泌の減少により水利尿がつき，急速な血清Na濃度の上昇をきたす可能性があるということです。よって，治療中は時間尿量の経過を追い，100mL/時を超えたら，水利尿がついていないか尿化学検査を行うべきであるとされています。

▶ 文　献

1) Spasovski G, et al:Clinical practice guideline on diagnosis and treatment of hyponatraemia. Nephrol Dial Transplant. 2014;29 Suppl 2:i1-i39. [PMID: 24569496]

➡欧州の低ナトリウム血症ガイドライン

2) Mount DB:Chapter 49: Fluid and Electrolyte Disturbances. Harrison's Principles of Internal Medicine. 20th ed, 2018.

Q24 高齢者に低ナトリウム血症が多いと聞きましたが，その特徴を教えてください

高齢者は，若年者と比較して低ナトリウム血症発症のリスクが高いことが知られています（図）。高齢者に低ナトリウム血症が多い理由として，下記の要因が考えられています。

① 筋肉量の低下から細胞内容量が減少しており，種々の電解質異常をきたしやすい。
② サイアザイド系利尿薬やNSAID等，低ナトリウム血症の発症に寄与する薬剤を内服している割合が多い。また，薬剤の投与数・

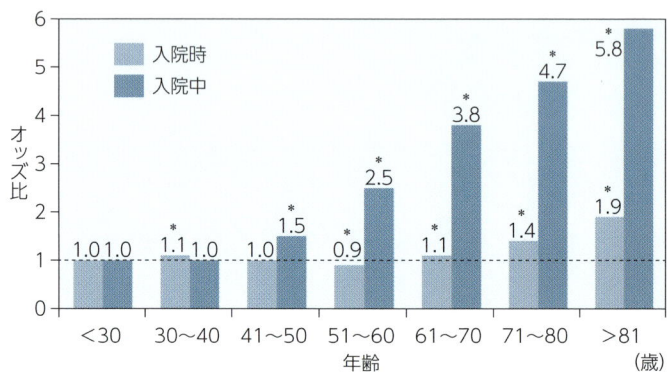

図　年齢ごとの低ナトリウム血症発症リスク
高齢になると低ナトリウム血症発症のリスクが増加する。　　　（文献1より引用）

種類（各々の薬剤で低ナトリウム血症への明確な関与が認めなくても）が増加すると，低ナトリウム血症のリスクが増すという報告もある。
③うっ血性心不全，慢性腎臓病等の水利尿不全を呈する病態を有することが多い。
④悪性疾患等の抗利尿ホルモン不適切分泌症候群（SIADH）に関連している病態を有していることが多い。また，薬剤性のSIADHも多い。
⑤摂食量の低下から尿中浸透圧物質の排泄が減少し，水利尿不全・水過剰による低ナトリウム血症を起こしやすい（いわゆるtea and toast hyponatremia）。

　これらの要因以外に，高齢者の低ナトリウム血症に中枢性の副腎不全が高頻度にみられるという意見もあります。さらに，高齢者では上述した要因が複数関与して低ナトリウム血症が発症していると考えられています。
　高齢者の低ナトリウム血症は，SIADH類似の病態をとることが多いと言われていますが，実際の臨床の現場において，精査してもその成因が不明であることがしばしば経験されます。
　今まで低ナトリウム血症の症状とされていた中枢神経症状がなくても，高次機能障害，歩行障害，骨塩減少からの骨折のリスクの増加，入院時の予後の悪化等に慢性低ナトリウム血症が関与していると言われており，できるかぎり補正すべきである（現状では補正困難なことが多い）と考えられています。

▶ 文　献

1) Berl T：An elderly patient with chronic hyponatremia. Clin J Am Soc Nephrol. 2013；8(3)：469-475. [PMID: 23037983]
2) Filippoatos TD, et al：Hyponatremia in the elderly：challenges and solutions. Clin Interv Aging. 2017；12：1957-1965. [PMID: 29180859]

3) Grattagliano I, et al:Hyponatremia associated with long-term medication use in the elderly: an analysis in general practice. J Prim Health Care. 2018;10(2):167-173. [PMID: 30068472]

1章 水・電解質異常の臨床 ― ④ 各論（水代謝異常）

Q25

抗利尿ホルモン不適切分泌症候群（SIADH）について教えてください

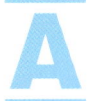

　SIAD（syndrome of inappropriate antidiuresis）/抗利尿ホルモン不適切分泌症候群（SIADH）は，臨床的に体液量の増減を認めない低ナトリウム血症（euvolemic hyponatremia）の最も頻度の高い病態と言われています。SIAD/SIADHの診断基準（**表1**）に示すように，euvolemic hyponatremiaをきたす病態として，重度の甲状腺機能低下症や中枢性の副腎機能低下症が知られています。

　本病態は，臨床的には体液量の増減を認めないものと定義されていますが，実際は抗利尿ホルモン（ADH）の作用による水（集合管での水の再吸収の増加）やNaCl（ヘンレ上行脚のNKCC2の活性化）の貯留から，臨床的に感知不能な程度に体液量が増加をしていると考えられていま

表1　SIADHの診断基準

- 細胞外液の有効浸透圧濃度の低下（Posm＜275mOsm／kg）
- 血漿浸透圧に比し，不適切な高尿浸透圧（Uosm＞100mOsm／kg 腎機能正常時）
- 臨床的に体液量の増減を認めない
- 尿中Na排泄増加（＞20～30mmol／L）（塩・水摂取量が正常な時）
- 低ナトリウム血症をきたす他の病因がない〔重度の甲状腺機能低下症，中枢性副腎機能低下症（グルココルチコイド欠乏）〕
- 腎機能正常かつ利尿薬使用なし（特にサイアザイド系利尿薬）

Posm：血漿浸透圧，Uosm：尿浸透圧　　　　　　　　　　　　　　　　（文献1より作成）

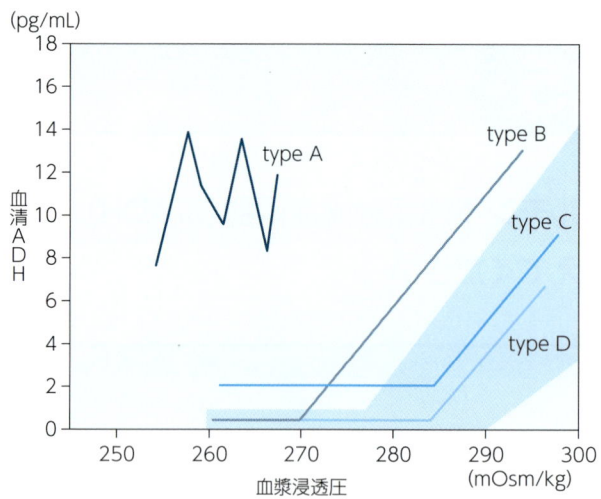

図　SIAD/SIADHにおけるADHの代表的な分泌パターン

type A：SIAD/SIADHで最も多いパターン（40〜70％）で，血清浸透圧に関係なくADHが分泌される．肺癌等の腫瘍に伴うSIADHに多い．
type B：ADHの分泌刺激が低浸透圧側にシフトしているが，それ以外の反応は正常にパターンで，"reset osmostat" と呼ばれ，SIAD/SIADHの20〜40％を占めるとされている．
type C：稀なパターンであるが，低浸透圧でのADHの分泌が抑制されないもの．
type D：さらに稀なパターンで，ADHの分泌に異常がみられず，ADHがなくても腎臓がADHのV_2受容体作用を有している "nephrogenic SIAD" 呼ばれる病態，もしくはADHと異なる抗利尿作用を有する物質の影響を受けるもの．　（文献3より引用）

す．体液量の増加により，尿中へのNaの排泄増加（＞20〜30mEq/L）や，近位尿細管でのNa再吸収の低下による低尿酸血症（＜4mg/dL），尿酸の尿中排泄の増加をきたすと言われています（SIAD/SIADHの尿中Na排泄増加や低尿酸血症は近位尿細管へのADHのV_1作用によるという意見がある）．SIAD/SIADHは，ADHの分泌・作用が不適切に亢進している病態であると言われていますが，図のような異常のパターンがあるとされています．また，SIAD/SIADHの原因として，悪性疾患，呼吸器疾患，中枢神経系疾患，薬剤によるものの頻度が臨床的に高いと言われています（**表2**）．SIAD/SIADHをきたす原因から鑑みて，慢性的な低ナトリウム血症を呈するものが多いと言われています（**表3**）．

表2 SIAD/SIADHの原因

悪性疾患	癌腫，肺（小細胞肺癌，中皮腫），中咽頭，消化管（胃，十二指腸，膵臓），泌尿生殖器（尿管，膀胱，前立腺，子宮内膜），内分泌胸腺腫，リンパ腫，肉腫（Ewing肉腫）
肺疾患	感染症，細菌性肺炎，ウイルス性肺炎，結核，アスペルギルス，喘息，嚢胞性線維症，陽圧呼吸に伴う呼吸不全
中枢神経障害	感染症，脳炎，髄膜炎，脳腫瘍，ロッキー山紅斑熱，AIDS，大量出血（硬膜下血腫，くも膜下出血，脳血管障害，脳腫瘍，頭部外傷，水頭症，海綿静脈洞血栓症），その他（多発性硬化症，Guillain-Barré症候群，Shy-Drager症候群，振戦せん妄，急性間欠性ポルフィリン症）
薬剤性	ADHの放出活性または作用亢進薬，クロルプロパミド，選択的セロトニン再取り込み阻害薬（SSRI），三環系抗うつ薬，クロフィブラート，カルバマゼピン，ビンクリスチン，ニコチン，麻薬，抗精神病薬，イホスファミド，MDMA（いわゆるエクスタシー） ADHアナログ，デスモプレシン，オキシトシン，バソプレシン
その他	遺伝（バソプレシンV_2受容体の機能獲得変異），特発性，一時性，持久力運動，全身麻酔，嘔気，疼痛，ストレス

（文献2より作成）

　このようなSIAD/SIADHをきたす病態（表2）が存在すると，ADHの作用により腎臓からの水利尿障害をきたしており，この上に自由水の過剰な摂取が加わることで低ナトリウム血症が顕在化すると考えられています。また，SIAD/SIADHをきたす慢性的な病態（低ナトリウム血症のリスク）の上に，多量の自由水の摂取，経口摂取減少による体液量の減少（hypovolemic hyponatremiaの病態が併発する），悪心・疼痛等のADH分泌をきたす病態等が生じると，急速にさらなる血清Na濃度の低下（＜125mEq/Lになりうる）がみられることがあり，注意すべきであるとされています。よって，表2に示すような低ナトリウム血症を起こしうる病態（リスク）を把握しておくことは，低ナトリウム血症の発症の予防に役立つと考えられています。

表3 SIAD/SIADHの病態の持続期間と慢性化のリスク

SIADHの病因	病態の持続期間	慢性化リスク
異所性バソプレシン産生腫瘍（小細胞肺癌，頭頸部癌）	不定	高 ↑
長期に投与が必要な薬剤（カルバマゼピン，SSRI）	薬剤使用中	
脳腫瘍	不定	
特発性（老人性）	不定	
くも膜下出血	1〜4週間	
脳梗塞	1〜2週間	
脳内炎症	治療への反応による	中
呼吸不全（慢性閉塞性肺疾患）	治療への反応による	
HIV感染	治療への反応による	↑
外傷性脳損傷	2〜7日から不定	
薬物誘発性	薬剤使用中	
肺炎	2〜5日	
嘔気，疼痛，持久力運動	原因による	
術後の低ナトリウム血症	術後2〜3日	低

(文献1より作成)

▶ 文 献

1) Verbalis JG, et al：Diagnosis, evaluation, and treatment of hyponatremia: expert panel recommendations. Am J Med. 2013；126(10 Suppl 1)：S1-42. [PMID: 24074529]
　　➡米国の低ナトリウム血症ガイドライン
2) Mount DB：Chapter 49: Fluid and Electrolyte Disturbances. Harrison's Principles of Internal Medicine. 20th ed, 2018.
3) Hannon MJ, et al：The syndrome of inappropriate antidiuretic hormone: prevalence, causes and consequences. Eur J Endocrinol. 2010；162 Suppl 1:S5-12. [PMID: 20164214]

1章 水・電解質異常の臨床　4 各論（水代謝異常）

Q26

内分泌性疾患に伴う低ナトリウム血症について教えてください

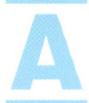

抗利尿ホルモン不適切分泌症候群（SIADH）の分類基準に「甲状腺機能低下症や副腎皮質機能低下症を否定する」ことが含まれているように，内分泌疾患に伴う低ナトリウム血症として，教科書的には甲状腺機能低下症と副腎皮質機能低下症がよく知られています。

甲状腺機能低下症が低ナトリウム血症をきたす機序〔糸球体濾過量（GFR）の低下，有効循環血漿量の低下，抗利尿ホルモン（ADH）の機能亢進等の機序が提唱されている〕の詳細は不明であり，最近は重度の甲状腺機能低下症の状態でない限り，甲状腺機能低下症単独で低ナトリウム血症を起こさないという考えが主流になりつつあります。よって，低ナトリウム血症に甲状腺刺激ホルモン（TSH）が上昇を認めた時に，単純に低ナトリウム血症の原因が甲状腺機能低下症によるものと判断すべきでないとされています（副腎皮質機能低下をきたす副腎皮質刺激ホルモン（ACTH）単独欠損症において軽度のTSHの上昇をきたすことがある。このような症例に甲状腺ホルモンのみを補充すると，副腎皮質ホルモンの代謝が亢進し，さらなる副腎皮質機能の低下が進行することがある）。

一方，副腎皮質ホルモンは，視床下部においてADHの分泌抑制や腎尿細管の水排泄に必要であり，副腎機能低下症による低ナトリウム血症は臨床の現場においてしばしば遭遇する病態です。

視床下部や下垂体障害による中枢性副腎機能低下症は，アルドステロンの分泌が障害されておらず，副腎皮質ホルモン欠乏による不適切なADHの分泌による低ナトリウム血症（有効循環血漿量の低下を伴わない）を認めることが多いと言われています。一方，副腎皮質の障害による一次性副腎皮質機能低下は，副腎皮質ホルモンのみならずアルドステロン欠乏による腎性のNa喪失をきたし，有効循環血漿量の減少による糸球体濾過量の低下や適切なADH分泌による低ナトリウム血症（高カリウム血症も）が生じやすいと言われています。よって，低ナトリウム血症（特に高齢者の場合）をみた場合，中枢性副腎機能低下症の存在を疑い，ACTH負荷試験等のACTH〜副腎皮質ホルモン系の評価が必要となります。

　副腎皮質機能低下症の治療は，原則として副腎皮質ホルモンの補充ですが，特に中枢性副腎機能低下症の場合，副腎皮質ホルモンの投与によりADHの分泌が抑制され，急速な水利尿から短時間に過剰な血清Na濃度の上昇をきたすことがあり，注意が必要です。

▶ 文　献

1) Preston RA：Acid-Base, Fluids, and Electrolytes Made Ridiculously Simple. 3rd ed. Medmaster, 2017.

1章 水・電解質異常の臨床 — ④ 各論（水代謝異常）

Q27

コペプチンについて教えてください

血清浸透圧の異常（高ナトリウム血症や低ナトリウム血症）の成因の鑑別に血清ADHの測定を行うことは，血中濃度が低いこと，血中半減期の短さ（約13分程度），確立した測定法がないこと等より，一般的に行われていないのが現状です。

ADHは，そのプロホルモンが酵素的プロセッシングを受け，ADHのみならずニューロフィジンやコペプチン（C-terminal pro-arginine-vasopressinとも呼ばれる）が作成され血中に分泌されます（図）。コペプチンは血中で安定して存在し，その測定も容易なことから，血中へのADH分泌のマーカーとして血清浸透圧の異常（高ナトリウム血症や低ナトリウム血症）の成因の鑑別に有用ではないかと考えられています。

SIADH等の低ナトリウム血症の成因に診断に対する血中コペプチンの測定の有用性に関しては，いまだ確定した見解は得られていません。しかし，多尿を呈する病態において，高張食塩水負荷時の血中コペプチン濃度の測定が，中枢性の尿崩症と多飲症との鑑別に有用であったという結果が報告され，注目されています。

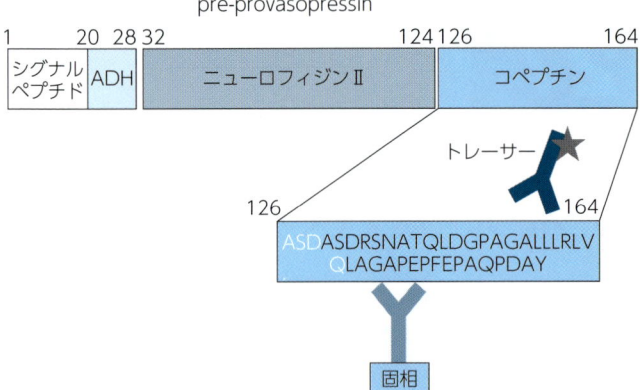

図 コペプチンの形成過程

pre-provasopressinがプロセッシングを受け，ADH，ニューロフィジンⅡ，コペプチンとなり血中に放出される。数値はアミノ酸を示す（コペプチンは1文字表記）。コペプチンのアッセイの原理も示されている。　　　（文献1より作成）

▶文　献

1) Morgenthaler NG, et al：Assay for the measurement of copeptin, a stable peptide derived from the precursor of vasopressin. Clin Chem. 2006；52(1)：112-119. [PMID: 16269513]
2) Baldrighi M, et al：Copeptin in hyponatremia: is there a role for this biomarker in the diagnostic workup?. Endocrine. 2018；60(3)：384-385. [PMID: 29497972]
3) Fenske W, et al：A Copeptin-Based Approach in the Diagnosis of Diabetes Insipidus. N Engl J Med. 2018；379(5)：428-439. [PMID: 30067922]

1章 水・電解質異常の臨床 — ④ 各論（水代謝異常）

Q28

薬剤性の低ナトリウム血症について教えてください

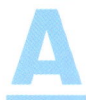

　近年，複数の疾患を有する高齢者の増加等により，複数の薬剤を処方されている患者が増え，薬剤との関連が示唆される低ナトリウム血症にしばしば遭遇します。

　薬剤関連の低ナトリウム血症は，その成因には大きく分けて以下の2つのタイプがあると筆者は考えています（**表1・2**）。

①薬剤により，糸球体濾過量（GFR）の低下や腎ネフロン希釈セグメントの機能が低下するもの
②抗利尿ホルモン（ADH）の分泌・作用（不適切な）を亢進させるもの

　①のタイプの薬剤は，サイアザイド系利尿薬等の利尿薬が代表的な薬剤であり，同薬は希釈セグメントの抑制やGFRの低下による水利尿不全から低ナトリウム血症をきたします。また，ACE阻害薬やアンジオテンシンⅡ受容体拮抗薬（ARB）はGFRの低下をきたすことから，低ナトリウム血症をきたすことがある（利尿薬との併用等で）と考えられています。

　②のタイプの薬剤は，カルバマゼピン等の抗てんかん薬や抗癌剤が有名です。また，セロトニンはADHの分泌を増加させるとされており，抗うつ薬の選択的セロトニン再取り込み阻害薬（SSRI），セロトニン・

表1 低ナトリウム血症をきたす薬剤（主なもの）

①	Naおよび水の恒常性維持に影響を及ぼす薬剤	利尿薬	サイアザイド系，インダパミド，アミロライド，ループ利尿薬
②	水の恒常性維持に影響を及ぼす薬剤（ADHの視床下部産生を増加させる薬剤）	抗うつ薬	三環系抗うつ薬（アミトリプチリン，プロトリプチリン，デシプラミン）
			SSRI
			モノアミン酸化酵素阻害薬
		抗精神病薬	フェノチアジン系（チオリダジン，トリフルオペラジン）
			ブチロフェノン系（ハロペリドール）
		抗てんかん薬	カルバマゼピン，オクスカルバゼピン，バルプロ酸ナトリウム
		抗癌剤	ビンカアルカロイド（ビンクリスチン，ビンブラスチン），プラチナ系製剤（シスプラチン，カルボプラチン），アルキル化薬（シクロホスファミド静注，メルファラン，イホスファミド），その他（メトトレキサート，インターフェロンα・γ，レバミゾール，ペントスタチン，モノクローナル抗体），鎮静剤
	ADH作用亢進	抗てんかん薬	カルバマゼピン，ラモトリギン
		糖尿病薬	クロルプロパミド，トルブタミド
		抗癌剤	アルキル化薬（シクロホスファミド静注）
		NSAIDs	—
	reset osmostat	抗うつ薬	ベンラファキシン
		抗てんかん薬	カルバマゼピン

①のタイプ：利尿薬は，体液量の減少，希釈セグメントの障害により水利尿不全をきたす
②のタイプ：ADHの分泌亢進，ADH作用亢進，reset osmostatをきたす，SIAD/SIADHの病態をきたす

（文献1より作成）

　ノルアドレナリン再取り込み阻害薬（SNRI），オピオイド系鎮痛薬トラマドール等の脳内セロトニンを賦活させる薬剤は，低ナトリウム血症の発症に注意すべきであるとされています。中枢性副腎機能低下症をきたしうるオピオイド系鎮痛薬もADH分泌を増やす疼痛下に投与されるこ

とから，このタイプの低ナトリウム血症をきたす可能性があると考えられています。

また，非ステロイド性抗炎症薬（NSAID）は，GFRの低下やADHの作用を増強する（腎髄質の血流低下から髄質の浸透圧が上昇すると考えられている）といった，タイプ①と②の両方の機序で低ナトリウム血症を引き起こすと考えられています。

表2　低ナトリウム血症をきたす薬剤（稀なもの）

降圧薬
アンジオテンシン変換酵素阻害薬
アムロジピン
クロニジン
メチルドパ
イムノグロブリン（静注）
MDMA（エクスタシー）
抗菌薬
ST合剤，シプロフロキサシン，アジスロマイシン，セフォペラゾン／スルバクタム，リファブチン
抗不整脈薬
アミオダロン，ロルカイニド，プロパフェノン
テオフィリン
グリピジド
未分画ヘパリン
PPI
ブロモクリプチン
レボドパ／カルビドパ
トラマドール
プラミペキソール
シブトラミン
テルリプレシン
デュロキセチン
フルオレセイン蛍光眼底造影
ブプロピオン
ニコチンパッチ
コルヒチン
タクロリムス
ヒドロキシ尿素

今後，このリストの薬剤が増える可能性が高い。高齢者に投与されることが多い薬剤（プロトンポンプ阻害薬等）は，特に疫学検討において，高齢者に低ナトリウム血症をきたしやすいことから，交絡により低ナトリウム血症をきたすとされる可能性がある。

（文献2より作成）

さらに，単剤では薬理学的に低ナトリウム血症を起こす可能性が低いと考えられているベンゾジアゼピンや抗不整脈薬等は，サイアザイド系利尿薬やACE阻害薬，ARBとの併用で低ナトリウム血症の頻度や重症度が増すという報告もあります。

薬剤性の低ナトリウム血症（特にADH亢進タイプである②）は，薬剤に中止により急激な水利尿から血清Naの急速な上昇をきたすことがあり，注意すべきです。

▶ 文 献

1) Liamis G, et al：A review of drug-induced hyponatremia. Am J Kidney Dis. 2008；52(1)：144-153. [PMID 18468754]
➡薬剤と低ナトリウム血症に関する総説。薬剤による低ナトリウム血症の発生機序，低ナトリウム血症をきたしうる薬剤がコモンなもの，稀なものという分類で記載されている

2) Liamis G, et al：In Reply to 'Drug-Induced Hyponatremia Adding to the List' and 'Tramadol-Induced Hyponatremia'. Am J Kid Dis. 2008；52(5)：1027.
➡上記の総説発表後，letter to authorに答えて，低ナトリウム血症をきたしうる薬剤の一覧を改変した

3) Liamis G, et al：Electrolyte disorders in community subjects: prevalence and risk factors. Am J Med. 2013；126(3)：256-263. [PMID: 23332973]
➡低ナトリウム血症のリスクをオランダの住民レベルで検討した報告。症例報告等では，ほとんど報告例がないベンゾジアゼピン系薬剤が低ナトリウム血症に関与していること，ベンゾジアゼピン系薬剤とサイアザイド系利尿薬を併用すると，より高度な低ナトリウム血症が発症することが報告されている。教科書的に，ベンゾジアゼピン系薬剤が低ナトリウム血症を起こしうるとは記載されていないことがあり，注意すべきである

4) Grattagliano I, et al：Hyponatremia associated with long-term medication use in the elderly: an analysis in general practice. J Prim Health Care. 2018；10(2)：167-173. [PMID: 30068472]
➡高齢者で多数の薬剤を内服していると低ナトリウム血症のリスクが増し，また，抗不整脈薬やPPIの低ナトリウム血症への関与を示唆している

Q29 運動誘発性低ナトリウム血症について教えてください

運動時の水分補給に関して，1980年頃に，"no water doctrine"から"zero dehydration doctrine"へ変遷した経緯があったと言われています。この水分補給の理論に変遷に応じて，マラソン大会などで運動時の熱中症関連疾患（exercise related heat illness：ERHI），運動誘発性低ナトリウム血症（exercise-associated hyponatremia：EAH）が新たに出現するようになってきました。

当初は，発汗による塩分喪失がその主要因とされていましたが（そうであれば低ナトリウム血症より高ナトリウム血症になるはず）が，その後の検討により，運動によるIL-6などのサイトカインの分泌亢進や痛みなどのストレスにより，抗利尿ホルモン（ADH）が不適切に分泌される水利尿不全の状態に水分を過剰に摂取することにより低ナトリウム血症が発症することが主要因であると現在は考えられています（図）。

EAHは，運動中という短期間に急激に低ナトリウム血症が発症するので，脳浮腫や非心源性肺水腫等の重篤な症状を起こしうるために注意が必要です。米国では，毎年EAHと思われるERHIでの死亡例が報道されています。ボストンマラソンのような大規模なマラソン大会などの場合，体調の悪化をきたした参加者は水分摂取不良による高ナトリウム血症を呈することがほとんどですが，一部の参加者に水分過剰摂取と水利尿不全による低ナトリウム血症を呈する場合があることが知られて

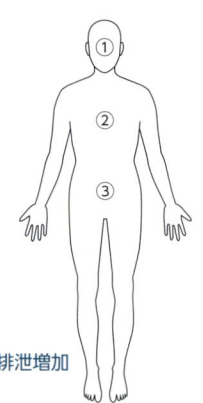

①飲料中のNaClにより
・腸管内の浸透圧センサー↑
・軽度の血清Na濃度↑
・口渇感↑↑
・飲水量↑↑

②運動により
・非浸透圧性にADH分泌↑↑

③非浸透圧性ADH刺激により
・水利尿不全

➡塩分摂取や飲水による尿中NaCl排泄増加

図　運動誘発性低ナトリウム血症の病態

運動誘発性低ナトリウム血症の発症機序は，抗利尿ホルモン（ADH）分泌による水利尿不全と水の過剰摂取である。さらに，飲料にNaClを添加しても消化管内の浸透圧センサーを刺激し，口渇感を増して水分の摂取量を増やす結果となり，低ナトリウム血症の予防にはならない。

います。しかし，両者の症状は類似していることから鑑別のために「現場での血清Naの測定が必須」であると米国のガイドラインは推奨しています。これは，EAHをより早期に発見し，脳浮腫などの脳症を3％NaCl液などの高張食塩水の投与により早期に予防・治療すべきであると考えられているからです。さらに，EAHの場合，ADH不適切分泌による水利尿不全と水分・塩分摂取による尿中へのdesalinizationのため尿の浸透圧が高い場合が多く，リンゲル液や0.9％NaCl液等の一般的な細胞外液の輸液により，さらに低ナトリウム血症が悪化する可能性も留意した提言であると思います。「マラソン大会で倒れた，脱水による熱中症だ，救急車を呼んで輸液！」という対応では，より病態を悪化させる可能性があり注意すべきです。

　EAHの予防として，普段の練習時に，運動前後の体重を測定から脱水量を推測し，口渇に応じた飲水を行い過剰な水分補給にならないようにすることや，痛み止めのために水利尿を障害する鎮痛薬の服用を避け

ること等が重要であると言われています．EAHの発症の主因が水利尿不全であることから，巷で言われているような0.1～0.2%の低張のNaCl含有飲料では，その発症が予防できない（病態生理的にも臨床的エビデンスにも無効である）のは明確であり，注意すべきです（図）（『熱中症環境保健マニュアル2018』に「予防できる」と記載があるが筆者は誤りであると考える）。

▶ 文 献

1) 杉本俊郎：アスリートにみられる水・ナトリウム代謝の変化：高温環境下の運動と水分・塩分摂取．腎と透析．2018;85(3):397-400.
2) Cohen D: The truth about sports drinks. BMJ. 2012;345:e4737. [PMID: 22810386]
3) Hew-Butler T, et al:Practical management of exercise-associated hyponatremic encephalopathy: the sodium paradox of non-osmotic vasopressin secretion. Clin J Sport Med. 2008;18(4):350-354. [PMID: 18614887]
4) Urso C, et al:Physiopathological, Epidemiological, Clinical and Therapeutic Aspects of Exercise-Associated Hyponatremia. J Clin Med. 2014;3(4):1258-1275. [PMID: 26237602]

コラム②

筆者が経験した2018年猛暑下の職業性熱関連疾患

本書を記している2018年7～8月は記録的猛暑であった．筆者の勤務している東近江総合医療センターで当直が始まる夕刻になると，猛暑外で仕事をされている方が，手足のつり・痛み，全身倦怠感等の症状で救急外来を受診することが連日恒例となっている．受診された方のほとんどは，いわゆるスポーツ飲料や水などを勤務中の8時間程度で数L（多い方で5L）摂取されていたが，採血を行うと，ほとんどの症例で血清Cr 2～3mg/dL程度の急性腎障害と血清Na 130mEq/L程度の低ナトリウム

血症を呈していた．

当初は，発汗量が多く，循環血漿量低下のよる急性腎障害とhypovolemic hyponatremiaが急激に生じたのではないかと考えていた．しかし，発汗量でのhypovolemiaが主体であれば，高ナトリウム血症を呈する症例が存在してもよいはずだが，当院の症例では皆無であった．

そこで筆者は以下のように考えた．

①連日の猛暑下の勤務で食事摂取量の減少や発汗等によるhypovolemiaが生じ，数日のスパンで腎障害が発症

②hypovolemiaによる腎障害や食欲低下からの食事量のさらなる減少

③しかし，「熱中症予防には水分摂取」といった（不正確な）スローガンや口当たりのいい水分の摂取を好むので，どんどん飲水する

④腎障害（水利尿不全状態）による上に過剰な自由水の摂取により急性低ナトリウム血症が発症し，救急外来受診

という病態が起こっている可能性はないであろうか？

この病態を予防するためには，

- 暑さ指数（wet bulb globe temperature：WBGT）に基づく作業管理の徹底
- 発汗で失われた塩分は，飲料で摂取するのではなく食事で摂取するのが原則
- 作業の前後，翌朝に体重測定を必ず行い，作業のインターバルの間で，食事摂取等で体重の減少（hypovolemia）が改善していることの確認

等が必要であると筆者は考える．

1章 水・電解質異常の臨床　4 各論（水代謝異常）

Q30

塩分喪失性腎症による低ナトリウム血症について教えてください

　塩分喪失性腎症（salt losing nephropathy）は，腎尿細管細胞の機能異常により，腎臓のNaCl再吸収機能が障害される腎障害を意味します（低カリウム血症や酸塩基平衡異常が目立つ尿細管性アシドーシス，Bartter症候群等も厳密な意味ではsalt losing nephropathyに分類される）。この疾患は尿中へのNaClの排泄が増加することから，Na代謝異常〔体内Na含量の異常（体液量減少）〕が主体であるが，臨床の現場では低ナトリウム血症の発症（体液量減少による適切なADH分泌と過剰な自由水に摂取による）で気づかれることが多く，SIAD（SIADHとほぼ同義）との鑑別が常に議論となってきた病態です。

　元来，本病態はくも膜下出血出血等の脳外科疾患に合併するとされ，cerebral salt wasting（CSW）と呼ばれていた病態ですが，近年，中枢神経疾患を有していなくても同様の病態が生じるとされ，renal salt wasting（RSW）と呼ばれるようになっています。この病態では，近位尿細管におけるNaClの再吸収障害が主因であり（詳細不明の液性因子が引き起こすとされている），近位尿細管機能が障害されることから，低尿酸血症，fractional excretion of uric acid（FEurate）/fractional excretion of phosphate（FEphosphate）の増加もみられることが特徴的とされています（表）。

　本病態をSIAD/SIADHと誤判断し，水分制限を行うと，さらなる体

表　RSWとSIAD/SIADHとの鑑別

	RSW	SIADH
細胞外液量	↓	N〜↑
UNa	N〜↑	N〜↑
レニン	±↑	±↓
アルドステロン	↑	±↓
血清尿酸値	↓〜↓	↓〜N
FEurate	↑↑	↑〜N
FEphosphate	±↑	N

N：正常
RSWは，SIAD/SIADHと異なり，低ナトリウム血症が改善しても，低尿酸血症やFEurate，FEphosphateの上昇が継続する。　　　　　（文献1より引用）

　液量の減少をきたし病態が悪化しうるので，体液量の正確な評価が診断に必要とされています（低ナトリウム血症を呈したくも膜下出血の症例で，正確に体液量と副腎機能を評価するとほとんどCSWが存在せず，主にSIAD/SIADHと副腎機能低下症であったという報告がある）。

　SIADHでもRSWでも，尿細管でのNaの再吸収を増加させる合成鉱質コルチコイド製剤が低ナトリウム血症の補正に有用とされており，筆者は頻用しています。

▶文　献

1) Maesaka JK, et al：Is it cerebral or renal salt wasting?. Kidney Int. 2009；76(9)：934-938. [PMID：19641485]
2) Hannon MJ, et al：Hyponatremia following mild/moderate subarachnoid hemorrhage is due to SIAD and glucocorticoid deficiency and not cerebral salt wasting. J Clin Endocrinol Metab. 2014；99(1)：291-298. [PMID：24248182]

1章 水・電解質異常の臨床 ― 4 各論（水代謝異常）

Q31

サイアザイド利尿薬による低ナトリウム血症について教えてください

　高血圧に関する臨床試験の結果や，わが国においてNaCl摂取量が多いこと，比較的安価であることなどから，降圧利尿薬であるサイアザイド系の使用が多くなってきています（降圧薬の合剤としてサイアザイド系利尿薬を含有する製剤が多数存在する）。このような背景のためか，わが国においてもサイアザイド系利尿薬による低ナトリウム血症に遭遇することが増えてきていると考えられています。

　同薬による低ナトリウム血症の発症率は，以前から処方が多かった欧米の報告によると，サイアザイド系利尿薬内服中の約15〜30％程度とされています。また，内服後数年経ても低ナトリウム血症が発症することも報告されています。

　サイアザイド系利尿薬による低ナトリウム血症発症のリスクとして，①高齢者，②女性（げっ歯類のメスは遠位曲尿細管のNa-Cl共輸送体の発現がオスより多いことが報告されている），③低BMI（筋肉量が少ないためか），④投与開始が暑い夏場（サイアザイドが口渇感を増すことが一部のヒトで認められている），等が報告されています。

　また，サイアザイド系利尿薬による低ナトリウム血症は，強い利尿効果による体重減少タイプと，水が過剰となっている体重増加タイプに分類できると言われています。

　体重減少タイプは，利尿薬により体液量が減少し，かつ，サイアザイ

ド系利尿薬は尿希釈セグメントである遠位尿細管の機能を抑制するもののヘンレ上行脚の機能は正常なために，腎髄質の浸透圧勾配が維持されることより尿が濃縮されて水利尿不全をきたし，低ナトリウム血症を発症すると考えられています．

一方，体重増加タイプは，サイアザイド系利尿薬を再開すると数時間で低ナトリウム血症が再発する場合があります．さらに，低尿酸血症を呈することが多く，SIADHとの相違が問題になりますが，必ずしもADHの作用亢進が伴っているわけではないことが知られています．

最近，体重増加タイプの一部において，集合管におけるプロスタグランジン(PGE2)の代謝が異なっていることから低ナトリウム血症が起こる可能性が報告されました．集合管においては，PGE2は水やNaの輸送に関与していることが確認されています．集合管の尿細管管腔側にPGE2の受容体であるEP4が発現し，水やNaの再吸収を促進します．一方，血管側にはEP2, EP3が発現し，水やNaの再吸収を抑制すると言われています．低ナトリウム血症を起こす症例の中に，PGE2を管腔側から血管側へPGE2を輸送するSLCOA1(PGT)の機能低下が生じる遺伝子多型が存在することが明らかになりました．これらの症例においては，サイアザイド系利尿薬の内服により腎内のPGE2が増加し，腎集合管管腔側のEP4刺激による水の再吸収が亢進する可能性が示されています．この検討は，体重増加型の低ナトリウム血症の原因のすべてを説明するものではありませんが，サイアザイド系利尿薬による低ナトリウム血症の発症に遺伝的リスクが存在する可能性を示唆するものとして注目されています．

サイアザイド系利尿薬による低ナトリウム血症を予防するためには，リスクとされている高齢者，女性，低BMIの患者には，サイアザイド系利尿薬の投与をできるだけ避け，夏場に処方を開始することも避けるべきです．さらに，遺伝的リスクの存在はまだわからないので，処方開始後2週間程度で再診を指示し，体重の変化や低ナトリウム血症の有無

を確認し，異常があった場合はただちにサイアザイド系利尿薬を中止すべきであると筆者は考えます。また，サイアザイド系利尿薬による低カリウム血症も低ナトリウム血症のリスクであるという意見もあり，Na以外の電解質異常にも当然注意すべきです。さらにサイアザイド内服中は，定期的にNa濃度の測定が必要です（長期投与後でも低ナトリウム血症は発症しうる）。

▶ 文 献

1) Palmer BF, et al:Renal Considerations in the Treatment of Hypertension. Am J Hypertens. 2018;31(4):394-401. [PMID: 29373638]
2) Ware JS, et al:Phenotypic and pharmacogenetic evaluation of patients with thiazide-induced hyponatremia. J Clin Invest. 2017;127(9):3367-3374. [PMID: 28783044]
3) Palmer BF, et al:Altered Prostaglandin Signaling as a Cause of Thiazide-Induced Hyponatremia. Am J Kidney Dis. 2018;71(6):769-771. [PMID: 29501264]

1章 水・電解質異常の臨床 — 4 各論（水代謝異常）

Q32

ループ利尿薬とサイアザイド系利尿薬のどちらが低ナトリウム血症を起こしやすいですか？

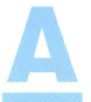

サイアザイド系利尿薬は，そのNa利尿作用がループ利尿薬と比較して弱いにもかかわらず，血清Na濃度に及ぼす影響が大きいと言われています。

ループ利尿薬は，ヘンレの太い上行脚，サイアザイド系利尿薬は遠位曲尿細管（DCT）へ主に作用します（図）。これらの尿細管セグメントは希釈セグメントであることから，この部位の機能を阻害する利尿薬は，尿の希釈能の低下から低ナトリウム血症を発症する可能性があります。

しかし，ヘンレの太い上行脚は，腎髄質においてはNaClの再吸収から髄質の浸透圧を上昇させ，（ADH存在下においては）尿の濃縮にも関与しており，ループ利尿薬は腎臓における尿の濃縮力を低下させることが多いと考えられています（低ナトリウム血症の治療にループ利尿薬が用いられる理由）。

一方，尿の濃縮への関与が乏しい皮質に存在するDCTに作用するサイアザイド系利尿薬は，体液減少からのアンジオテンシンⅡ（場合によりADHも）の作用増加により，ヘンレの太い上行脚におけるNaClの再吸収の亢進からの髄質の浸透圧勾配の上昇も引き起こすことから，尿の濃縮力は増加する方向に作用すると考えられています。

以上のように，ループ利尿薬とサイアザイド系利尿薬ともにNa利尿をきたしますが，尿の濃縮力への影響の相違から，低ナトリウム血症を

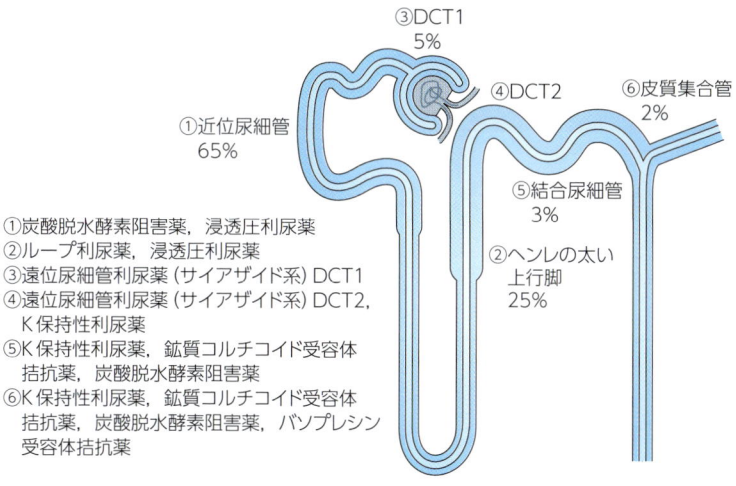

図　利尿薬の主な作用部位

ループ利尿薬は②，サイアザイド系利尿薬は主に③，④に作用する。これらのセグメントは，NaClを再吸収するが水は再吸収しないので，希釈セグメントとも呼ばれる。さらに，髄質部のヘンレの太い上行脚の機能を阻害するループ利尿薬は，尿の濃縮力（髄質の浸透圧）を低下させるが，皮質部のDCTを阻害するサイアザイド系利尿薬は尿の濃縮力（髄質の浸透圧）を低下させない。

（文献1より作成）

起こす頻度が異なると考えられています．しかし，両薬とも腎ネフロンの希釈セグメントの機能を阻害することから，腎から自由水排泄障害をきたすことより，過剰な自由水の摂取は低ナトリウム血症の発症につながる可能性があり，注意すべきです．

▶ 文　献

1) Hoorn EJ, et al : Diuretics ; chapter 51. Brenner and Rector's The Kidney. 10th ed. Elsevier, 2015.

1章 水・電解質異常の臨床 ── ④ 各論（水代謝異常）

Q33

尿閉時にみられる低ナトリウム血症の発症機序を教えてください

　前立腺肥大等による尿閉に，低ナトリウム血症が生じることをしばしば臨床の現場で遭遇します。

　尿閉に低ナトリウム血症が発症する機序として，いわゆる腎後性腎障害で，糸球体濾過量（GFR）が低下して水利尿不全をきたしたという病態以外に，ネフロン最遠位部のセグメント髄質内層集合管（IMCD）における原尿の流れの停滞による抗利尿ホルモン（ADH）非依存性の自由水再吸収（residual water permeability）の増加も関与していると考えられています（図）。

　この病態で注意すべきは，尿閉の解除により，GFRの増加や原尿の

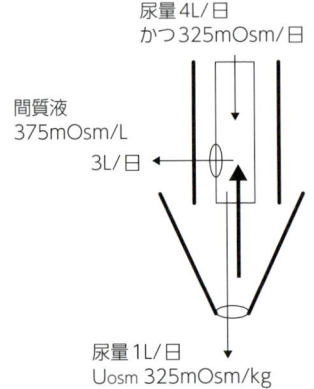

図　IMCDにおけるresidual water permeability

IMCDの水の再吸収には，髄質間質との浸透圧格差のほかに，腎盂の収縮による逆流（太矢印）が関与している。この過程はADHに依存していないと考えられている。　　（文献1より作成）

停滞が改善して急激な水利尿がつき,急速な血清Na濃度の上昇をきたしうることです。

▶文 献

1) Kamel KS, et al：The importance of distal delivery of filtrate and residual water permeability in the pathophysiology of hyponatremia. Nephrol Dial Transplant. 2012；27(3)：872-875. [PMID: 22379181]

1章 水・電解質異常の臨床 ― ④ 各論（水代謝異常）

Q34 低ナトリウム血症の治療の基本について教えてください

A 「低ナトリウム血症の対応の基本は，原因の診断と治療を同時に行うこと」と筆者は考えています。

　一般的に低ナトリウム血症は，腎臓からの水排泄が障害される病態（リスク）の上に，過剰な自由水の摂取で起こるので，まず最初に行うべき対応は，リスクの病態の解明を開始しながら，自由水の摂取（低張液の輸液等）を中心にすることです。

　さらに，低ナトリウム血症の補正の基本は下記の3つとされています。

①低ナトリウム血症の発症が急性（＜48時間），慢性（＞48時間，不明）にかかわらず，低ナトリウム血症の症状（中枢神経症状）が重篤（severe）な場合は，高張食塩水（3% NaCl液）のボーラス投与にて脳浮腫を改善（約5mEq/Lの上昇で効果あり）させること，低ナトリウム血症が急性発症（＜48時間）と明確な場合は，積極的な低ナトリウム血症の補正が可能

②慢性低ナトリウム血症（＞48時間，不明）は，その症状の重症度は低い（less severe）ことが多いが，急速な低ナトリウム血症の補正（最初の24時間＞8〜10mEq/L，最初の48時間＞18mEq/L）は，浸透圧性脱髄脳症（osmotic demyelination syndrome：ODS）の発症のリスクが増加するので注意すべき

③低ナトリウム血症の治療に対する反応は予測困難であり，頻回の血清Na濃度や尿中浸透圧等の確認を行いながら補正すべき

特に，補正中急激な水利尿がついて急速に血清Na濃度の上昇が予測できる病態（原因薬剤の中止，hypovolemic hyponatremia，副腎不全等）は，時間尿量100mLを超えた時点で尿化学検査を行い，水利尿が生じていないかを確認することが重要であると言われています。

低ナトリウム血症の補正中に過剰な血清Na濃度の上昇がみられた時は，ODSの発症を予防するために，自由水の投与を再開したり，ADHアゴニスト〔デスモプレシン（DDAVP）〕を投与したりして，血清Na濃度の上昇の抑制もしくは再度血清Na濃度を低下させることが行われつつあります（図1）。

さらに，最近，著明な低ナトリウム血症が生じた症例において，ADHアゴニスト（DDAVP）を継続投与しながら高張食塩水を投与するとい

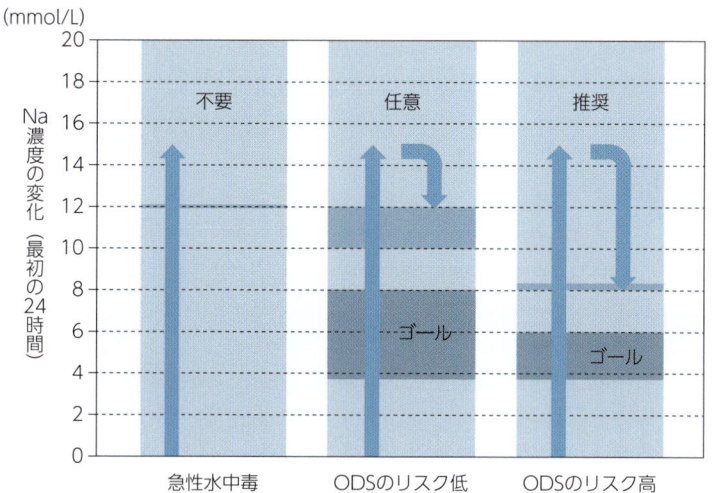

図1　過剰に血清Na濃度が補正された時への対応

米国の低ナトリウム血症のガイドラインでは，過剰に補正された時は，再度血清Na濃度の低下を図ることが推奨され，ODSのリスクに応じてその推奨のレベルを変えている。

（文献1より作成）

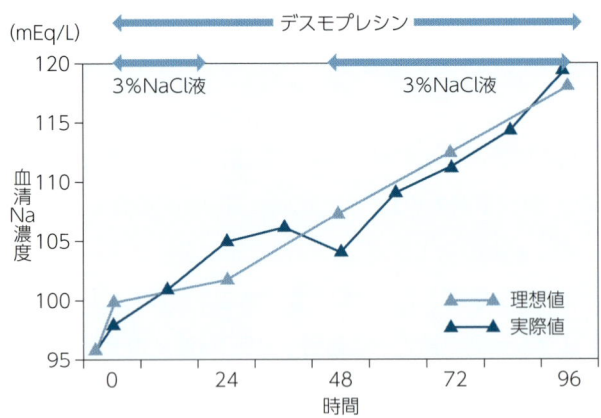

図2 重篤 (profound) な低ナトリウム血症に対して，デスモプレシン (DDAVP) の投与と3％NaCl液投与が適切な血清Na濃度の補正に有効であった1例

(文献2より作成)

う補正を行うことで，補正中の過剰な自由水の排泄を予防し，より計画的で緩徐な血清Naの上昇を図る方法の有効性・安全性を提唱している施設があります (**図2**)(この方法に関しては，有効性・安全性等についてさらなる検討が必要であると筆者は考える)。

▶ 文　献

1) Verbalis JG, et al:Diagnosis, evaluation, and treatment of hyponatremia: expert panel recommendations. Am J Med. 2013;126(10 Suppl 1):S1-42. [PMID: 24074529]
   ➡米国の低ナトリウム血症ガイドライン
2) Sood L, et al:Hypertonic saline and desmopressin: a simple strategy for safe correction of severe hyponatremia. Am J Kidney Dis. 2013;61(4): 571-578. [PMID: 23266328]
3) Preston RA:Acid-Base, Fluids, and Electrolytes Made Ridiculously Simple. 3rd ed. Medmaster, 2017.
4) Mount DB:Chapter 49: Fluid and Electrolyte Disturbances. Harrison's Principles of Internal Medicine. 20th ed, 2018.

1章 水・電解質異常の臨床 — 4 各論（水代謝異常）

Q35

低ナトリウム血症による重篤な症状への対応を教えてください

A 低ナトリウム血症による重篤な症状は，脳浮腫による中枢神経障害によるものと考えられています。脳浮腫が進行すると，脳ヘルニアや神経原性肺水腫等を起こす可能性があり，低ナトリウム血症による重篤な中枢神経症状と判断すれば，直ちに3% NaCl液等の高張食塩水のボーラス投与を行い脳浮腫の改善を図るべきであるとされています。約4～6mmol/Lの血清Na濃度の上昇で，有意な脳浮腫の改善が得られると言われています。

　低ナトリウム血症による重篤な中枢神経症状の判断に関して，代表的な低ナトリウム血症に関するガイドライン（欧州vs米国）において異なっていることが問題となっています（表）。

　欧州のガイドラインでは，頭痛，悪心，嘔吐といったコモンな症状においても，moderately severeやsevere symptoms〔重篤（嘔吐はsevere）〕と定義し，severeのみならず，moderately severe symptomsに対して3% NaCl液のボーラス投与を提言しています。一方，米国のガイドラインは，昏睡や痙攣をsevere symptoms（重篤）と定義し，3% NaCl液のボーラス投与を提言しています。米国側は，欧州の嘔吐をsevere symptomsと定義することに問題があると考えているようです。

　筆者は，「脳浮腫が悪化し，昏睡や痙攣などの重篤な症状が出現する前の比較的軽微な症状の間に，高張食塩水を投与し脳浮腫の改善を目指

表 低ナトリウム血症の診療ガイドライン(欧州 vs 米国)

	欧州のガイドライン	米国のガイドライン
対応	〈時間で判断〉 急性:＜48時間 慢性:＞48時間	〈病因で判断〉 急性:運動, MDMA, 水中毒 慢性:うっ血性心不全, 利尿薬
重症度	〈重篤〉 苦しい, 痙攣, 嘔吐, GCS＜8 〈中等度〉 悪心, 混乱, 頭痛	〈重篤〉 昏睡, 痙攣
症状を有する低ナトリウム血症への対応・治療目標	血清Na濃度5mmol/Lの上昇 ①3％NaCl液(20分以上かけて) ②Na濃度再検査＋再度150mL(ボーラス投与) ③目標値までボーラス投与を繰り返す	血清Na濃度4〜6mmol/Lの上昇 〈昏睡または痙攣〉 3％NaCl液100mL(10分以上かけてボーラス投与・3回まで) 〈重篤でない場合〉 3％NaCl液を0.5〜2mL/kg/時で持続投与
血清ナトリウム濃度が過剰に補正された時の対応	自由水の急速投与または自由水＋デスモプレシン投与	自由水＋デスモプレシン投与またはデキサメタゾン＋自由水＋デスモプレシン (デスモプレシン＋3％NaClにて自由水の排泄を制御しながら補正する)
トルバプタン 尿素	バプタン系薬剤:NG 尿素:SIADHの水分制限後	バプタン系薬剤:水分制限ができなかった場合 尿素:腎性SIADH以外はNG

重症度について, 欧州は, 重篤のみならず中等度でも高張食塩液のボーラス投与を推奨している。NG:使用を推奨しない　　　　　　　　　　　　　　　　　　　　　(文献1より作成)

すべき」といったAyrusらの意見(文献3)に同意し, 欧州ガイドラインの提唱に基づき, 現在治療を行っています。

▶文 献

1) #NephMadness 2018: Hyponatremia Region. Official Blog of the American Journal of Kidney Diseases.
[https://ajkdblog.org/2018/03/15/nephmadness-2018-hyponatremia-region/]（2018年8月23日閲覧）
2) Hoorn EJ, et al:Diagnosis and Treatment of Hyponatremia: Compilation of the Guidelines. J Am Soc Nephrol. 2017;28(5):1340-1349. [PMID: 28174217]
3) Achinger SG, et al:Treatment of Hyponatremic Encephalopathy in the Critically Ill. Crit Care Med. 2017;45(10):1762-1771. [PMID: 28704229]

1章 水・電解質異常の臨床 — 4 各論（水代謝異常）

Q36 低ナトリウム血症に対する水制限について教えてください

　低ナトリウム血症は，腎臓からの水利尿不全をきたす病態の上に，水（自由水）の摂取により発症すると考えられており，自由水摂取制限は低ナトリウム血症の治療の基本です。

　水制限は，日々の水必要量の50〜60％まで制限する必要があるとされており，一般的に食事内の水を含め1日800mL未満の摂取制限が必要とされています。尿の浸透圧（＞500mOsm/kg）が高く尿からの自由水の排泄が少ない症例は，水制限の効果が少ないとされています（表）。

　また，標準的な食事摂取下で，随時尿Na濃度とK濃度の和と血清Na濃度を比較して，

- （尿中Na＋尿中K）/血清Na＞1　　　1日500mL未満
- 0.5＜（尿中Na＋尿中K）/血清Na＜1　1日500〜700mL
- （尿中Na＋尿中K）/血清Na＜0.5　　1日1L未満

の食事外水分の摂取制限が，低ナトリウム血症の改善に必要であるという意見もあります。

　そして，一般的に尿への自由水の排泄が少ない（尿中Na＋尿中K）/血清Na＞1の状態であれば，水分制限による低ナトリウム血症の改善は乏しいとされています。反対に，尿への自由水の排泄が比較的多い

表 米国の低ナトリウム血症診療ガイドラインが示す水分制限の方法とその無効例の予測方法

一般的推奨

- 飲水による（水以外も含む）摂取量を制限する
- (24時間尿量 − 500mL) より少ない尿量になるように水分制限する
- 特に指示のない限りNaまたはタンパク質の制限をしない

水分制限で起こりうる無効例の予測方法

- 尿浸透圧が高い（＞500mOsm／kg H_2O）
- 尿中Na濃度＋尿中K濃度が血清Na濃度を超える
- 24時間尿量＜1500mL／日
- 水分制限≦1L／日・24〜48時間における血清Na濃度の上昇（＜2mmol／L／日）

（文献1より作成）

（尿中Na＋尿中K）／血清Na＜0.5の状態であれば，水制限の効果は期待できると言われています．また，フルクトースは浸透圧に関係なく抗利尿ホルモン（ADH）の分泌を刺激するとされており，フルクトースを含む飲料は避けるべきです．

▶ 文　献

1) Verbalis JG, et al：Diagnosis, evaluation, and treatment of hyponatremia: expert panel recommendations. Am J Med. 2013；126(10 Suppl 1)：S1-42. [PMID：24074529]
　➡米国の低ナトリウム血症ガイドライン
2) Sterns RH：Overview of the treatment of hyponatremia in adults. UpToDate, Jul 2018.
3) Mount DB：Chapter 49: Fluid and Electrolyte Disturbances. Harrison's Principles of Internal Medicine. 20th ed, 2018.

1章 水・電解質異常の臨床 ― 4 各論（水代謝異常）

Q37

3% NaCl液の作製法とその使い方を教えてください

　3% NaCl液は，低ナトリウム血症による脳浮腫やその補正に用いられる輸液です．3% NaCl液は高張食塩水の一種ですが，低ナトリウム血症の臨床において3%が採用されたのは，5%ブドウ糖液との誤用を避けるためであると言われています．

　本製剤は，0.9% NaCl液から120mLを抜いて，20mLの10% NaCl液を6アンプル，つまり120mLを加えることで作製できます．浸透圧の高い高張液ですが，末梢の血管から投与可能です．

　低ナトリウム血症による脳浮腫に3% NaCl液が使用されるのは，高張液の投与により脳の細胞内から水を引っ張り出して脳浮腫を改善させるためであると考えられています．その結果として，血清Na濃度が約5mEq/L程度上昇すれば，脳浮腫改善効果が出ると考えられています．よって，3% NaCL液100mL程度をボーラス投与して，低ナトリウム血症による脳浮腫を改善させることを提言しているガイドライン（専門家のコンセンサスとして）があります．

　一方，3% NaCl液を低ナトリウム血症の補正に用いる時は，体重kgあたり1mLの投与で血清Na濃度が1mEq/L上昇することを目安として投与します．

＊3% NaCl液のNa濃度は513mEq/Lであり，約0.5mEq/mLとなる．体重1kgあたりの水の量は約50%であることから0.5Lとなる．よって，体重1kgあたり

1mLの3％NaCl液の投与は，0.5mEq/0.5Lより，1mEq/Lの血清Na濃度の上昇をきたすと仮定される。この考えは，体内の水分含量の推測や補正中の尿へのNa，水の排泄を無視しており，非常にざっくりとしたものであることから，補正中は血清Na濃度の経過をみながら慎重に行うべきということが理解できよう。

▶ 文　献

1）Hoorn EJ, et al:Diagnosis and Treatment of Hyponatremia: Compilation of the Guidelines. J Am Soc Nephrol. 2017;28(5):1340-1349. [PMID: 28174217]

1章 水・電解質異常の臨床 ― ④ 各論（水代謝異常）

Q38

低ナトリウム血症の補正時に，急速な血清Na濃度の上昇に注意すべき病態を教えてください

A

　低ナトリウム血症の補正時（特に慢性的低ナトリウム血症と判断した場合）に，急速な血清Na濃度の上昇をきたすと浸透圧性脳症を発症する可能性があり，緩徐に補正すべきであると言われています（☞1章④ Q39参照）。「低ナトリウム血症の治療時に急速な血清Na値の上昇」をきたすということは，別の言葉で言い換えると「低ナトリウム血症の治療時に急激な水利尿をきたす病態」ということになります。さらにこれは，「治療により，低ナトリウム血症発症の要因である水利尿不全をきたしている病態が改善することで急激な水利尿をきたす」とも言い換えられます。この病態は，以下が挙げられます（詳細は各Qを参照）。

1. 薬剤による低ナトリウム血症

　サイアザイド系利尿薬や選択的セロトニン再取り込み阻害薬（SSRI）のように，薬剤が腎尿細管に作用して水利尿不全をきたす病態（☞1章④ Q28参照）は，薬剤の中止により急激な水利尿をきたし，急速な血清Naの上昇をきたす可能性があります。

2. 副腎不全に対するステロイド投与時

　ステロイドの投与により，抗利尿ホルモン（ADH）の分泌抑制と尿細管の水利尿不全が改善し（☞1章④ Q26参照），急激な水利尿をきたすこ

とが知られています。

3. hypovolemic hyponatremiaを細胞外液(0.9%NaCl液等)投与にて治療中

　Hypovolemic hyponatremiaは，体液量減少にてADHが分泌作用し，水利尿不全から低ナトリウム血症を発症した病態です。この病態に，細胞外液を投与し体液量減少が改善するとADHの分泌作用が消失し，急激な水利尿をきたします。よって，hypovolemic hyponatremiaを細胞外液で治療中，尿量が時間100mLを超えたら，尿の電解質・浸透圧を検査し，水利尿状態になっていないか確認すべきです(☞1章④ Q23参照)。

4. 水中毒

　水中毒症例において治療等で水の摂取が中断すると，特に水利尿不全の病態が合併していない症例では急激な水利尿をきたす可能性があります。

5. 血清Na濃度＜125mEq/Lの重篤な低ナトリウム血症例

　血清Na濃度＜125mEq/Lの重篤な低ナトリウム血症をきたす症例は，SIADH等の慢性の低ナトリウム血症をきたす病態に加えて，水利尿不全をきたす薬剤の投与(☞1章④ Q28参照)，自由水の過剰摂取，尿閉による水利尿不全(☞1章④ Q23参照)，悪心・嘔吐・疼痛等のADHの分泌がみられる病態(☞1章③ Q21参照)等が併発して，さらなる血清Na濃度の低下をきたすことが多いです。このような症例は，さらなる血清Na濃度の低下を引き起こした病態が治療により改善することで，急速な血清Naの上昇をきたすことがあり注意すべきです。

　低ナトリウム血症の補正時は，特に上述したような病態に注意しながら，血清Na濃度の補正を行い，急速な血清Naの上昇をきたさないように対応すべきです(☞1章④ Q34参照)。

1章 水・電解質異常の臨床 ― ④ 各論（水代謝異常）

Q39

浸透圧性脳症について教えてください

浸透圧性脳症（osmotic demyelination syndrome：ODS）は，低ナトリウム血症（特に慢性）に対して，急速に血清Na濃度の補正を行うと生じるとされる脱髄性中枢神経疾患です。慢性低ナトリウム血症において中枢神経細胞は，細胞外液の浸透圧低下の影響を少なくするために，細胞内の浸透圧物質（主にorganic osmolytes）を減少させ，浸透圧の変化に適応しています。その状態に，血清Naの補正により急激な血清浸透圧の上昇が起こると，細胞内の浸透圧格差が増加することから，oligodendrocytes（グリア細胞のみに水チャネルであるアクアポリン4が発現している）が障害され，脱髄性障害が生じるとされてます。

古典的には，ODSの脱髄病変は脳幹の橋に生じ（以前はcentral pontine myelinolysisと呼ばれていた），麻痺，嚥下・構音障害，昏睡，痙攣等の重篤（severe）で非可逆的な神経障害を起こすとされていました（図1）。しかし，近年は，その障害は橋以外の視床，被殻，小脳皮質，大脳皮質下等にも生じ，多彩な神経症状を呈すると言われています。また，最近，過剰に血清Naが補正された（＞8mEq/L/24時間）症例の中でODSの発症頻度は非常に稀であり，症状も軽度・可逆的であるという報告も出ています（図2）。

さらにODSは，表に示すリスクを有する症例では，適切な補正速度（教科書に推奨されている速度＜8〜10mEq/L最初の24時間，＜18mEq/L

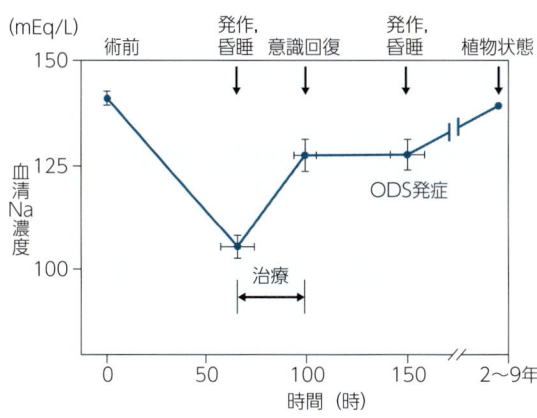

図1 古典的なODSの症例を示した図

重篤な不可逆な中枢神経症状を呈している。術後，急性重症低ナトリウム血症，発作，昏睡をきたした7人の女性の臨床経過。41時間以内に，血清Na濃度が105〜131mEq/Lまで上昇した時に意識が回復している。さらに58時間経過後，血清Na濃度を128mEq/Lに維持しても発作および昏睡が再発した。

(文献1より引用)

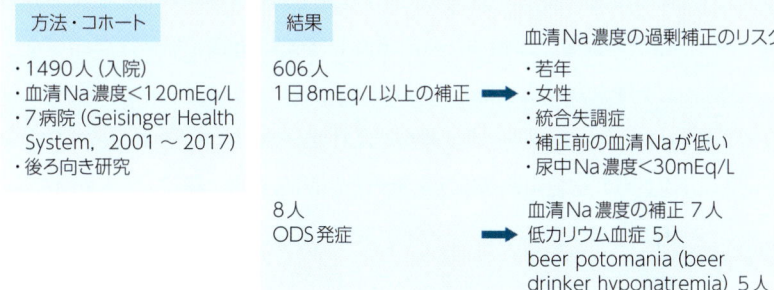

図2 低ナトリウム血症（＜120mEq/L）の補正速度とODSの関連

入院1490例中606例も1日8mEq/L以上の補正が行われていた。ODS（MRIで検出）は8例（全員過剰補正例）しか生じず，いずれも軽微な症状で障害は残らなかった。図は血清Naの過剰補正のリスク（若年，女性，統合失調症，補正前の血清Naが低い，尿中Na濃度＜30mEq/L）や，ODSのリスク（低カリウム血症，beer drinker hyponatremia）も示している。

(文献2のinfogramより作成)

最初の48時間）でも生じることがあると言われており，注意が必要とされています。

ODSはその発症が稀であり，正確な病態も解明されていないのが現

表 慢性低ナトリウム血症補正時のODSのリスク

- 血清Na濃度＜105mmol／L
- 低カリウム血症
- アルコール依存症
- 栄養失調
- 進行性肝疾患

注：いずれも詳しい定義はなされていない。　　（文献3より引用）

状であり，ODSへの対応は，その発症予防が重要，つまり「慢性低ナトリウム血症において，血清Na濃度の補正を細心の注意をもって行う」ことと考えられています。

よって，米国腎臓学会の卒後教育のシラバスでは，ODSの予防のために以下のrule of sixesという原則を提言しています。

①慢性低ナトリウム血症における血清Naの補正は，1日補正の目標6mEq/Lまで，重篤（severe）な低ナトリウム血症の症状を有している場合は治療開始後6時間までに6mEq/Lを目標に補正し，それ以降は補正しない

②目標以上の血清Naの上昇が起これば，デスモプレシン（DDAVP）を投与して自由水の排泄を止め，血清Na濃度の維持・低下を図る。もしくは，デスモプレシンと3％NaCl液を用いて，1日6mEq/Lの血清Naの上昇になるように治療を開始する

筆者は，「慢性低ナトリウム血症において，血清Na濃度の補正を細心の注意をもって行う」ために，特にODSのリスクがある症例には，rule of sixesの原則を採用し，血清Na濃度の急激な上昇が想定される症例には，最初から5％ブドウ糖液などで自由水を投与しながら補正を行っています（最初からDDAVP＋3％NaCl液と逆の発想であるが，急激な血清Naの上昇を避ける点では同じであると考えている）。最近の低ナトリウム血症のガイドラインや総説を参考にし，過剰な補正が生じ

た場合はODSの予防のために血清Naの低下を図るべきであるとも考えています（☞1章4 Q34図1参照）。

慢性低ナトリウム血症におけるODSに関しては，今後考え方が変わる可能性が高いと筆者は思っており，最新の臨床的エビデンスに常に注目しておく必要があると考えます。

＊筆者はこれまでODSの症例に遭遇したことがなく，文献検索に頼らざるをえない。また，ODSは予防できて当たり前となってしまうと，実際のODSの発症頻度より報告の発症頻度は低くなってしまう可能性がある。

▶文　献

1) Rose BD, et al：Clinical physiology of acid-base and electrolyte disorders. 5th ed. McGraw-Hill, 2001.
2) George JC, et al：Risk Factors and Outcomes of Rapid Correction of Severe Hyponatremia. Clin J Am Soc Nephrol. 2018；13(7)：984-992. [PMID: 29871886]
3) Verbalis JG, et al：Diagnosis, evaluation, and treatment of hyponatremia: expert panel recommendations. Am J Med. 2013；126(10 Suppl 1)：S1-42. [PMID: 24074529]
  ➡米国の低ナトリウム血症ガイドライン
4) Mount DB：Chapter 49: Fluid and Electrolyte Disturbances. Harrison's Principles of Internal Medicine. 20th ed, 2018.
5) Sterns RH, et al：Fluid, Electrolyte, and Acid-Base Disturbances. NephSAP. 2011；10(2).
  ➡米国腎臓学会卒後教育のシラバス

1章 水・電解質異常の臨床 ― 4 各論（水代謝異常）

Q40

SIADHによる低ナトリウム血症において「0.9％NaCl液の投与が自由水の投与になりうる」とは本当ですか？

抗利尿ホルモン不適切分泌症候群（SIADH）の症例に対して，「0.9％NaCl液単独で低ナトリウム血症の補正を行ってはいけない」と言われています。症例によっては，0.9％NaCl液の投与が血清Na濃度のさらなる低下を引き起こすことがあるからです。

　ここで，低ナトリウム血症を呈したSIADHで，尿の浸透圧が600mOsm/kgの症例を仮定し，Na濃度約150mEq/L，浸透圧約300mOsm/kgの0.9％NaCl液を1L投与したとします。SIADHはNa代謝は正常で水代謝の異常である病態（実際はこれほど単純な病態ではないが）であるので，尿に投与されたNa 150mEq（浸透圧として300mOsm/kg）が排泄されますが，尿の浸透圧が600mOsm/kgであることから，水は0.5L（投与した浸透圧は300mOsm/kgであるので300÷600）しか排泄されません。つまり，0.9％NaCl液1Lの投与は自由水を0.5L投与したことになり，血清Na濃度の低下を引き起こす可能性があります。

　SIADHの場合，理論上，尿より高い浸透圧の輸液を行わなければ低ナトリウム血症が悪化すると考えられています。低ナトリウム血症の補正に使われる3％NaCl液（5％では「5％ブドウ糖液と間違うことがあるため」3％になった）を1L投与した場合は，投与されたNa量約500mmol，浸透圧約1000mOsm/kgが尿に排泄されることから，尿量は1.6L（1000÷600）となります。よって，自由水0.6Lが排泄されたことになり，血

清Na濃度は上昇すると想定されます。

　しかし，実際のSIADHと考えられている症例において，0.9％NaCl液を投与することで低ナトリウム血症が改善することがしばしば経験されます．これは，一部の症例において，抗利尿ホルモン（ADH）の作用のみならず，経口摂取不良（低ナトリウム血症や原疾患等による）等による有効循環血漿量低下からの糸球体濾過量（GFR）の低下も腎臓からの自由水排泄障害に関与しているからと考えられています．つまり，一部のSIADHの症例においては0.9％NaCl液の投与がGFRを増加させ，水利尿を改善させ，血清Na濃度を上昇させます（文献3）．

　以上より，低ナトリウム血症の症例において，その成因・病態を正確に把握していないと，血清Na濃度より高く製剤中には自由水を含まない0.9％NaCl液でも自由水の投与になりうる場合（SIADHにて尿の浸透圧が高い場合）があり，注意が必要です．

▶ 文　献

1) Reilly RF, et al:Instant Access Acid-Base, Fluids, and Electrolytes. McGraw-Hill Education, 2007.
2) Rose BD, et al:Clinical physiology of acid-base and electrolyte disorders. 5th ed. McGraw-Hill, 2001.
3) Musch W, et al:Treating the syndrome of inappropriate ADH secretion with isotonic saline. QJM. 1998;91(11):749-753. [PMID: 10024938]
➡尿の浸透圧が530mOsm/kg以上の症例では，0.9％NaCl液で血清Na濃度の上昇はみられなかった．0.9％NaCl液2Lを24時間かけて投与後は，尿の浸透圧が300mOsm/kg以上の症例では0.9％NaCl液をさらに投与しても血清Na濃度の上昇はみられなかった．

1章 水・電解質異常の臨床 — ④ 各論（水代謝異常）

Q41

うっ血性心不全や肝硬変等の浮腫性疾患の治療中に生じた低ナトリウム血症への対応を教えてください

A

　うっ血性心不全や肝硬変は，有効循環血漿量の低下（うっ血性心不全は心機能の低下，肝硬変は全身血管拡張により）に腎臓が対応し，Naの再吸収の亢進（sodium avidity）から細胞外液量の増加（浮腫は静水圧の増加で生じる）するNa代謝異常が病態の主因です．

　しかし，病態が進行する（一部利尿薬過剰により）と，さらなる有効循環血漿量の低下から種々の液性因子を介して腎でのsodium avidityがより亢進します．この状態になると，糸球体濾過量（GFR）の低下，近位尿細管でのNaの再吸収亢進によるネフロン希釈セグメントへの原尿の流入低下からの機能障害，有効循環血漿量の低下からの抗利尿ホルモン（ADH）の作用亢進から水利尿不全となり，低ナトリウム血症をきたすようになると考えられています．

　うっ血性心不全や肝硬変の治療は，その病態の主因からNaCl制限や利尿薬投与がまず行われますが，低ナトリウム血症が発症すると水制限が必要になります（低ナトリウム血症がなければ水制限は不要）．うっ血性心不全や肝硬変に合併する低ナトリウム血症は臨床的に予後不良因子と言われている上に，GFRの低下，近位尿細管でのNaの再吸収亢進によるネフロン希釈セグメントへの原尿の流入低下は，利尿薬として頻用されるループ利尿薬の作用不全をも意味し，難治性の病態と考えられています．

最近，ADHの作用を抑制し水利尿をきたす経口ADH V_2受容体拮抗薬トルバプタンがうっ血性心不全や肝硬変の浮腫にわが国で適応を取り，低ナトリウム血症の管理に有用ではないかと考えられています．さらに，近位尿細管から希釈セグメントへの原尿の流れを増加させる高張食塩水（3% NaCl液）投与とループ利尿薬の併用が，うっ血性心不全や肝硬変の浮腫や低ナトリウム血症等に有効であるという意見もあります．

▶ 文　献

1) Verbrugge FH, et al：Hyponatremia in acute decompensated heart failure: depletion versus dilution. J Am Coll Cardiol. 2015；65(5)：480-492. [PMID: 25660927]

1章 水・電解質異常の臨床 ― 4 各論（水代謝異常）

Q42

担癌患者にみられる低ナトリウム血症への対応を教えてください

臨床の現場において，低ナトリウム血症を呈する担癌患者にしばしば遭遇します。低ナトリウム血症は，急性発症は当然のこと，慢性的な状態でも高次機能，精神状態（抑うつ等のムード障害）やQOLに影響するほか，原疾患の治療の妨げになったり，入院期間の延長の延長をきたしたりすることから担癌患者の予後不良の要因の1つであると考えられています。

担癌患者に低ナトリウム血症が多い原因として，

①高齢者が多く，心機能・腎機能障害が多いこと（薬剤の投与が多いこと
②摂食不良や日常活動度の低下から骨格筋量が減少しており電解質異常をきたしやすいこと
③化学療法による糸球体濾過の低下や尿細管障害（プラチナ系抗癌薬の近位尿細管障害）等の腎障害の頻度が高いこと
④肺癌（特に小細胞肺癌）や乳癌，頭頸部腫瘍等にADHの分泌異常によるSIAD合併の頻度が高いこと

等が挙げられています。

担癌患者にみられる低ナトリウム血症の治療の原則は原疾患の治療

ですが,もともと原疾患の治療が困難なために起こる病態であり,臨床の現場においてその対応に苦慮しているのが現状です。

 特に,ADHの不適切な分泌によるSIADをきたしている症例は,原因からみて低ナトリウム血症が慢性化し(☞1章④ Q25**表3**),かつ尿浸透圧>血清浸透圧である場合が多いことから,飲水制限が無効とされています。このような病態において経口ADHのV_2受容体拮抗薬トルバプタンの有用性が米国を中心に報告されています。わが国ではSIADに対する同薬の使用は承認されておらず,今後の検討が期待されています。

▶ 文 献

1) Verbalis JG, et al: Diagnosis, evaluation, and treatment of hyponatremia: expert panel recommendations. Am J Med. 2013;126(10 Suppl 1):S1-42. [PMID: 24074529]
 ➡米国の低ナトリウム血症ガイドライン
2) Gralla RJ, et al: Tolvaptan use in cancer patients with hyponatremia due to the syndrome of inappropriate antidiuretic hormone: a post hoc analysis of the SALT-1 and SALT-2 trials. Cancer Med. 2017;6(4):723-729. [PMID: 28251822]

1章 水・電解質異常の臨床 — 5 各論（K代謝異常）

Q01

血清K濃度の異常によって生じる臨床的症状について教えてください

　Kイオンは，細胞内液に最も存在する陽イオンであり，細胞膜電位を決定する因子の1つであると言われています。よって，血清K濃度の異常は，膜電位の変化が細胞機能に特に重要である興奮性細胞を有する心臓・骨格筋・神経系の症状をきたします。

　よって，骨格筋の筋力低下・麻痺，腸管の蠕動障害，不整脈や心電図異常（図）等の症状を認めた時は，血清K濃度の異常（低カリウム血症/高カリウム血症いずれも起こしうる）がないか確認し，血清K濃度の異常を認めれば，直ちにその補正を図る必要があると考えられています。

＊運動は骨格筋細胞内のKを細胞外に移行させる作用がある。細胞外へ移行したKは，骨格筋を灌流する血管平滑筋を弛緩させ，運動時の骨格筋への血流増加に関与しているとされている。細胞内のK含量を減少させうる低カリウム血症は，この運動によるKの作用を抑制するので，低カリウム血症にしばしばCPKの上昇がみられる成因と考えられている。よって，低カリウム血症にCPKの上昇がみられた時は，重度の低カリウム血症と判断すべきである。

　さらに，低カリウム血症は，5～10mmHg程度の血圧の上昇をきたしたり，腎臓の間質の繊維化，尿細管の空胞化・嚢胞形成，腎濃縮力低下等の腎障害をきたしたりします。

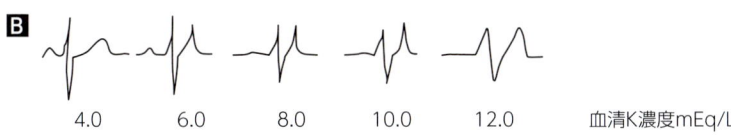

図 血清K濃度異常における心電図変化

血清K変化における心電図異常は，比較的特異度は高いが，感度が低いので注意すべきである。心電図が正常でも血清K濃度の異常は否定できない。

A：低カリウム血症。血清K濃度が低下すると，まずST低下が起こる。T波の幅は小さく，U波の幅は大きくなる。より重度の低カリウム血症では，QRS中のP波が増高する。

B：高カリウム血症。血清K濃度が高いと，短いQTにテント状T波を認める。より重度の高カリウム血症ではQRS間隔が延長し，やがてP波が減高，サインカーブ状のQRS波がT波と合成する。

（文献1より作成）

▶文　献

1) Rose BD, et al：Clinical physiology of acid-base and electrolyte disorders. 5th ed. McGraw-Hill, 2001.
2) Lerma EV, et al：Nephrology secrets. 4th ed. Elsevier, 2018.

1章 水・電解質異常の臨床 ─ 5 各論（K代謝異常）

Q02

低カリウム血症の成因の診断の基本を教えてください

A 低カリウム血症は，血清K濃度＜3.5mEq/Lの状態を指します。この病態を改善させるためには，低カリウム血症の成因の正確な診断が必要となります（図1・2）。低カリウム血症の成因の鑑別に，病歴（薬剤歴も含め）や身体所見の確認が重要であることは言うまでもありませんが，高血圧の有無を確認することも重要であると言われています。さらに，経口等のK摂取不良や，細胞内へKが移行をきたす病態がないか確認します。K摂取不良や細胞内へK移行する病態が鑑別できれば，体内K含量の低下が，腎臓以外からのK喪失によるものか，腎性のKの喪失によるものかを鑑別します。

そのために，理想的には24時間蓄尿を行い，NaとKの1日排泄を測定すべきであると言われています（随時尿でのK排泄量状態の推測は，K排泄の日内変動や随時尿K排泄の正確な指標が確立していないため）。

1日蓄尿で，尿中Na排泄＜100mEq/日と尿中K排泄＜20mEq/日であれば，腎外性のK喪失と考えられます。

随時尿であれば，UK/UCr＜13mEq/g Crが腎外性K喪失と考えられます。

一方，1日蓄尿で，尿中Na排泄＞100mEq/日と尿中K排泄＞20mEq/日であれば，腎性K喪失を考えるべきとされています。随時尿であれば，UK/UCr＞13mEq/g Crが腎性K喪失を示唆します。

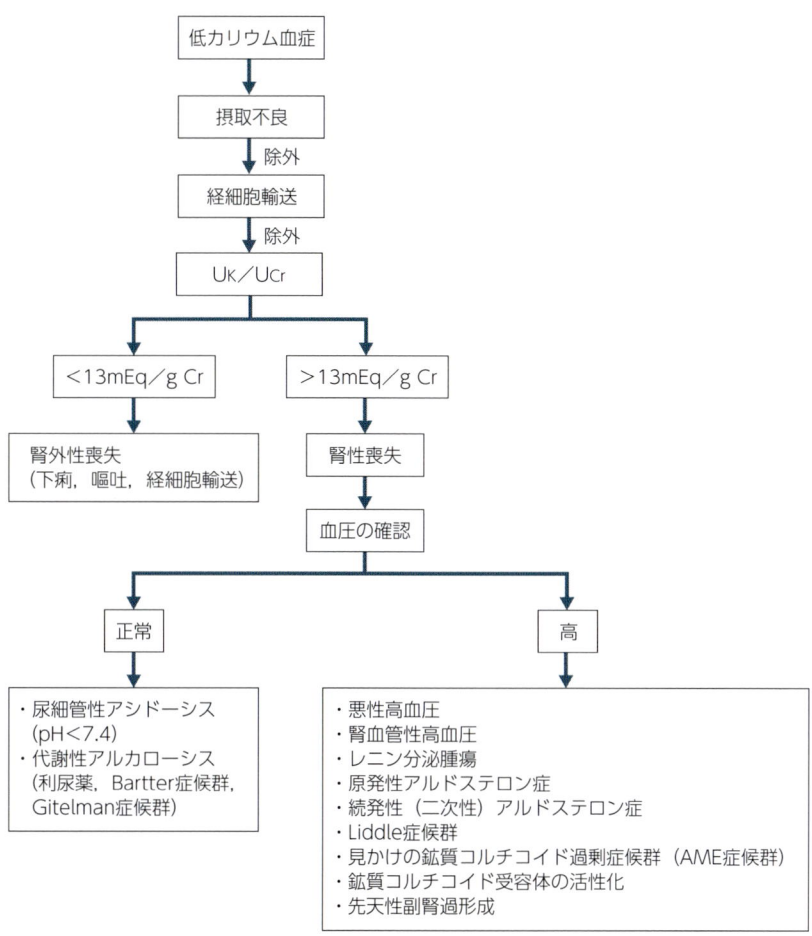

図1 低カリウム血症の成因の診断過程①

随時尿U_K/U_{Cr}の比で腎性と腎外性のK喪失を鑑別する。血圧と酸塩基平衡の状態にて，成因を鑑別していく方法を示している。 （文献1，4より作成）

　腎外性K喪失は，嘔吐や下痢等，消化管からのK喪失によるものが多くみられます。

　一方，腎性K喪失の鑑別は，高血圧の有無が重要です。高血圧を呈した場合は，アルドステロン作用のみが亢進する病態（原発性アルドステロン症等）と，レニン-アンジオテンシンⅡ-アルドステロン系すべて

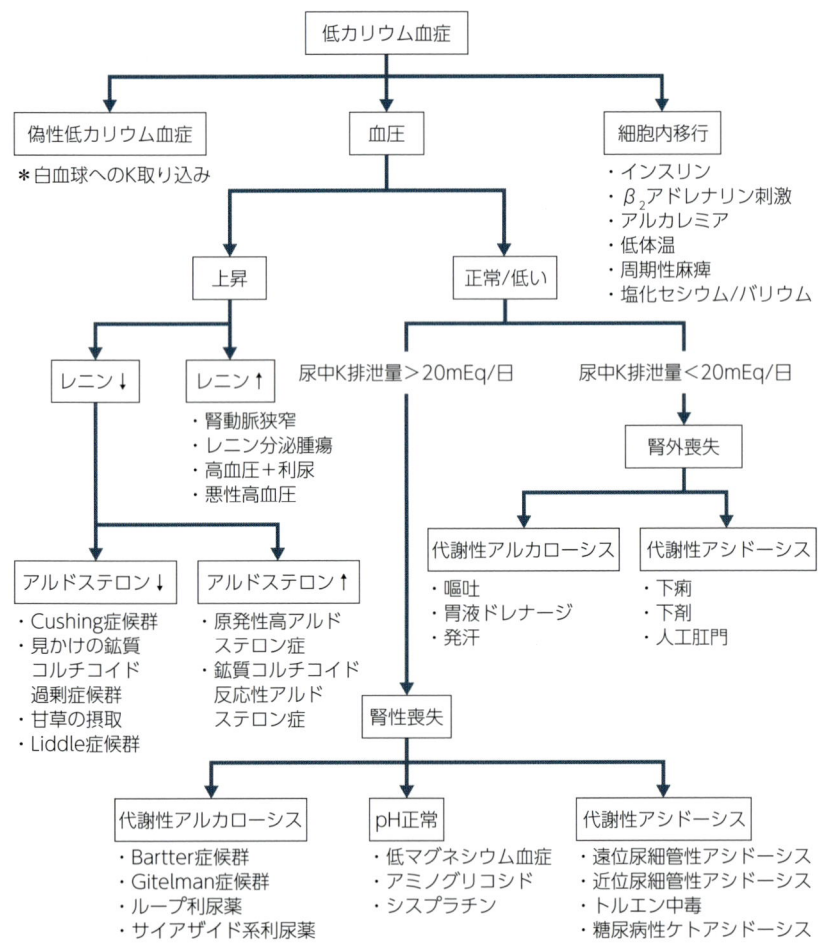

図2 低カリウム血症の診断過程②
図1より成因の鑑別を詳細に述べたもの。血圧，血中レニン活性，アルドステロン濃度，酸塩基状態の把握が，低カリウム血症の成因の鑑別に有用であることを示している。　　（文献2より作成）

が亢進している病態を鑑別する必要があります（腎血管性高血圧等）。
　一方，高血圧を認めない場合は，血中HCO_3濃度により，代謝性アシドーシス（尿細管性アシドーシス等）きたす病態と，代謝性アルカローシス（利尿薬や塩類喪失性腎症等）をきたす病態を鑑別します。つまり，低カリウム血症の成因の鑑別には，高血圧の有無や，酸塩基平衡状態

（血液ガス検査や尿中電解質検査ClやNH$_4^+$排泄の推測）も同時に把握することが，成因の解明に有用であると筆者は考えます。

＊随時尿にて腎臓のKの排泄を類推する指標には，TTKG (transtubular K gradient)，FE$_K$ (fractional excretion of K)，U$_K$/U$_{Cr}$ K/g Cr等があるが，いずれが適切な指標であるかという臨床的エビデンスは確立されていない。よって，本書では，計算するのに最も簡易な指標であるU$_K$/U$_{Cr}$ (K/g Cr)を採用した。U$_K$/U$_{Cr}$ (K/g Cr)は，Halperinらがその著書で推奨している指標でもある（文献3）．しかし，どの値をもって，腎性/腎外性とするかも確立されていない。本書に示した値は，一例にすぎず，注意すべきである。

▶ 文　献

1) Reddi AS:Fluid, Electrolyte and Acid-Base Disorders: Clinical Evaluation and Management. 2nd ed. Springer, 2017.
2) Reilly RF, et al:Instant Access Acid-Base, Fluids, and Electrolytes, McGraw-Hill Education, 2007.
3) Kamel KS, et al:Fluid, Electrolyte and Acid-Base Physiology: A Problem-Based Approach. 5th ed. Elsevier, 2016.
4) Palmer BF, et al:The Use of Selected Urine Chemistries in the Diagnosis of Kidney Disorders. Clin J Am Soc Nephrol. 2019. [PMID: 30626576]

1章 水・電解質異常の臨床 ― ⑤ 各論（K代謝異常）

Q03

酸塩基平衡異常の状態の把握が低カリウム血症の成因の鑑別に役立つ理由を教えてください

　低カリウム血症の成因の鑑別に，酸塩基平衡異常の有無を把握することは非常に有用であると考えます。

　低カリウム血症が細胞内へのKの取り込みが主因として生じた場合は，一般的にその発症早期には酸塩基平衡異常はきたしません（酸塩基平衡異常によりKの細胞内外の分布が変化した場合を除く）。一方，腎外性にK喪失をきたす場合は，酸塩基平衡異常を伴うことが多いです。

　嘔吐の場合，胃液からHClを喪失するので代謝性アルカローシスをきたし，尿中Cl濃度がNa濃度と比べて減少します（場合によりCl＜10mEq/Lになる）。発症早期の嘔吐は体液量の減少が少なく，代謝性アルカローシスにより尿への重炭酸の排泄が増え，尿はアルカリ化します。嘔吐が長期にわたると，体液量の減少から尿中への重炭酸の排泄が減少し，低カリウム血症から集合管α間在細胞のK-proton ATPaseが活性化し，尿細管でのK再吸収増加と，尿中へのH^+の排泄が増加することから尿のpHが低下し，奇異性酸性尿を呈します。

＊嘔吐は，その発症早期には，体液量減少による二次性アルドステロン症や，アルカローシスによる尿中への重炭酸排泄亢進により，尿中へのK排泄が増加するとされている。

下痢により低カリウム血症をきたした場合は，代謝性アシドーシスをきたすことが多いと言われています。腎外性の要因で代謝性アシドーシスを生じると腎臓はアシドーシスを補正しようとし，酸の排泄を増加させます〔尿酸性化（pH低下），尿中NH_4^+排泄増加（尿中アニオンギャップ減少・マイナス化，尿中浸透圧ギャップ増加），尿Cl排泄増加（ClはStewart法で酸とする）〕。

　さらに，腎性のK喪失の場合も，酸塩基平衡異常を伴うことが多いとされています。原発性アルドステロン症や，Bartter症候群等の塩分喪失腎症では，アルドステロン作用の亢進により代謝性アルカローシスを呈します。またこれらの病態では，尿中Cl濃度の低下はみられません（アルドステロン症等は体液量の減少がなく，塩分喪失性腎症は腎性にClを喪失するため）。

　一方，腎尿細管性アシドーシスでは代謝性アシドーシスを呈しますが，アシドーシスに対する腎性の代償機転が障害されており（尿細管性アシドーシス病態そのもの），アシドーシスにもかかわらず尿の酸の排泄が減少します（尿pH低下みられず，尿アニオンギャップ増加，尿Cl排泄の低下）。

▶ 文　献

1) Reddi AS：Fluid, Electrolyte and Acid-Base Disorders: Clinical Evaluation and Management. 2nd ed. Springer, 2017.

1章 水・電解質異常の臨床 — ⑤ 各論（K代謝異常）

Q04

ループ利尿薬とサイアザイド系利尿薬，どちらが低カリウム血症を起こしやすいですか？

A　サイアザイド系利尿薬は，Na利尿作用がループ利尿薬と比較して弱いにもかかわらず，血清Kに及ぼす影響が大きいと言われています。

ループ利尿薬は，ヘンレ上行脚に作用してCaの再吸収を減少させます。これは，下流に流入する原尿中のCaが集合管主細胞のNaチャネル（ENaC）を抑制するので，集合管でのK分泌の増加がサイアザイド系利尿薬より少なくなるからであると言われています。

さらに，実験動物や培養細胞の検討で，遠位曲尿細管（DCT）の管腔側に存在するCaSR（Ca sensing receptor）の活性化が，Na-Cl共輸送体（NCC）からのNaClの再吸収を増加させることが報告されています（図）。つまり，ループ利尿薬によるCa利尿は，遠位尿細管でのNaClの再吸収を増やすことになり，このことも集合管主細胞のENaCの活性の低下からK分泌の減少につながる可能性があります。

ループ利尿薬やサイアザイド系利尿薬の副作用として低カリウム血症は有名ですが，上記のことより，利尿作用の弱いサイアザイド系利尿薬のほうが低カリウム血症をきたす可能性が高いことが示唆されます。サイアザイド系利尿薬は外来などで降圧利尿薬として使用されることが多く，処方後は血清電解質の変化に注意して経過を追うべきです。

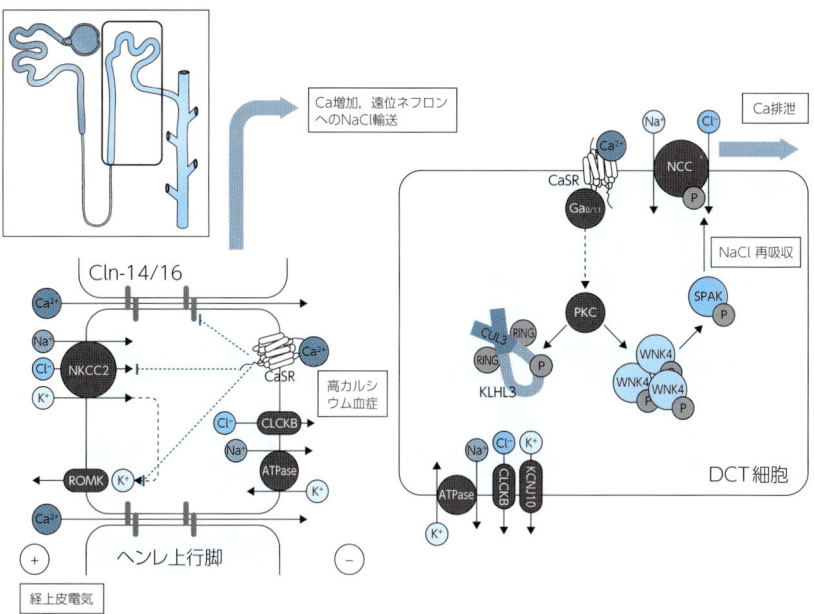

図　CaSRの活性化によるNa-Cl共輸送体(NCC)からのNaClの再吸収増加

ループ利尿薬は，ヘンレ上行脚にて，Na-K-2Cl共輸送体(NKCC2)を抑制して，細胞間隙(Claudin 14/16)を介してのCaの再吸収を抑制する。DCTに流入したCaは，CaSRを介してNa-Cl共輸送体(NCC)を活性化する。この活性化は，ループ利尿薬によるNa利尿を抑制するとともに，DCTでのCaの再吸収抑制につながるとされている。 （文献1より作成）

▶ 文　献

1) Bazúa-Valenti S, et al：The Calcium-Sensing Receptor Increases Activity of the Renal NCC through the WNK4-SPAK Pathway. J Am Soc Nephrol. 2018；29(7)：1838-1848. [PMID: 29848507]

2) Mount DB：Chapter 49: Fluid and Electrolyte Disturbances. Harrison's Principles of Internal Medicine. 20th ed, 2018.

1章 水・電解質異常の臨床 — ⑤ 各論（K代謝異常）

Q05 低カリウム血症の治療の原則を教えてください

A　低カリウム血症の補正法は，低カリウム血症の重症度と，その成因に応じて行います．Kイオンは，そのほとんどが細胞内（主に骨格筋）に存在するので，症例の体格や血清K濃度から不足しているK量を推測する必要があります（表）．

　甲状腺中毒症に伴う低カリウム血症のような細胞内移行型は，その成因を治療することが主となります．しかし，麻痺等の症状が強い時は，心電図と血清K濃度をみながら少量のK（10mEq/時程度）静脈内投与を行うことがあります（病態の改善とともに細胞内のKが細胞外へ移行し著明な高カリウム血症をきたすことがある）．また，甲状腺中毒症のように交感神経系β刺激によりKが細胞内に移行する病態は，β遮断薬（プロプラノロール等）を投与することが有効とされています．

　細胞内移行型を除き，低カリウム血症は体内のK含量が不足しており，低カリウム血症をきたした成因の改善とKの補充が治療の中心となります．

　低カリウム血症の症状がなく，低カリウム血症の程度が軽度（3〜3.5mEq/L）であれば，経口からのK投与をすべきであるとされています．経口のK製剤には，KClと，アスパラK製剤等のClを含有しない製剤がありますが，KClのほうがClが細胞内に移行しないため，血清K濃度が上昇しやすいと考えられています．しかし，KClは胃粘膜障害

表　血清K濃度と推定K不足量

血清K濃度 (mEq/L)	推定K不足量 (mEq) /70kg
3.5	125〜250
3.0	150〜400
2.5	300〜600
2.0	500〜750

血清K濃度が低下するほど体内K含量の不足量が増加する．この体内のK含量の不足量は，細胞内液容積（主に骨格筋の容積）に依存するので，体格によって増減する．
(文献1より作成)

のリスクがあり，小腸内で溶解する徐放化製剤が使用されます．

　一方，低カリウム血症の症状を有する場合や重篤な低カリウム血症（＜2.5mEq/L）の場合等に，経静脈的なK投与が必要なことがあります．経静脈的にKを投与する時は，輸液内のK濃度が高い（＜40mEq/Lにすべき）と静脈炎を起こすので注意すべきです．さらに，急速にKを投与すると不整脈から心停止をきたしうるので，各々の施設のK投与のルールに従い，緩徐に静脈内へKを投与すべきです．一般的にKCl製剤を0.9% NaCl液やリンゲル液等でK濃度が20〜40mEq/L程度になるように調合し，20mEq/時を超えないように投与すべきであるとされています．グルコースを含有する輸液にKClを混注し投与すると，投与されたグルコースによりインスリンが分泌され，細胞内にKが取り込まれ，血清K濃度の上昇しにくくなるので注意すべきです．

　表に示したように，K補充量が比較的多いこと，静脈内K投与が少量しかできないことやそのリスクから，K補充の原則は経口から（静脈内にK投与時でも経口補充との併用を考慮すべき）と考えるべきです．また，病態（慢性的に低カリウム血症をきたす病態等）によって，K保持性利尿薬を使用することもあります．

▶ 文 献

1) Reddi AS:Fluid, Electrolyte and Acid-Base Disorders: Clinical Evaluation and Management. 2nd ed. Springer, 2017.
2) Reilly RF, et al:Instant Access Acid-Base, Fluids, and Electrolytes. McGraw-Hill Education, 2007.

1章 水・電解質異常の臨床 ── ⑤ 各論（K代謝異常）

Q06

低カリウム血症の補正に，体内のMg欠乏も同時に補正する必要があることについて教えてください

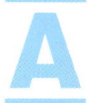

　低カリウム血症の病態に，しばしば低マグネシウム血症が合併し，低マグネシウム血症を補正しないと治療抵抗性の低カリウム血症を呈することが知られています。

　集合管（厳密にはアルドステロン感受性遠位ネフロンセグメント）において，尿細管腔内へK分泌を行うrenal outer medullary K（ROMK）チャネルが，細胞内Mgイオンによって調節を受けており，細胞内のMgイオン含量が減少すると，ROMKチャネルを介した細胞外へのKの流出が抑制されないことが知られています（図）。

　よって，体内のMg含量が減少すると，低カリウム血症をきたす病態において腎尿細管からの尿中へのKの喪失が増加し，その病態がさらに悪化すると考えられています（表）。

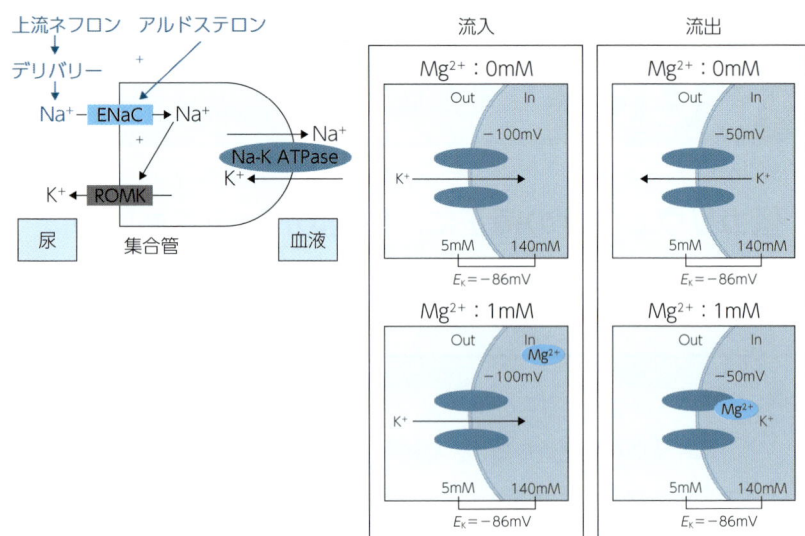

図　細胞内Mgが集合管（主細胞）におけるK分泌に及ぼす影響①

細胞内Mgイオンが，集合管におけるROMKチャネルを介したKの流れを調節している。細胞内Mgイオンは，ROMKチャネルの細胞内の開口部に結合して，Kの細胞内から外（尿細管腔内）への流出を抑制する。

（文献1より作成）

表　細胞内Mgが集合管（主細胞）におけるK分泌に及ぼす影響②

		outward ROMK conductance	driving force	K分泌
Mg replete		＋	＋＋	＋＋
Mg deficient	Mgのみ	＋＋	＋	＋＋
	Naデリバリー	＋＋	＋＋	＋＋＋＋
	アルドステロン	＋＋	＋＋	＋＋＋＋

outward ROMK conductance × driving force ＝ K分泌
体内Mg含量が減少（Mg deficient）　すると，ROMKチャネルを介したKが流出しやすくなる（conductance；増す）。この状態にK分泌を促進する病態（driving force；増す）が併発すると，Mg含量が十分な状態（Mg replete）と比較して尿細管でのK分泌がさらに亢進する。　　　（文献1より作成）

▶ 文　献

1）Huang CL, et al：Mechanism of hypokalemia in magnesium deficiency. J Am Soc Nephrol. 2007；18(10)：2649-2652. [PMID: 17804670]

1章 水・電解質異常の臨床 ― 5 各論（K代謝異常）

Q07

高カリウム血症の成因について教えてください

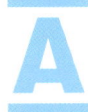

　高カリウム血症は，採血後，体外でKが血球の細胞外から漏出することで生じる偽性高カリウム血症（pseudohyperkalemia）と，真の高カリウム血症に分けられます（**図・表1**）。よって，高カリウム血症に遭遇した時には，常に採血の条件を確認することが重要で，場合によっては，採血法を変更して（ヘパリン化シリンジでの動脈血採血等）再検査する必要があります。

```
高カリウム血症
├─ 偽性高カリウム血症
└─ 真の高カリウム血症
     ・細胞内へのKの取り込み障害によるもの
     ・腎臓からのK排泄障害によるもの
```

図　高カリウム血症の分類

表1　偽性高カリウム血症の原因

- 採血後に，体外でKが血球の細胞外から漏出する（検査上血清K濃度の上昇を認める）
- 長期にわたる止血帯使用後の細胞溶解
- 多数の血球細胞からのK放出（WBC＞10万／μL，血小板数＞100万／μL）

（文献1より作成）

真の高カリウム血症は，細胞内へのKの取り込み障害によるものと，腎臓からのK排泄障害によるものとに大別されます(図)。

　細胞内へのKの取り込み障害による高カリウム血症には，インスリン欠乏やβ_2カテコールアミン刺激阻害による細胞内Na-K-ATPase阻害によるもの，アニオンギャップ非開大性アシドーシスによるアシデミアによるもの，血清浸透圧上昇によるもの(細胞内から浸透圧勾配で水が流出する時にKも流出する)等があります(表2)。

　腎臓からのK排泄能低下による高カリウム血症は，皮質集合管(CCD)でのK排泄に必要なCCDへの，①原尿の流れ，②Naの流入，③管腔内陰性荷電，④アルドステロン作用等が障害されて生じます(表3)。

表2　細胞内K取り込み障害による高カリウム血症の成因

成因	理由
インスリン非依存型糖尿病	インスリン欠乏(内因性／外因性)は細胞内へのK流入を減少させる
プロプラノロール，ラベタロール，カルベジロールによる心疾患での高血圧治療	β_2アドレナリン拮抗薬による治療は細胞内へのK取り込み阻害により血清K濃度を上昇させる
高血糖を伴う糖尿病 高浸透圧薬〔マンニトール，デキストラン，ヒドロキシエチルデンプン(HES)製剤〕	非アニオンギャップ開大性代謝性アシドーシスは，細胞外へのK流出を促進する 高K性周期性麻痺はKの取り込みを障害する 高浸透圧薬は，水が細胞外へ移動する時にKの移動も伴い，血清K濃度を上昇させる
赤血球溶解(溶血)，筋細胞融解(横紋筋融解症)，腫瘍細胞溶解(腫瘍溶解)	細胞からのK流出

採血注の駆血帯の装着や手を開閉させることは，筋肉内からのK流出を促進させ，検査上高カリウム血症を呈することがある。この現象も偽性高カリウム血症と呼ぶことがある。

(文献1より作成)

表3 腎臓からのK排泄低下による高カリウム血症の成因

薬剤性	アルドステロンの合成を抑制	NSAID，ACE阻害薬，アンジオテンシン受容体拮抗薬，ヘパリン
	アルドステロンの作用を抑制	スピロノラクトン，エプレレノン
	集合管主細胞にNaチャネル（ENaC）を抑制	アミロライド，トリアムテレン，トリメトプリム，ペンタミジン
	細胞内のNa-K-ATPaseを抑制	ジゴキシン，シクロスポリン，タクロリムス
腎機能障害	腎機能の低下（機能するネフロンの減少）からのK排泄能低下	進行性慢性腎臓病または腎障害
	アルドステロン分泌低下	副腎機能障害，糖尿病，およびその他の低ナトリウム血症性低アルドステロン症
	腎尿細管におけるアルドステロン作用抵抗性を呈する	閉塞性尿路障害，全身性エリテマトーデス，鎌状赤血球性腎症
	遺伝性	偽性低アルドステロン症（type1，type2）
	遠位ネフロンへのNaおよび原尿の流入減少	体液量減少（嘔気，嘔吐，下痢，利尿薬），有効循環血漿量減少（慢性心不全，肝硬変，ネフローゼ症候群）

▶ 文　献

1) Reilly RF, et al : Instant Access Acid-Base, Fluids, and Electrolytes. McGraw-Hill Education, 2007.

Q08 高カリウム血症の成因の鑑別の基本について教えてください

　高カリウム血症に遭遇した時, 心電図異常(図1)や筋骨格系の症状を呈していた場合は, 救急対応が必要です. 救急対応が不要な場合は, 高カリウム血症の成因の鑑別を行います.

　病歴にて, 高カリウム血症をきたしやすい病態やリスクの有無(表), 薬剤歴を確認し, 身体所見にて, バイタルサイン, 体液量の評価, 神経・筋症状の有無を確認します. そして, 腎機能検査, 血液ガス検査, 尿生化学検査の結果に基づいて成因の鑑別を行っていきます(図2). 高カリウム血

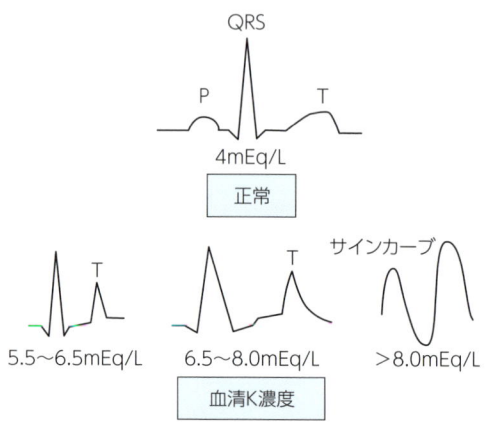

図1　高カリウム血症における心電図変化

(文献1より作成)

表　高カリウム血症のリスク

危険因子	薬剤歴
男性，非黒人，糖尿病，心疾患，うっ血性心不全，急性腎障害，慢性腎臓病，アシドーシス，尿路閉塞	Kの補充，ペニシリンG，ジゴキシン，NSAID，ACE阻害薬／ARB，鉱質コルチコイド受容体拮抗薬，βアドレナリン受容体拮抗薬，ヘパリン，アミロライド，トリアムテレン，トリメトプリム，ペンタミジン

（文献2より作成）

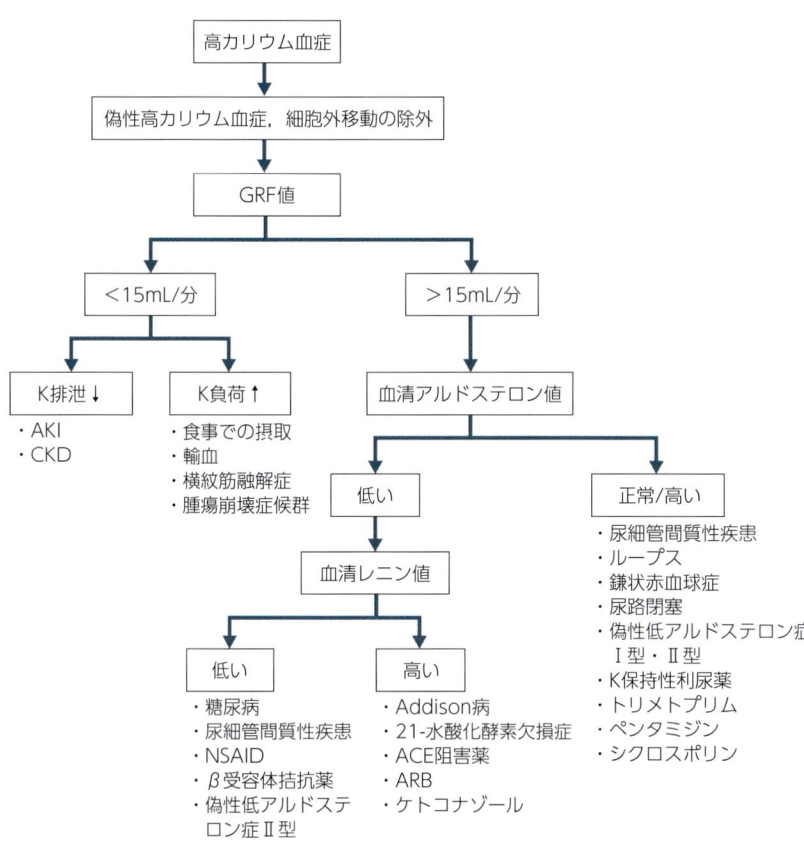

図2　高カリウム血症の成因の鑑別法

GFR低下時は，腎臓からのK排泄低下が高カリウム血症の成因と考える。さらに，GFRの低下が軽度，もしくはGFRの低下のない時は，腎臓でのアルドステロン作用の状態に基づいて病態を鑑別する（アルドステロン濃度の低下か，その作用への抵抗性が存在するのか）。

（文献1より作成）

症に対して，腎臓がその補正を図るように対応しているかは，随時尿UK/UCrを測定し，＞200mEq/g Crの場合は腎臓からのK排泄が亢進しており，腎臓からのK排泄能は正常と判断します．一方，＜200mEq/g Crの場合は腎臓からのK排泄能が低下していると考えます．さらに，病態によっては血漿レニン（plasma renin）活性や，血中アルドステロン，コルチゾール濃度の測定が高カリウム血症の成因の鑑別に役立つことがあります（図2）．

＊200mEq/g Crは1例であり，確立された数字ではない．

▶ 文　献

1) Reddi AS：Fluid, Electrolyte and Acid-Base Disorders: Clinical Evaluation and Management. 2nd ed. Springer, 2017.
2) Montford JR, et al：How Dangerous Is Hyperkalemia?. J Am Soc Nephrol. 2017;28(11):3155-3165. [PMID: 28778861]

1章 水・電解質異常の臨床 ― ⑤ 各論（K代謝異常）

Q09

薬剤性高カリウム血症について教えてください

　高カリウム血症をきたすほとんどの要因が，腎臓からのK排泄能の低下によるものとされています。腎臓からのKの排泄を決める要因は，皮質集合管（CCD）でのK排泄に必要なCCDへの，①原尿の流れ，②Naの流入，③管腔内陰性荷電，④アルドステロン作用等であり，高カリウム血症をきたす薬剤はこれらの因子を障害させることが多いとされています（**表**）。

　よって，これらの薬剤を併用，腎機能の低下（が予測される時）等には，さらに高カリウム血症をきたすリスクが増すので，注意すべきです。

表 薬剤による高カリウム血症の発症機

成因	理由
Kを含む薬剤（塩化カリウム，ペニシリンG，クエン酸カリウム）	K摂取量の増加（通常，GFR減少で）
β受容体拮抗薬	レニン放出阻害，細胞内へのKの取り込み阻害
ACE阻害薬（リシノプリル，カプトプリル，エナラプリル，ラミプリル）	アンジオテンシンⅠからⅡへの変換を阻害し，アルドステロンの作用を抑制
アンジオテンシン受容体拮抗薬（ロサルタン，バルサルタン）	アンジオテンシンⅡ受容体活性阻害により副腎でのアルドステロン合成酵素分泌を抑制
直接的レニン阻害薬	レニン活性抑制によりアンジオテンシンⅡ産生抑制
ヘパリン	副腎でのアルドステロン合成酵素分泌抑制
鉱質コルチコイド受容体拮抗薬（スピロノラクトン）	アルドステロン受容体活性の阻害
K保持性利尿薬〔アミロライド，トリアムテレン，（トリメトプリムとペンタミジンは似た構造を持つ）〕	皮質集合管でのENaC阻害により，K分泌に必要な電気的勾配が小さくなる
NSAID，COX-2阻害薬	集合管分泌のプロスタグランジン刺激の阻害（レニン放出阻害）
ジゴキシン	集合管でのNa-K ATPaseを阻害（K供給阻害）
カルシニューリン阻害薬（タクロリムス，シクロスポリン）	Na-Cl共輸送体（サイアザイド感受性輸送体）の輸送活性に寄与するWNK（with-no-lysine kinase）3およびWNK4の活性（DCTでのNaCl再吸収増加

β受容体拮抗薬のように，細胞内へのKの取り込みを抑制して高カリウム血症をきたす場合もある．

（文献1より作成）

▶ 文献

1) Lerma EV, et al：Nephrology secrets. 4th ed. Elsevier, 2018.

1章 水・電解質異常の臨床 — 5 各論(K代謝異常)

Q10 重篤な高カリウム血症に対する救急的対応の基本を教えてください

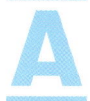

心電図異常,心筋骨格系の症状を有している時や,血清K濃度＞6.5mEq/Lの時は,緊急性の高カリウム血症と判断し,直ちに対応すべきであるとされています(**表**)。

1. 高カリウム血症の心毒性を予防する

高カリウム血症の緊急性の対応としてまず行うべきは,細胞内電位の異常から生じる心臓や筋骨格系細胞膜の興奮の安定化を図ることです。この目的にCa製剤(グルコン酸Ca製剤,$CaCl_2$製剤)の静脈投与が行われます。グルコン酸Ca製剤は末梢静脈から投与可能ですが,Caの血中内への放出に肝臓での代謝が必要とされています。よって,心停止等の循環不全をきたした症例には$CaCl_2$製剤が有用であると考えられています。ただし同薬は血管外へ漏出すると壊死が生じるので注意が必要です。

2. 細胞内へのK移行を図る

細胞内へのK移行を図るために,速効型インスリンを50%ブドウ糖液50mLに混合して静脈内投与を行います。血糖が250mg/dL以上の時はインスリンのみの投与で可と言われています。インスリン投与時は,低血糖等の血糖値の異常に注意すべきです。また,カテコールアミンβ_2刺激薬の吸入を併用することもあります。

表 高カリウム血症に対する緊急的対応

治療	投与量	効果発現	持続時間	作用機序
グルコン酸カルシウム (10%)	10〜20mL (静注)	1〜5分	30〜60分	膜安定化
インスリン,グルコース	10〜20単位(静注)(インスリン＋25gグルコース)	30分	4〜6時間	細胞内取り込み
アルブテロール(β_2受容体作動薬)	20mg／4mL (生理食塩液・ネブライザー)	30分	1〜2時間	細胞内取り込み
テルブタリン(β_2受容体作動薬)	0.7mg/kg皮下注	20〜30分	1〜2時間	細胞内取り込み
炭酸水素ナトリウム($NaHCO_3$)	50〜75mEq静注	5〜10分	2〜12時間	細胞内取り込み
ポリスチレンスルホン酸ナトリウム	30〜45g経口,50〜100g経腸	2〜4時間	4〜12時間	消化管排泄
血液透析	1〜2mEq K (bath)	—	2〜8時間	除去

$NaHCO_3$の静脈投与の効果は,疑問視する意見がある。ポリスチレン硫酸ナトリウムの使用は,その効果があいまいなほか,腸管壊死のリスクがあり,現在では使用しにくい。 (文献1より作成)

炭酸水素ナトリウム($NaHCO_3$)の静脈投与に関しては,近年その効果を疑問視する意見もあり,単独では用いないようにすべきであるとされています。

3. 体外へのKの排泄を促進する

腎障害が軽度であればループ利尿薬の静脈内投与が有効ですが,重篤な高カリウム血症をきたすような腎障害ではその効果が不確実であり,注意すべきです。

体外へKを排泄させる最も確実な方法は,血液透析です。一般的な血液透析の透析液の流量は,500mL/分なので,GFR 500mL/分に相当します。

◎

これらのような治療と並列して，高カリウム血症をきたした成因も解明し，その病態の改善も図ります。

▶文　献

1) Reilly RF, et al:Instant Access Acid-Base, Fluids, and Electrolytes. McGraw-Hill Education, 2007.
2) Lerma EV, et al:Nephrology secrets. 4th ed. Elsevier, 2018.

1章 水・電解質異常の臨床 — ⑤ 各論（K代謝異常）

Q11 高カリウム血症の治療における重炭酸の投与の意義を教えてください

A 高カリウム血症に対して，細胞内にKを移行させる作用があると考えられ重炭酸が使用されています。しかし，この重炭酸の投与は，透析患者における検討で無効とする報告があり，細胞内にKを移行させるという作用において疑問視する意見もあり（図），グルコース・インスリン療法と併用するように言われています。また，高浸透圧である7%や8.4%等の市販されている重炭酸の原液を投与すると，細胞内からKが

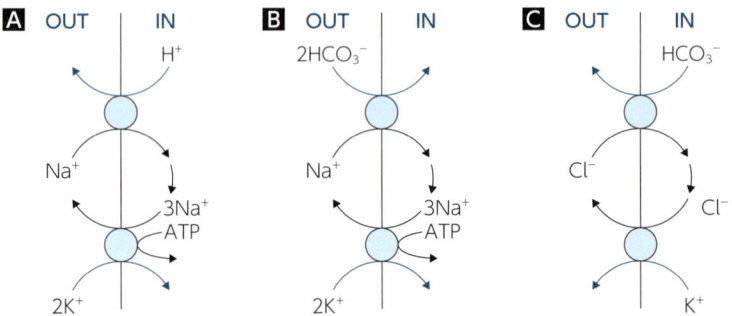

図　重炭酸が細胞内にKを移行させる機序

主に，体内でKを取り込む主たる細胞は骨格筋細胞である。高カリウム血症が長期間になると，細胞内のK含量が増加し，電気的中性を保つために細胞内プロトン含量が減少するので，Aの機序が起こりにくくなるとされている。また，重炭酸を比較的多量に投与しないとBの機序が働かない。また，アシドーシスがないと，Cの機序で高カリウム血症が生じていない場合，重炭酸の投与ではKの細胞内移行が生じない。このような機序を考え，適切な症例に，適切な量の重炭酸を投与しないと効果が得られない可能性がある。　　　（文献1より作成）

表　重炭酸液の特徴（主に米国での使用例）

重炭酸液の濃度	血清浸透圧（NaCl浸透圧）	血清K値への影響
8.4%	2000mOsm（5.8% NaCl）	上昇させる可能性あり
4.2%	1000mOsm（2.9% NaCl）	緩やかに減少？
1.3%	300mOsm（0.88% NaCl）	減少させる

市販の重炭酸液の8.4%は1mmol/mLの製剤。　　　　　　　　　　　　　　（文献2より作成）

漏出し血液K濃度の上昇をきたすので，必ず希釈して使用すべきとされています（表）。

　また，重炭酸は「腎臓からのKの排泄を増加させるため」に使用するという考え方があります。これは，重炭酸を投与することで，皮質集合管（CCD）への陰性荷電の流入によりKの分泌を増加させるという発想によります。NaHCO₃である重炭酸液の投与は，5％ブドウ糖液（500mL）に重炭酸Naのアンプルを混入し（20mL×3A，約120mEq/L程度の濃度，Caを含んだ輸液製剤には混注しない），体液過剰をきたさないようにループ利尿薬であるフロセミドの静脈内投与にて利尿をつけて（CCDへの原尿の流れを増加させ）Kの尿中排泄を増やす，という方法がよく用いられています。

▶文　献

1) Abuelo GJ：Treatment of Severe Hyperkalemia: Confronting 4 Fallacies. Kidney Int Rep. 2017；3(1)：47-55. [PMID: 29340313]
2) Farkas J：PulmCrit: pH-guided fluid resuscitation & BICAR-ICU, June 27, 2018.
[https://emcrit.org/pulmcrit/bicar-icu/]

Q12 経口K吸着薬について教えてください

　以前より，腸管でKを吸着することから，腸管でのKの再吸収を抑制する目的で，ポリスチレンスルホン酸ナトリウム（sodium polystyren sulfate：SPS）が経口投与や注腸投与され，急性/慢性高カリウム血症の治療薬として使用されてきました．しかし，その効果があいまいなことや，腸管壊死などのリスクがあるため，最近は注意して使用すべきとされていました．

　このような現状を鑑みて，米国では，高カリウム血症へのより臨床的なエビデンスを有する新規経口K吸着薬（patiromer，ZS-9）が高カリウム血症への適応をとり，臨床の現場で使用されるようになってきています（**表**）．

　レニン-アンジオテンシン-アルドステロン（RAA）系を抑制する薬剤が，うっ血性心不全や慢性腎臓病に対して予後改善効果があるとして使用されていますが，これらの薬剤はしばしば高カリウム血症を引き起こし，中止を余儀なくされているのが現状です（中止すると予後が悪化することも報告されている）．よって，これらの新規経口K吸着薬を併用することで，高カリウム血症をきたさずに，RAA系を抑制する薬剤を継続して使用できる可能性が示されており，現在，その臨床的効果について検討されています．

　また，循環器系疾患や慢性腎臓病において，たとえ軽度であっても慢

表 経口K吸着薬の比較

	SPS	patiromer	ZS-9
状況	60年前から使用されている	2016年に適応取得（米国）	2018年に適応取得（米国）
特徴	陰イオン交換樹脂（レジン）製剤	陰イオン交換樹脂（レジン）／ポリマー製剤	結晶製剤
作用機序・特異性	大腸／直腸内でNaをCa, Mg, K, およびNH$_3$と交換する	遠位大腸でCaをK, Mg, およびNH$_3$と交換する	全消化管にてNaとHをKと交換する
投与量・投与経路	経口：15g 6時間ごと 経直腸：30〜50g 6時間ごと	経口：8.4〜25.2g／日	経口：（FDAによる承認）5〜10g／日
効果発現	1〜2時間	7時間	1時間
有害事象	嘔気，嘔吐，便秘，下痢，胃痛，大腸壊死 Na保持，低カリウム血症，低マグネシウム血症，低カルシウム血症，代謝性アルカローシス	便秘，下痢，嘔気，嘔吐，鼓腸 低カリウム血症，低マグネシウム血症，Ca過剰	便秘，下痢，嘔気，嘔吐，鼓腸 低カリウム血症，低マグネシウム血症，Na保持，浮腫

ZS-9（ジルコニウムナトリウム環状ケイ酸塩）は，2018年9月現在，米国において高カリウム血症の適応を得ている。patiromerはK吸着を大腸で行うため効果の発現が遅い。一方，ZS-9は全消化管で行うので効果発現が早い。patiromerは，Mg吸着作用も有している。　　　　　（文献1より作成）

性的な高カリウム血症が，神経伝導速度の低下など予後の悪化をきたすことが明らかになっており，新規経口K吸着薬による予後改善効果が期待されています。

▶ 文　献

1) Lerma EV, et al:Nephrology secrets. 4th ed. Elsevier, 2018.
2) Beccari MV, et al:Clinical utility of patiromer, sodium zirconium cyclosilicate, and sodium polystyrene sulfonate for the treatment of hyperkalemia: an evidence-based review. Core Evid. 2017;12:11-24. [PMID: 28356904]

Q13 慢性腎臓病における慢性的な高カリウム血症の臨床的意義を教えてください

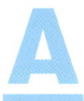

慢性腎臓病（CKD）において，腎機能の低下に伴い慢性的な高カリウム血症がみられるようになります（腎機能が正常の時，最大K排泄量は10mEq/体重kgと言われている）。このCKDに伴う高カリウム血症は，その程度が軽度でも，生命予後の悪化や心血管障害発症等につながることが報告されるようになってきました。

CKDに伴う高カリウム血症が予後の悪化をきたす成因については，いまだ明確になっていませんが，2つの要因が考えられています。

1. 高カリウム血症による代謝性アシドーシスの悪化

CKDそのものが代謝性アシドーシスをきたす（重炭酸の再吸収低下，酸の排泄低下，不揮発酸の蓄積等）ことはよく知られていますが，高カリウム血症そのものが腎臓から酸の排泄低下をきたすと言われています。CKDが進行し，アシドーシスが出現した時に，アシドーシスの悪化を防ぐために，腎臓は酸としてNH_4^+の排泄を増加させると言われています。腎臓においてNH_3は，近位尿細管細胞でグルタミンから生成され，Na-proton交換体（NHE3）と協働して，NH_4^+として尿細管腔内に分泌されます（図1）。高カリウム血症を呈すると，近位尿細管内のKイオン濃度が上昇し，それに伴い細胞内のプロトン濃度が減少（細胞内アルカローシス）をきたすNH_4^+の分泌が減少すると考えられています。

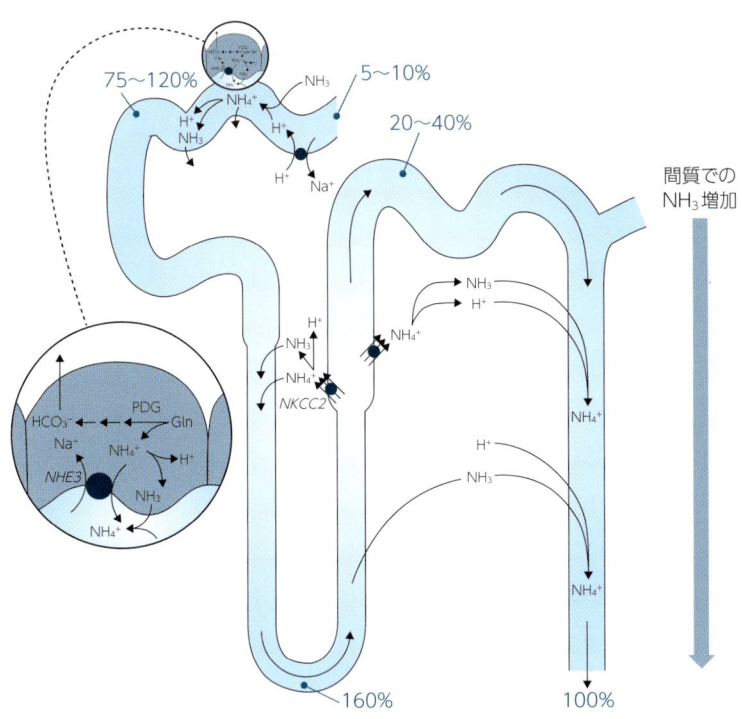

図1 NH$_3$/NH$_4^+$の腎臓での動態

(文献1より作成)

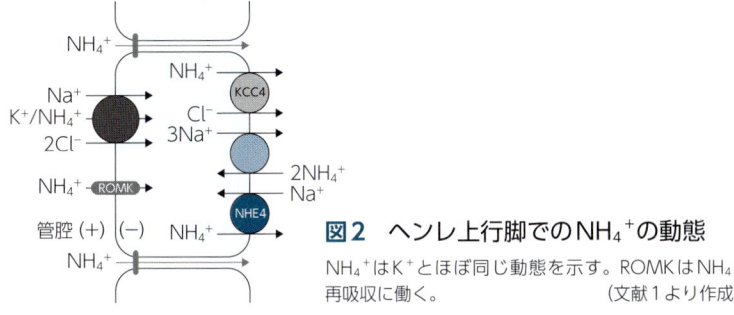

図2 ヘンレ上行脚でのNH$_4^+$の動態

NH$_4^+$はK$^+$とほぼ同じ動態を示す。ROMKはNH$_4^+$再吸収に働く。

(文献1より作成)

さらに，NH$_4^+$はK$^+$と構造が類似しており，ヘンレの太い上行脚において，Na-K-2Cl共輸送体（NKCC$_2$）にて再吸収され，腎間質に分泌されて，集合管のα間在細胞にてH-ATPaseと協働し，NH$_4^+$として管腔内に分泌されます（**図2**）。しかし，高カリウム血症から高カリウム尿

症をきたすと，NKCC2におけるNH$_4^+$の再吸収がKにより阻害され，集合管でのNH$_4^+$の分泌が減少すると考えられています。

以上の機序により，CKDにおいて高カリウム血症そのものが代謝性アシドーシスを悪化させると言われています。

2. 高カリウム血症によるアルドステロン分泌亢進

アルドステロンは，副腎皮質において，レニン-アンジオテンシンⅡ（RA）系の刺激を受けて分泌が亢進するとされていますが，血清K濃度そのものの上昇でも分泌が亢進することが知られています。慢性腎臓病等の疾患にRA系阻害薬での治療中アルドステロンの分泌抑制が消失すると，予後が悪化することが認められています（アルドステロンブレイクスルー）。このアルドステロンブレイクスルーに高カリウム血症が関与しているという意見があり，CKDにおける高カリウム血症が予後を悪化させる要因の1つであると言われています。

これらのような考え方に基づき，高カリウム血症を改善させるために，従来薬よりも安全で確実な効果を有する新規抗高カリウム血症薬が開発され，欧米で使用されるようになってきています。

▶ 文　献

1) Mount DB: Advances in Chronic Potassium Control: Prognostic Implications for CKD. NephSAP. 2017;16(1):1-9.

1章 水・電解質異常の臨床 — 5 各論（K代謝異常）

Q14

慢性腎臓病の管理において，高カリウム血症をきたさないようにするコツを教えてください

腎機能が正常であれば，腎臓には十分なK排泄能（1日10mEq/kg，体重60kgであれば600mEq排泄可能）があり，血清K濃度の上昇は容易に生じないとされています。しかし，腎機能が低下するに伴い，腎臓からのK排泄能が低下（腎機能10％になればK排泄能は60mEqまで減少）し，高カリウム血症をきたしやすくなります。

慢性腎臓病（CKD）の高カリウム血症の対策として，K摂取の制限が行われますが（筆者は透析患者や末期腎不全のCKD例にはK制限は必要であると思うが，上述した腎臓のK排泄能から鑑み，eGFR＞25mL/分/m^{2}程度のCKD例の高カリウム血症は，Kの過剰摂取以外の要因が主であると考えている），腎臓からKの排泄能が低下する要因の有無にも注目する必要があります。

腎臓からのK排泄能の低下は，皮質集合管（CCD）でのK排泄に必要な，CCDへの①原尿の流れ，②Naの流入，③管腔内陰性荷電，④アルドステロン作用等が障害されて生じます。

よって，アルドステロンの作用やGFRを減少させる作用のある薬剤〔レニン-アンジオテン-アルドステロン（RAA）系を抑制する薬剤，NSAID等〕は，高カリウム血症を引き起こすので注意が必要です。また，下痢や経口摂取不良等による体液量の減少も高カリウム血症のリスクとなります。

さらに，CKDの症例への過剰な減塩やタンパク質摂取制限も，原尿中のNaや尿素の減少からCCDへの原尿の流れが減少し，高カリウム血症をきたす原因となりえます。

　また，CKDに併発する代謝性アシドーシスの管理も高カリウム血症の予防に重要とされています。アシドーシスが細胞内へのKの取り込みを抑制して，尿細管細胞内のK含量の低下からK排泄能の低下をきたすと考えられています。CKDの代謝性アシドーシスを改善させるために，重炭酸塩やクエン酸塩がアルカリ化薬として投与されますが，これらのアルカリ化薬はCCD管腔内の陰性荷電を増やし，尿中へのK排泄の増加につながります。

　さらに，高カリウム血症自体が腎臓からの酸の排泄を減らし，代謝性アシドーシスをきたすとされており，CKD，高カリウム血症，代謝性アシドーシスを同時に管理することが重要であると考えられています。

▶ 文　献

1) Preston RA：Acid-Base, Fluids, and Electrolytes Made Ridiculously Simple. 3rd ed. Medmaster, 2017.
2) 杉本俊郎：きどにゃんとゆく！　水・電解質を学ぶ旅 腎生理がわかれば，水・電解質異常がわかる！．南山堂, 2018.
3) Kamel KS, et al：Integration of the response to a dietary potassium load: a paleolithic perspective. Nephrol Dial Transplant. 2014；29(5)：982-989. [PMID: 24789504]

1章 水・電解質異常の臨床 — 5 各論（K代謝異常）

Q15

腎障害のある症例に，リンゲル液等に含まれるKの投与が問題になりますか？

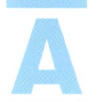

　細胞外液輸液として使用されるbalanced salt solutionは，リンゲル液から開発されたものが多く，血清K濃度と同程度のKが含有されています。K含有濃度は低いのですが，Kを含有するbalanced salt solutionを，腎障害を有する症例に投与して高カリウム血症を惹起しないかしばしば問題になります。

　このような疑問に答えるべく，腎臓移植手術を受ける症例等，腎障害を有する症例において，血清K濃度と同程度のKを含むbalanced salt solutionと，0.9％NaCl液を比較した臨床試験が行われています。Kを含まない0.9％NaCl液のほうが，高カリウム血症や代謝性アシドーシスの悪化をきたしやすいという結論が得られています。

　0.9％NaCl液は，strong ion difference（SID）がゼロで，血漿と比較してかなり低く，以前から多量に投与すると代謝性アシドーシスをきたすことが知られていました。よって，0.9％NaCl液によるアシドーシスが細胞内からのK移行をきたし，高カリウム血症を引き起こすのではないかと考えられています。このような臨床研究の結果から，英国の外科医向けの輸液のガイドラインでは，急性腎障害（AKI）のような病態であっても，血清K濃度の変化に注意するのであれば，血清K濃度と同程度のKを含むbalanced salt solutionを投与することを0.9％NaCl液投与よりも推奨しています。

＊一般的な細胞外液輸液の一覧☞1章3のQ18参照。balanced salt solutionと呼ばれる製剤は，4〜5mEq/LのKが含有されている。SIDは，酸塩基平衡異常の解釈法であるStewart法で用いられる酸塩基平衡を決定する独立した因子の1つである。strong ionは体液中でほとんど電離しているものを指し，SIDは，「陽イオン濃度−陰イオン濃度」で表される。電解質による水の電離を酸塩基平衡の決定因子として重視するStewart法においては，Na，Kなどの陽イオンは塩基，陰イオンであるClは酸と考えられる。よって，SID＝0mEq/Lの0.9％NaCl液は，SID＝約40mEq/Lの血漿と比較して，より酸性と考えられ，大量の0.9％NaCl液の投与にて代謝性アシドーシスをきたす原因であると考えられている。

▶ 文　献

1) O'Malley CM, et al:A randomized, double-blind comparison of lactated Ringer's solution and 0.9% NaCl during renal transplantation. Anesth Analg. 2005;100(5):1518-1524. [PMID: 15845718]
2) Lobo DN, et al:Should chloride-rich crystalloids remain the mainstay of fluid resuscitation to prevent 'pre-renal' acute kidney injury?: con. Kidney Int. 2014;86(6):1096-1105. [PMID: 24717302]

2章 Ca, リン, Mg代謝異常の臨床

1. Ca代謝異常
2. リン代謝異常
3. Mg代謝異常

2章 Ca，リン，Mg代謝異常の臨床 ― 1 Ca代謝異常

Q01

生体内でのCa代謝の基本を教えてください

A　Caは，生体内で最も多く含有される二価イオンです。その99％が，ヒドロキシアパタイト〔$Ca_{10}(PO_4)_6(OH)_2$〕で存在し，残り1％が，歯，軟部組織，血漿中に存在します。血漿（血清）Ca濃度は，10mg/dL（8.5〜10.2mg/dL）に調節されており，約50％がfree ionized form（生理的に活性）で存在し，約40％が血液中のタンパク質（ほとんどがアルブミン）に結合，約10％が，リン酸，重炭酸等の血漿中の陰イオンと結合しています。腎糸球体では，free ionized Caや陰イオンと結合しているCaイオンが濾過されます。細胞膜のCa-ATPase，Na-Ca交換体の作用により，細胞内のfree ionized Ca濃度は血漿中と比較して約1万分の1の濃度に維持されています。Caイオンは，神経・筋細胞の細胞膜の興奮，酵素作用の調節，血液凝固等の種々の機能の調節を行っていることから，血清Ca濃度の異常は種々の臨床的症状を引き起こします。

　生体内のCa代謝は図に示すような経路をとり，血漿Caイオン濃度は狭い範囲に調節されています。Ca代謝は，副甲状腺ホルモン（PTH），活性型ビタミンD_3〔1-25-dihdroxycholecalciferol/calcitriol：1,25(OH)$_2$VitD$_3$〕，カルシトニン，Ca感知受容体（Ca-sensingreceptor：CaSR）の働きで調節維持されています。

　副甲状腺から分泌されるPTHは，①骨破骨細胞を活性化して骨吸収を増加，②1,α-hydroxylase活性化から1,25(OH)$_2$VitD$_3$合成促進，

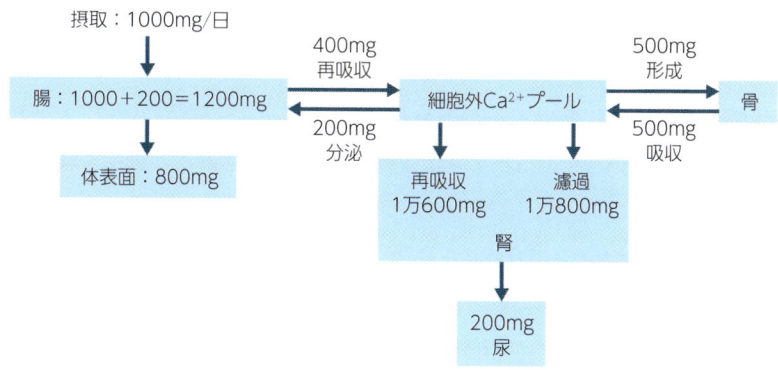

図　成人における生体内Ca代謝の過程

血漿Ca濃度10mg/dLの60%が糸球体で濾過される。60mg/L×180L＝1万800mgが濾過され，200mgが尿中に排泄されることから，再吸収率は98%，排泄率2%となる。　　　　（文献1より作成）

　③腎遠位曲尿細管細胞からのCaイオンの再吸収増加を介して血漿Caイオン濃度を調節（上昇させる方向）しています〔PTHは1,25(OH)$_2$VitD$_3$と協働して骨吸収を増加させる〕。細胞外液中のfree ionized Ca濃度の約10%程度の増減でも，副甲状腺細胞膜に存在するCaSRにて感受され，PHTの分泌を変化させます。さらに，1,25(OH)$_2$VitD$_3$やMgもPTHの合成・分泌を調節していると言われています〔1,25(OH)$_2$VitD$_3$刺激や低マグネシウム血症はPTHの合成・分泌を抑制する〕。

　活性型ビタミンD$_3$〔1,25(OH)$_2$VitD$_3$〕は，腎の近位尿細管にて，25(OH)VitD$_3$から1,α-hyroxylaseの作用により合成されます（1,α-hyroxylase活性はPTHにより刺激され，高カルシウム血症，高リン血症で抑制される）。1,25(OH)$_2$VitD$_3$は，①腎遠位曲尿細管でのCaイオンの再吸収増加，②腸管からのCaイオンの再吸収の増加，③骨吸収の増加（PTHとの協働にて），④血漿Caイオン濃度非依存性に副甲状腺からのPTH分泌抑制，を介してCa代謝を調節しています。

　カルシトニンは，甲状腺の濾胞傍細胞（parafollicular cell）やC細胞から，血症Caイオン濃度が上昇すると分泌され，骨破骨細胞の機能を抑制し，骨吸収を減少させます。

CaSRは，Ca代謝に関与する組織細胞膜表面（副甲状腺や腎臓に豊富に発現するほか，骨，甲状腺，脳，腸管にも発現）に発現しています。副甲状腺細胞において，PTH合成/分泌，副甲状腺細胞の増殖にCaSRが関与しています（CaイオンによりCaSRが刺激されると抑制される）。腎臓においては，CaSRは，ヘンレの太い上行脚尿細管細胞の血管側に存在し，CaイオンでCaSRが刺激されると，同部位での細胞間隙を介したCaの再吸収が抑制されます。このCaSRの作用は，高カルシウム血症をきたした時に，尿中へのCaイオンの排泄を増やし，血漿Ca濃度の上昇を防ぐ作用があります。さらに，髄質内層集合管（IMCD）細胞の管腔側にもCaSRが発現しており，管腔内のCaイオンの増加により刺激され，抗利尿ホルモン（ADH）によるアクアポリン2の活性増加を抑制し，同部位での水の再吸収が減少します。この集合管におけるCaSRの作用は，高カルシウム血症による高カルシウム尿症を原因とする腎石灰化，尿路結石，腎機能障害の予防に関与していると考えられています。また，CaSRは骨の骨芽細胞や破骨細胞や甲状腺の濾胞傍細胞やC細胞にも発現しており，骨代謝やカルシトニンの分泌の調節に関与していると考えられています。

＊最近，遠位曲尿細管（DCT）の管腔側にCaSRが発現し，DCTでのNaClの再吸収を調節することが報告されている。

▶ 文　献

1) Reddi AS: Fluid, Electrolyte and Acid-Base Disorders: Clinical Evaluation and Management. 2nd ed. Springer, 2017.

2章 Ca，リン，Mg代謝異常の臨床 — 1 Ca代謝異常

Q02 腎臓でのCaイオンの動態を教えてください

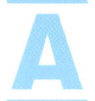

　腎糸球体では，free ionized Caか，陰イオンに結合したCaイオンが濾過されます。近位尿細管（糸球体で濾過された65％のCaイオンが再吸収される）においては，Naや水の等張性再吸収によって生じる尿細管腔内と細胞間隙腔間の濃度格差や尿細管腔側の陽性荷電により細胞間隙を介してCaイオンが再吸収されます。つまり，近位尿細管において，CaイオンはNaに依存して再吸収されると言えます。尿路結石の予防に，尿中Caイオンの排泄を減少させるために減塩が有効であるのは，このことによります。

　ヘンレの太い上行脚（糸球体で濾過された25％のCaイオンが再吸収される）においては，Na-K-2Cl共輸送体とROMKチャネルにより形成される管腔内陽性荷電によって，細胞間隙を介してCaイオンが再吸収されます。ループ利尿薬が尿中Ca排泄を増加させるのは，このCa再吸収機構を阻害するからであると考えられています（**表1**）。

　遠位曲尿細管（糸球体で濾過された5～10％のCaイオンが再吸収される）においては，他のネフロンセグメントと異なり，経細胞的に能動的な機構で再吸収されます（**図・表2**）。この部位のCaイオンの再吸収は，PTHと活性型ビタミンD_3両方の因子が協働することで増加すると考えられています。よって，副甲状腺機能低下症等の副甲状腺ホルモン（PTH）が欠乏した状態では，ビタミンD投与にて血清Ca濃度を上昇さ

表1 腎のネフロンセグメントでのCaイオンの再吸収に影響する因子

	近位尿細管	ヘンレの太い上行脚	遠位曲尿細管	尿中排泄
PTH	病態に応じて変化する	↑	↑	↓
ビタミンD	?	効果なし	↑	↓
高カルシウム血症	↓	↓	↓	↑
体液増加	↓	?	↓	↑
体液減少	↑	?	?	↓
代謝性アシドーシス	↓	?	↓	↑
代謝性アルカローシス	↑	?	↑	↓
ループ利尿薬	?	↓	効果なし	↑
サイアザイド系利尿薬（急性）	?	?	↑	↑
サイアザイド系利尿薬（慢性）	↑	効果なし	?	↓
アミロライド	効果なし	効果なし	↑	↓

?：一定の見解が得られていないことを示す
サイアザイド系利尿薬は，投与早期はその利尿作用で尿中Caイオン排泄を増加させるが，慢性期になると体液減少効果から近位尿細管でのCaイオンの再吸収が増加し，尿中Caイオンの排泄が減少する。一方，サイアザイド系利尿薬がその作用部位である遠位曲尿細管において直接Ca再吸収を増加させ，尿中Caイオンの排泄を減少させるという意見もある。

（文献1より作成）

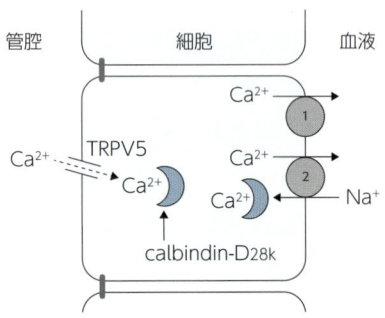

図　遠位曲尿細管における経細胞的なCa再吸収機構

PTHや活性型ビタミンD₃は，管腔側のCaチャネル (transient receptor potential vanilloid 5：TRPV5) からのCaイオンの再吸収を増加させる。細胞内に取り込まれたCaイオンは，活性型ビタミンD₃で合成が増えるCa結合タンパク質 cabindin-D28K や calbindin-D9K を介して血管側まで運ばれ，1Ca ATPase 2Na-Ca交換体を介して細胞外へ輸送される。（文献1より作成）

表2 遠位尿細管管腔側CaチャネルTRPV5の活性に影響する因子

活性上昇	活性減少
PTH，活性ビタミンD，Klotho（アンチエイジングホルモン），代謝性アルカローシス，低カルシウム血症，WNK4	高カルシウム血症，代謝性アシドーシス

（文献1より作成）

せると高カルシウム尿症が増悪するのはこのためとされています。

集合管（糸球体で濾過された5%のCaイオンが再吸収される）においては，他のネフロンと比較して少量のCaイオンが再吸収され，尿中が正常状態では濾過されたCaイオンの約2%が排泄されるとされています（**表1**には，各々の尿細管セグメントにおけるCaイオン再吸収に影響を与える因子をまとめた）。

▶ 文 献

1) Reddi AS: Fluid, Electrolyte and Acid-Base Disorders: Clinical Evaluation and Management. 2nd ed. Springer, 2017.

2章 Ca, リン, Mg代謝異常の臨床 — 1 Ca代謝異常

Q03 測定血清Ca濃度について教えてください

血液中で生理活性を有するのは遊離(free)Caイオンなので, これを測定することが望ましいのですが, 安定して測定することが困難とされており, 血清中に含有されるすべてのCaを測定しているのが現状です。

血液中のCaイオンは, 主に血液中の陰性荷電を有するアルブミンに結合しており, 低アルブミン血症の時は, 血清アルブミン濃度で血清Ca濃度を補正することが一般的です。

補正Ca濃度(mg/dL) =
 測定Ca濃度(mg/dL) + {(4.0 − 測定血清アルブミン濃度)×0.8}
  Ca(mg/dL) × 0.25 = Ca(mmol/L)
  Ca(mg/dL) × 0.5 = Ca(mEq/L)
  Ca(mEq/L) × 0.5 = Ca(mmol/L)

体液量減少等で, 血清アルブミン濃度が上昇すると血清Ca濃度の測定値は上昇する。さらに, 骨髄腫等の病態でCaと結合する異常なタンパク質が増加しても測定Ca濃度は増加する〔偽性高カルシウム血症(pseudohypercalcemia)〕。

血清Ca濃度は, 比色分析(colorimetric assay)で測定されることが多く, MRI検査時の造影剤として使用されるガドリニウムがこの測定系に干渉して, 測定Ca濃度が低下することがある〔偽性低カルシウム血症(spurious hypocalcemia)〕。

また，血液中のpHによって，free Caイオン濃度が変化することも重要です。血液のpHが増加すると，弱酸であるアルブミンの陰性荷電が増加し，Caイオンはアルブミンと結合してfree Caイオン濃度は減少します。過換気症候群でテタニーを生じるのは，呼吸性アルカローシスによりfree Caイオン濃度が減少するのが理由とされています。一方，慢性腎臓病などで低カルシウム血症を認めてもテタニー症状を認めることが少ないのは，代謝性アシドーシスによりfree Caイオン濃度が，減少しにくいためと考えられています。

　Ca代謝異常や酸塩基平衡異常を起こすことが多い慢性腎臓病や透析症例において，前述の補正式は不正確とされており，free Caイオン濃度を実測すべきであるという意見もあります。

▶文　献

1) Lerma EV, et al：Nephrology secrets. 4th ed. Elsevier, 2018.

2章 Ca，リン，Mg代謝異常の臨床 ― 1 Ca代謝異常

Q04

尿中Ca濃度測定の意義を教えてください

A　尿中Ca濃度の測定は，血清Ca濃度異常の成因の鑑別や，適正なビタミンD等の処方を行うために必要です。

　以前は，副甲状腺腫による副甲状腺機能亢進症の手術適応（NIHガイドライン1990，2002）に1日尿中Ca排泄量の増加（4mg/kg体重/日以上という意見もある）がありました。しかし，塩酸蓄尿が必要であったことなどにより，現在は随時尿Ca/Cre比UCa/g Crを測定することが多いです。

　高カルシウム尿症をきたしているか否かを知ることは，副甲状腺機能亢進症と家族性低カルシウム尿性高カルシウム血症（familial hypocalciuric hypercalcemia：FHH）との鑑別に重要です。FHHは，Ca sensing receptor（CaSR）の機能がinactivate（Caを感受する閾値が高濃度へ移行）されるために，腎臓でのCaの再吸収増加，軽度の血中副甲状腺ホルモン（PTH）濃度の上昇，軽度の高カルシウム血症をきたします。

　よって副甲状腺機能亢進症は，高カルシウム尿症（UCa/g Cr＞200mg/g Cr 0.2mg/mg Cr）を呈しますが，FHHは低カルシウム尿症（UCa/g Cr＜10mg/g Cr 0.01 mg/mg Cr）を示します。

　また，尿中Ca濃度を測定は，ビタミンDやCa製剤投与時に高カルシウム血症をきたしていないかを知るためにも有用です。高カルシウム尿

症は,尿路結石や腎障害の原因になると考えられており,UCa/g Cr＞200mg/g Cr 0.2mg/mg Crの高カルシウム尿症を呈した時は減薬が必要です。

　腎臓でのCaの再吸収には,PTHとビタミンDの両方が必要とされており,副甲状腺全摘出後などの副甲状腺機能低下症のCa補正は,「低カルシウム血症の症状(テタニー等)を起こさない程度のCa濃度の補正で十分」というのは,高カルシウム尿症を予防するためであると言われています。

▶文　献

1) Lerma EV, et al：Nephrology secrets. 4th ed. Elsevier, 2018.
2) 福成信博：原発性副甲状腺機能亢進症の外科. 日内分泌・甲状腺外会誌. 2012;29(1):16-20.
3) 黒川 清：水・電解質と酸塩基平衡. 第2版. 南山堂, 2004.

2章 Ca, リン, Mg代謝異常の臨床 — 1 Ca代謝異常

Q05 血清Ca濃度異常に伴う臨床症状を教えてください

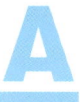

　Caイオンは，神経筋の興奮や種々の酵素の調節に関与しているので，血清Ca濃度の異常は，中枢末梢神経症状，心臓血管系の症状を示すことが多いとされています(**表1・2**)。

　このような多彩な症状を示すことから，筆者は臨床の現場で，腎機能

表1　低カルシウム血症にみられる臨床症状

神経筋	・筋力低下および疲労 ・口のまわり，指先，つま先等がチクチクする ・Chvostek徴候 (耳介前部の顔面神経幹を叩打した際の顔面筋の収縮，しびれ) ・Trousseau徴候 (手足の痙攣；血圧計のマンシェットを上腕に巻き，3分間収縮期血圧より20mmHg高い圧でカフを維持した時，指の屈曲で手首，親指および中手指節関節の屈曲が誘発される)
心臓血管系	・QT延長 ・不整脈 ・低血圧 ・うっ血性心不全を伴う心筋症
中枢神経系	・精神状態の変化 ・イライラ ・偽脳腫瘍 ・強直間代発作 ・大脳基底核の血管石灰化

低カルシウム血症でテタニー等の症状がみられるのは，Caイオンが細胞膜を興奮させる細胞膜Naチャネルの開放を抑制しているからと考えられている。ほかに，消化器系症状として，悪心，嘔吐，下痢がある。眼症状として，乳頭浮腫，白内障がある。皮膚症状として，皮膚の乾燥や粗糙化がある。

(文献1より作成)

表2 高カルシウム血症にみられる臨床症状

神経筋(精神症状)	混乱,記憶障害,無気力,昏迷,昏睡,筋力低下,筋緊張低下
心臓血管系	QT短縮,不整脈,脚ブロック,高血圧
腎	脱水,多尿,多飲,夜間頻尿(腎性尿崩症),腎石灰化,腎結石,尿細管間質性疾患,急性／慢性腎臓病
消化器系	嘔気,嘔吐,食欲不振,体重減少,便秘,腹痛,膵炎
骨	骨痛,関節炎,骨粗鬆症,囊胞性骨炎
石灰化	帯状角膜変性,レッドアイ,結膜および血管の石灰化

(文献1より作成)

や電解質のスクリーニングを行うのであれば,必ず血中Ca, Mg, リン濃度の測定を含むべきであると考えます。

症例(自験例)

電解質スクリーニングに,血中Ca, Mg, リン濃度の測定が含まれていたので診断できた症例

- 60歳代,女性。食思不振・全身倦怠感を呈し,うつ病と診断・治療をされていたが,精査にて原発性副甲状腺機能亢進症による高カルシウム血症の症状であった
- 50歳代,女性。全身の痛みを呈しており,初診外来のスクリーニング検査にて高カルシウム血症が見つかり,原発性副甲状腺機能亢進と診断
- 20歳代,女性。初発の痙攣発作にて救急外来へ搬送された。心電図でQT延長を認め,DiGeorge症候群による副甲状腺機能低下症からの低カルシウム血症と診断
- 30歳代,男性。若年性両眼白内障以外の症状はない。白内障手術時のスクリーニングで5mg/dL台の低カルシウム血症を認め,原発性副甲状腺機能低下症と診断(著明な低カルシウム血症にもかかわらずテタニー等の自覚なし。低カルシウム血症は白内障を起こしうる)

なお，筆者はこれまで数年に一度，スクリーニングの血清電解質測定により，副甲状腺機能亢進症を偶発的に発見しています。

▶ 文　献

1) Reddi AS：Fluid, Electrolyte and Acid-Base Disorders: Clinical Evaluation and Management. 2nd ed. Springer, 2017.
2) 深川雅史, 他：図解 水・電解質テキスト－一般検査からきわめる診断・治療のアプローチ. 文光堂, 2006.

2章 Ca,リン,Mg代謝異常の臨床 — ① Ca代謝異常

Q06

薬剤による高カルシウム血症について教えてください

　筆者の経験では,薬剤による高カルシウム血症で最も多いのはビタミンD関連の高カルシウム血症です。高齢化に伴う骨塩減少や骨粗鬆症予防のために,活性型ビタミンD製剤が投与される頻度が増えてきています。このような症例に「腎障害が出現したため,腎臓外来に紹介され,高カルシウム血症の存在に初めて気づく」というのがその典型例です。薬剤を中止し,体液量減少の補正を行うことで高カルシウム血症は改善しますが,わが国で使用される活性型ビタミンD製剤は,アルファカルシドール〔1(OH)VitD〕やカルシトリオール(1,25(OH)$_2$VitD)の半減期で15時間程度,骨塩増加作用が強いとされるエルデカルシトールは半減期が約50時間と長いので注意すべきです。最近は,自己注射可能な副甲状腺ホルモン(PTH)製剤の使用の頻度も増えており,PTH製剤と活性型ビタミンD製剤との併用による高カルシウム血症も筆者は経験したことがあります。活性型ビタミンD製剤で高カルシウム血症をきたした症例の特徴は,経過中一度も血清Ca濃度の測定がなされていないことです(可能であれば,高カルシウム尿症を防ぐため随時尿Ca/Cr比も検討すべきであると筆者は考えています)。

　欧米では,サプリメントとして摂取される天然型ビタミンDやビタミンAの過剰摂取による高カルシウム血症がみられるようです。日本でも健康ブームでサプリメントの摂取が増えており,今後,注意すべき

病態であると考えます．

　サイアザイド系利尿薬は，尿中Ca排泄抑制作用があるため，活性型ビタミンD製剤との併用で高カルシウム血症をきたすことがあります．また，サイアザイド系利尿薬による高カルシウム血症例に，原発性副甲状腺機能亢進症の合併を認めることがあり，注意すべきです．リチウム製剤は，Ca sensing receptor（CaSR）の血清Caイオンに対するセットポイントの上昇からPTHの分泌を促進させ，高カルシウム血症をきたすとされています．

　以前は，胃潰瘍に，制酸薬として多量のCa製剤と牛乳を摂取する治療において高カルシウム血症と腎障害をきたすことがあり，これをミルク・アルカリ症候群と呼んでいました．現在は，胃潰瘍でこのような療法は行われておらず，高齢者へのビタミンD製剤投与によるカルシウム・アルカリ症候群が増加していると述べる専門家もいます．

▶ 文　献

1) Lerma EV, et al：Nephrology secrets. 4th ed. Elsevier, 2018.
2) 竹内靖博：カルシウム代謝疾患の救急：高カルシウム血症クリーゼと低カルシウム血症性テタニー．日内会誌．2016；105(4)：658-666.
3) Patel AM, et al：Got calcium? Welcome to the calcium-alkali syndrome. J Am Soc Nephrol. 2010；21(9)：1440-1443. [PMID: 20413609]

2章 Ca，リン，Mg代謝異常の臨床 — 1 Ca代謝異常

Q07

高カルシウム血症に遭遇した時の対応の基本を教えてください

　高カルシウム血症に遭遇した時は，まず高カルシウム血症によるバイタルサインの異常〔中枢神経症状，血圧上昇等の循環異常，腎障害（糸球体濾過量の低下，腎尿細管障害による電解質異常（低カリウム血症，代謝性アルカローシス，多尿等）等〕を確認し，その異常を補正するように対応します。

　同時に，高カルシウム血症の成因を解明し，その成因の改善を図ることが高カルシウム血症の対応として重要となります。高カルシウム血症の成因の鑑別として，頻度の高いものから鑑別していくことが臨床の現場に即して有用であると思います。筆者の経験からは，最もよく遭遇するのが薬剤性の高カルシウム血症であり，まずその鑑別からはじめるべきです〔ビタミンD製剤（ほとんどの症例），Ca製剤，サイアザイド系利尿薬（本剤単独では少なく，ビタミンD製剤との併用，原発性副甲状腺機能亢進症との合併），稀にリチウム製剤等〕。次に多いのが，外来例では原発性副甲状腺機能亢進症です。一方，入院例では悪性腫瘍に併発する高カルシウム血症に遭遇することが多いです。

　これらの高カルシウム血症の成因の鑑別には，各々の症例の病歴の確認が最も重要ですが，血清中のintact PTH（iPTH）が抑制されているかどうかを確認することが検査的な鑑別の基本となります（図）（iPTHの抑制に関してはいまだ定義されていないが，高カルシウム血症にもか

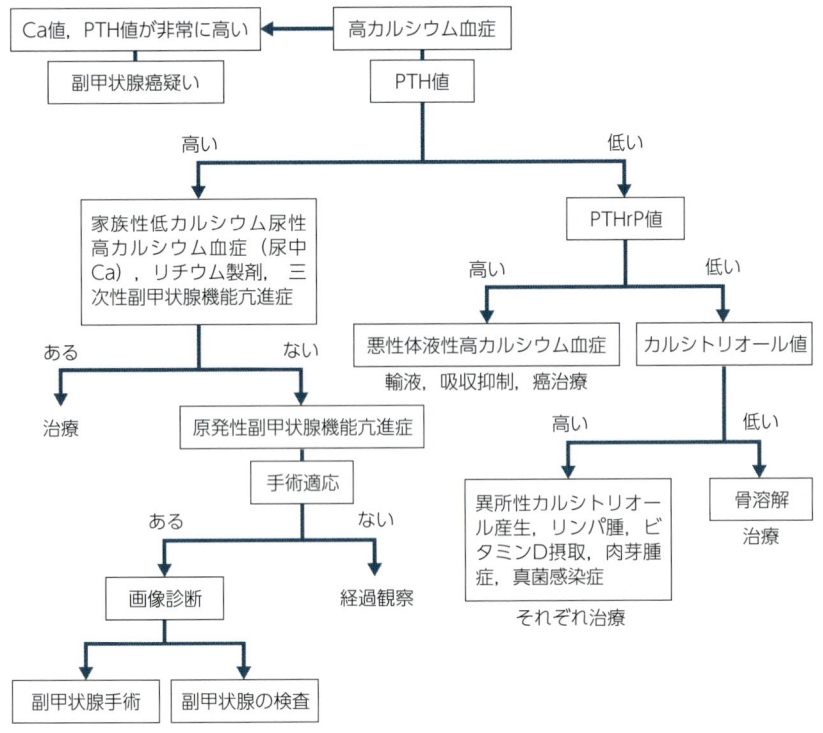

図 高カルシウム血症への対応の基本

血清Ca濃度の上昇が，副甲状腺ホルモン（PTH）に依存しているかが鑑別の基本となる（抑制されていない血清iPTH濃度＞20pg/mLとする）。引用した論文では，以前は「PTHrP濃度測定の精度が低く注意すべき」という記載があった。原発性副甲状腺機能亢進症は，PTHが近位尿細管でのリンの再吸収抑制から代謝性アシドーシスを起こすので，血液中Cl：リン（濃度比）が33：1を超えることが多いとされている。

（文献1より作成）

かわらずiPTH＞20pg/mLであれば，抑制されていないと考えるべきとされている）。

　iPTH濃度の抑制がみられなければ，原発性副甲状腺機能亢進症等の，副甲状腺ホルモン（PTH）の作用が亢進している病態を鑑別する必要があります。

　一方，iPTH濃度の抑制がみられる病態であれば，副甲状腺ホルモン関連ペプチド（parathyroid hormone-related peptide：PTHrP）や活性

型ビタミンD（カルシトリオール）を測定し，病態の鑑別を行います。一般的には，PTHrPが上昇している病態はhumoral hypercalcemia of malignancyと呼ばれ，悪性腫瘍に伴う高カルシウム血症の一因として重要です。一方，悪性腫瘍に伴う高カルシウム血症として，PTHrPの上昇を伴わない病態は，骨転移した悪性腫瘍が分泌するサイトカイン等の液性因子による破骨細胞の活性亢進からのosteolysisによる高カルシウム血症が主たる要因と考えられています。

活性型ビタミンD（カルシトリオール）活性亢進の高カルシウム血症は，薬剤性を除くと，リンパ腫等の肉芽腫が局所で活性型ビタミンDを合成する病態であり，高カルシウム血症の成因としては比較的稀なのものと考えられています。

臨床的に注意すべきは，悪性腫瘍例に併発した高カルシウム血症であっても，薬剤性のような医原性のものや原発性副甲状腺機能亢進症のことがある（内分泌代謝疾患において，糖尿病，甲状腺疾患に次いで多いのが原発性副甲状腺機能亢進症）ため，適切に高カルシウム血症の成因を鑑別することが重要です。

▶ 文　献

1) Zagzag J, et al:Hypercalcemia and cancer: Differential diagnosis and treatment. CA Cancer J Clin. 2018;68(5):377-386. [PMID: 30240520]

2章 Ca, リン, Mg代謝異常の臨床 — 1 Ca代謝異常

Q08

高カルシウム血症で多尿をきたす理由を教えてください

A　高カルシウム血症には，多尿のみならず，低カリウム血症，低マグネシウム血症，代謝性アルカローシスが併発することが知られています。このように腎臓に関する症状が出る理由は，高カルシウム血症に伴う高カルシウム尿症により尿細管障害を予防するためと考えると理解しやすいです。

　高カルシウム血症をきたすと，ヘンレの太い上行脚の血管側に存在するCa sensing receptor（CaSR）の刺激からNa-K-2Cl共輸送体（NKCC2）を抑制し，ヘンレの太い上行脚におけるCaの再吸収を抑制します。CaSRの刺激はMgの再吸収も抑制します。この減少は，ループ利尿薬の作用と類似しており，多尿と低カリウム血症の成因となります。

　この高カルシウム血症の，ヘンレの太い上行脚への作用により原尿中のCa排泄は増加しますが，原尿中Caにより集合管の管腔側に発現しているCaSRも刺激され，集合管における抗利尿ホルモン（ADH）による水の再吸収の抑制や集合管管腔側のproton-ATPaseを活性化して原尿を酸性化することから，原尿中のCaの可溶性増加に寄与します。

　このような血中Ca濃度の上昇によるヘンレの太い上行脚や腎集合管の機能の変化が，高カルシウム血症による多尿や，低カリウム血症，低マグネシウム血症，代謝性アルカローシスの成因であると考えられています。

▶文 献

1) Lerma EV, et al : Nephrology secrets. 4th ed. Elsevier, 2018.

2章 Ca, リン, Mg代謝異常の臨床 — 1 Ca代謝異常

Q09

緊急性高カルシウム血症である，高カルシウムクリーゼに対する治療を教えてください

A　高度な高カルシウム血症（例；＞12～13mg/dL）や，高カルシウム血症特有の症状を有する高カルシウム血症を高カルシウムクリーゼと呼び，直ちに血清Ca濃度を下げる治療を開始すべきであると考えられています．

　血清Caを下げる手段として，腎臓からの排泄の増加，骨吸収の抑制，体外への除去，腸管からの吸収の抑制（ビタミンD製剤の中止等）等があります（表）．

　高カルシウム血症は，高カルシウム血症による意識障害等による摂食量の低下や，高カルシウム血症による尿細管機能障害による多尿等により，体液量減少からの腎機能低下をきたしていることが多く，腎臓からCa排泄を増やすためには，0.9％NaCl液等の細胞外液（リンゲル液等のbalanced salt solutionはCaが含まれており禁忌）の投与が治療の基本となります．教科書的には，200～300mL/時（尿量100～150mLが得られるように）の比較的多量の輸液が必要とされており，心腎に障害を有する高齢者には投与しにくいです．そこで，輸液による体液過剰を防ぐために，輸液とループ利尿薬（ヘンレ上行脚でのCa再吸収を減らすとされているが否定的な意見もある）を併用しますが，電解質異常（低カリウム血症，低マグネシウム血症等）をきたしやすく，注意すべきです．

　腎臓からCaの排泄増加を図る輸液のみでは，血清Ca濃度が正常化す

表 高カルシウム血症クリーゼの治療

治療		用量	投与方法	効果持続時間	作用機序
Ca排泄増加	生理食塩液（生食）	1〜2L（6時間ごと）	静注	4〜6時間	GFR値の改善とCa排泄の促進
	フロセミド	40〜120mg（2〜4時間ごと）	静注	2〜4時間	ヘンレの太い上行脚でのCa再吸収抑制
骨吸収減少	カルシトニン*1	2〜4MRC単位/kg（4〜8時間ごと）	静注	4〜12時間	骨吸収抑制
	パミドロン酸	30〜90mg＋生食または5％ブドウ糖液100〜200mL（1回）	静注〔4時間以上かけて（〜24時間）〕	2〜3週間	骨吸収抑制（臨床的には2〜3日必要）
	ゾレドロン酸*2	4mg＋生食または5％ブドウ糖液50mL（1回）	静注〔15分以上かけて（〜20分）〕	2〜3週間	骨吸収抑制（臨床的には2〜3日必要）
	クエン酸ガリウム	200mg/m²/日＋生食1L（5日間）	静注	1〜2週間	骨吸収抑制
腸管吸収減少	プレドニゾン*3	20〜30mg（12時間ごと）	経口	2〜4日間	腸管からの吸収抑制
血清Ca濃度減少	血液透析	低Ca透析液を使用	—	数時間	血液からの除去

MRC：medical research council
＊1：効果が投与後48時間で消失する。単独では用いない。
＊2：腎障害では減量する。
＊3：悪性腫瘍による骨溶解の抑制や肉芽腫性疾患等において活性化ビタミンDの合成抑制作用もある。

（文献1より作成）

るのは困難であることや，輸液過剰や電解質異常等のリスクもあることから，最近は，骨吸収を抑制するカルシトニン製剤の皮下注/筋注やビスホスホネート製剤の静脈内投与が高カルシウム血症の治療の中心となっています。

カルシトニン製剤は，その効果の発現が早く（数時間で効果が出現する），腎臓からのCa排泄も増加させる利点を有していますが，投与を繰り返すうちにタキフィラキシーが出現するので，その効果は48時間に制限されます．ビスホスホネート製剤は，その効果は強いですが，効果発現まで48～72時間かかることや，腎障害例（腎障害もきたしうる）には使用しにくいことに注意すべきです．悪性腫瘍に伴う高カルシウム血症で，ビスホスホネート製剤に抵抗性の場合は，破骨細胞を活性化するreceptor activator for nuclear factor-κB ligand（RANKL）を阻害するデノスマブが用いられることがあります．

　上述した治療に反応しない時や，腎不全や心不全があり輸液や薬剤の投与が困難な時は，Caを含まない透析液（低Ca透析液）を用いた血液透析が行われることがあります．

▶ 文　献

1) Reilly RF, et al：Instant Access Acid-Base, Fluids, and Electrolytes. McGraw-Hill Education, 2007.
2) Reddi AS：Fluid, Electrolyte and Acid-Base Disorders: Clinical Evaluation and Management. 2nd ed. Springer, 2017.
3) Lerma EV, et al：Nephrology secrets. 4th ed. Elsevier, 2018.
4) 竹内靖博：カルシウム代謝疾患の救急：高カルシウム血症クリーゼと低カルシウム血症性テタニー．日内会誌．2016；105(4)：658-666.
5) 深川雅史, 他：図解 水・電解質テキスト―一般検査からきわめる診断・治療のアプローチ．文光堂, 2006.

2章 Ca, リン, Mg代謝異常の臨床 — 1 Ca代謝異常

Q10

低カルシウム血症の成因の鑑別について教えてください

血清Ca濃度の低下（低カルシウム血症）に遭遇した時は，以下の方法でその成因を鑑別していくのが一般的です（図）。

まず，血清Ca濃度の低下を認めたら，血清アルブミン濃度低下によるものでないか検討します。より正確に評価するために，血清Caイオン濃度を直接測定することもあります。

次に，血清Mg濃度を測定します。低カルシウム血症の最も多い成因は，体内のMgの欠乏によるものであると言われています（血清Mg濃度の測定のみでは鑑別できないことがある）。そして，血清リン濃度を検討します。血清リン濃度の上昇は，腎機能の低下や，副甲状腺ホルモン（PTH）の作用不全を示唆します。低リン血症を認める時は，低カルシウム血症を補正するためにPTHが作用していると考えられ，ビタミンDの作用低下等の病態が考えられます。

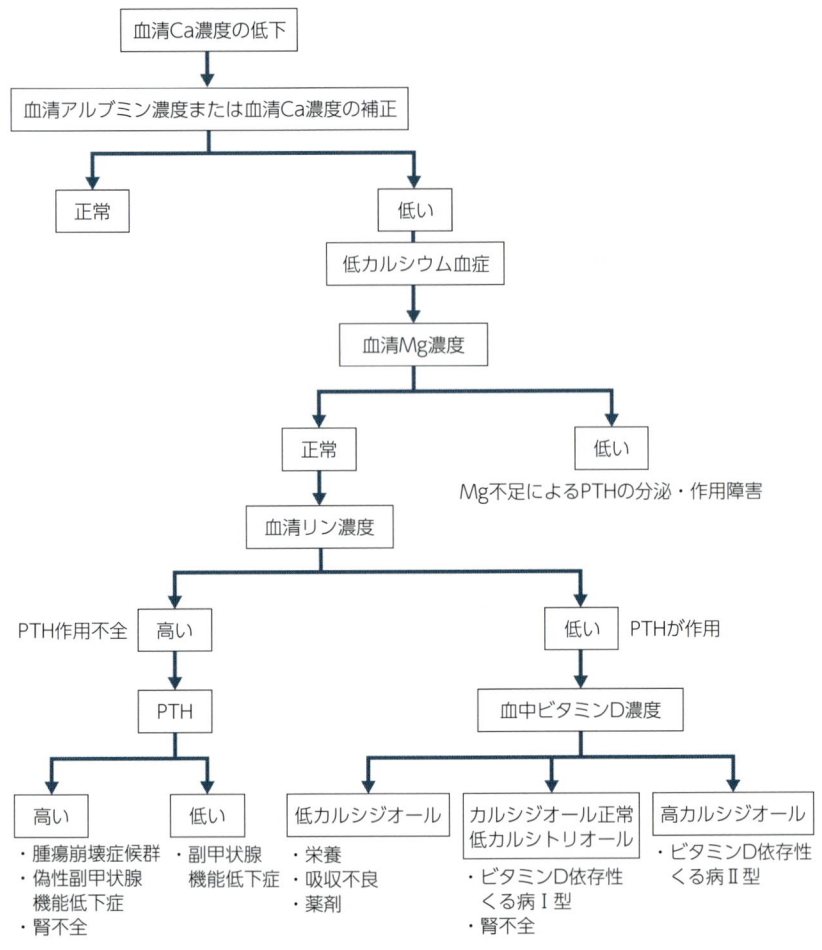

図 低カルシウム血症の成因の鑑別

カルシジオール：25 (OH) VitD$_3$, カルシトリオール：1,25 (OH)$_2$ VitD$_3$ （文献1より作成）

▶ 文　献

1) Reilly RF, et al : Instant Access Acid-Base, Fluids, and Electrolytes. McGraw-Hill Education, 2007.

2章 Ca，リン，Mg代謝異常の臨床 ― 1 Ca代謝異常

Q11

低カルシウム血症の補正の基本を教えてください

　低カルシウム血症の補正は，その成因・程度に応じて対応するのが基本です。一般的に，生命の維持に危険を及ぼすような重篤な低カルシウム血症による症状（痙攣，テタニー，低血圧，不整脈）を呈している場合（補正後血清Ca濃度＜7.5mg/dL）は，経静脈的にCaを投与（100〜300mgを10〜15分以上かけてゆっくり，不整脈のリスクがあるため心電図モニター下でバイタルサインを確認しながら）します。

＊経静脈的に投与可能なCa製剤にはグルコン酸Ca製剤とCaCl製剤があるが，CaCl製剤は血管外に漏出すると組織壊死を起こすので中心静脈から投与すべきとされており，グルコン酸Ca製剤が使われることが一般的である。わが国の製剤は8.5%であり7.85mg/mL（0.39mEq/mL）のCaが含有されている。

　最初のCa製剤のボーラス投与終了後，血清Ca濃度を頻回にチェックしながら，Caを0.5〜1.0mg/kg/時になるように5%ブドウ糖液等でCa製剤を混注して，持続投与します。

　低カルシウム血症（補正後血清Ca濃度＜7.5mg/dL）に伴う重篤な症状がみられない場合は，15mg/kgのCaの投与を静脈内に4〜6時間かけて投与すると，2〜3mg/dL程度の血清Ca濃度の上昇が期待できると言われています。

＊ここで述べるCa量はCaそのもの量であり，グルコン酸Caの量ではない。

低カルシウム血症の症状や程度が軽度であり，外来等の症例であれば，経口Ca製剤（**表**）の投与（経口Ca製剤に含まれるCa量に注意）や経口ビタミンD製剤の投与が行われます．Ca補正時に注意すべきこととして，以下が挙げられています．

① 体内Mg欠乏の補正を行わなければ血清Caの補正ができない
② 腎不全症例等アシドーシスを呈している症例は，pHの上昇の伴いイオン化Ca濃度が減少することに注意する
③ 高リン血症（＞6mg/dL）時にCaの静脈内投与を行うと，血管内にCaが沈着する可能性があり注意すべきである（ただし重篤な低カルシウム血症の症状を呈している時はCa製剤を投与すべきである）
④ 副甲状腺機能低下症〔（副甲状腺ホルモン（PTH）欠乏，PTH作用欠乏時〕は，遠位尿細管でのCaの再吸収が減少するので，血清Ca濃度を正常化まで上昇させると高カルシウム尿症（尿路結石，腎石灰化，腎障害の原因となる）をきたすので注意すべきである（1日尿中Ca排泄量＞4mg/kg/日，UCa/UCr比＞200mg/gCr，高カルシウム尿症時はビタミンDやCa製剤を減薬・休薬するとともに，Naを摂取制限し，近位尿細管でのCaの再吸収を増加させる）
⑤ 副甲状腺術摘出後は，比較的多量のCaの補充が必要とされているが，成因は不明．また，高カリウム血症をきたしやすいとされており注意すべきである
⑥ 血清Caの値の完全な正常化をめざすのではなく，まず症状をきたさないようにすべき（正常値下限程度をめざす）であるという意見が主である

表　経口Ca製剤のCa含有量

製　剤	錠　剤	Ca含有量
炭酸カルシウム	500mg	200mg
クエン酸カルシウム	950mg	200mg
乳酸カルシウム	650mg	85mg
グルコン酸カルシウム	1000mg	90mg

（文献1より作成）

▶文　献

1) Reilly RF, et al:Instant Access Acid-Base, Fluids, and Electrolytes. McGraw-Hill Education, 2007.

2章 Ca，リン，Mg代謝異常の臨床 — 1 Ca代謝異常

Q12

低マグネシウム血症による低カルシウム血症の成因について教えてください

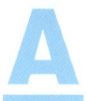

　低マグネシウム血症の約半数に低カルシウム血症がみられます。その成因の1つに，体内のMg欠乏により，副甲状腺ホルモン（PTH）の分泌が抑制されることです。このPTHの分泌低下は，Mgを補充すると24時間以内に改善すると言われています。

　また，Mgは骨代謝にも重要で，Mgが欠乏すると，骨組織はPTH作用に抵抗を示すようになると考えられています。さらに，ビタミンDの代謝にもMgが重要であると言われています。

　つまり，低マグネシウム血症および体内のMg欠乏は，PTH分泌低下，PTH抵抗性，活性化ビタミンD欠乏等の病態を引き起こし，低カルシウム血症をきたすと言えます。

▶文　献

1) Smogorzewski MJ, et al:Disorders of Calcium, Magnesium, and Phosphate Balance; chapter 19. Brenner and Rector's The Kidney. 10th ed. Elsevier, 2015.

2章 Ca, リン, Mg代謝異常の臨床 — 1 Ca代謝異常

Q13

尿路結石（特にCa結石）の予防について教えてください

筆者は，臨床の現場で最も遭遇するCa代謝異常は，骨粗鬆症とCa尿路結石であると考えています。Ca尿路結石（特に，繰り返すもの）において，その成因を検討することは，結石の再発予防の観点のみならず全身性の代謝疾患の発見のきっかけになることがあるので，筆者は必ず行うべきであると考えています。

1. Ca尿路結石

Ca尿路結石シュウ酸Ca結石が最も多く，次にリン酸Ca結石が多いとされています（リン酸Ca結石は尿中リン酸排泄が多い時や尿のpHが高い時に生じやすいとされる。高尿酸尿は，単独でも尿酸結石の成因となるが，シュウ酸Ca結石が伴うとさらに形成されやすいと言われている。リン酸アンモニウムMg結石はウレアーゼ産生菌などの感染により，尿素からアンモニウム（NH_4^+）が形成され，尿がアルカリ化すると生じやすくなる）。

Ca尿路結石（シュウ酸Ca結石）は，簡単に述べると，高カルシウム尿症，高シュウ酸尿症がその主な成因とされています。さらに，結石合成抑制作用を有するクエン酸の尿中排泄が減少（Caがクエン酸と結合し，シュウ酸Caやリン酸Caより水溶性の高いクエン酸Caを形成するため）することも成因の1つに挙げられています。よって，特発性のCa

尿路結石と診断する前に，これらの病態をきたすコントロール可能な疾患の有無を確認すべきであるとされています（**表**）。尿路結石に遭遇した時は，尿路結石分析はもちろんのこと，腎機能，電解質（Ca，P，Mgも含め）代謝等の状態を蓄尿も含めて検討する必要があるとされています（実際はほとんど行われていない）。

2. 高カルシウム尿症

高カルシウム尿症は，高カルシウム血症（原発性副甲状腺機能亢進症やビタミンD過剰症等）をきたす疾患のみならず，食塩の過剰摂取（近位尿細管でNaとCaは同時に再吸収されるため）や，食事由来の酸の過

表 Ca尿路結石（シュウ酸Ca結石）において鑑別すべき病態

病　態	高カルシウム尿症	低クエン酸尿症	高シュウ酸尿症
原発性副甲状腺機能亢進症	○	—	—
寝たきり	○	○	—
incomplete遠位尿細管性アシドーシス	○	○	—
薬剤・ビタミン過剰	○（ビタミンD）	—	○（ビタミンC）
慢性下痢	—	○	—
慢性膵炎，Crohn病，胃バイパス術，小腸切除	—	○	○
腎石灰化	○	○	○
遺伝（原発性高シュウ酸尿症を含む）	○	○	○
海綿腎	○	○	—

高カルシウム尿症の原因として，血液中では代謝性アシドーシスを認めないが，尿の酸性化能の障害を呈しているincomplete遠位尿細管性アシドーシスの病態が注目されている。この病態は，高カルシウム尿症ばかりでなく，近位尿細管でのクエン酸再吸収増加による低クエン酸尿症が，繰り返すCa尿路結石を起こすと考えられている。この病態の診断法はいまだ確定しておらず（空腹時の尿pH＞5.8が提唱されているが），また，クエン酸投与等のアルカリ療法が病態の改善につながる可能性があり，今後の検討が必要であるとされている。

（文献1より作成）

剰摂取（食事性酸負荷の代償のために骨が脱灰する）等で生じるとされています。

3. 高シュウ酸尿症

高シュウ酸尿症は，シュウ酸の過剰摂取のほか，（シュウ酸は腸管内でCaと結合して難吸収性になるので）Caの摂取不足や，腸管内でCaイオンと結合する脂肪酸の増加する病態等（高脂肪食や，消化吸収不良をきたすCrohn病や短腸症候群等では，腸管内の脂肪酸の増加から遊離シュウ酸が増え，腸管から吸収されやすくなる）で生じます。

4. 低クエン酸尿症

低クエン酸尿症は，クエン酸を多く含む野菜や果物の摂取不足，代謝性アシドーシス（代償のため，尿中クエン酸排泄が減少する）をきたす病態等で生じると考えられています。

＊代謝性アシドーシスにより原尿中のプロトン濃度が上昇すると，近位尿細管腔内原尿中で，
クエン酸$^{3-}$＋H$^+$→クエン酸$^{2-}$ (pKa 5.6)
への反応が進み，近位尿細管管腔側に存在するNa-dependent dicarboxylate transfer (NaDC)-1にてクエン酸$^{2-}$が再吸収される。つまり，クエン酸の再吸収が増加する。再吸収されたクエン酸は，HCO$_3^-$に代謝され，血管内に移行し，HCO$_3^-$再生につながる。遠位尿細管アシドーシスは，この経路が作用し，尿中クエン酸排泄が減少するため，尿路結石が生じやすいと考えられている。一方，近位尿細管アシドーシスでは，このクエン酸の再吸収経路が障害されており，尿中クエン酸排泄が増加するので，尿路結石は生じにくいとされている。

Ca尿路結石の予防で，臨床的エビデンスの質が高いのは，飲水による尿量の確保（結石を形成する成分の濃度が低下して飽和状態を予防する）で，1日2～2.5Lの尿量の確保が推奨されています。ほかに，高カルシウム尿症を予防するために，減塩，サイアザイド系利尿薬の投与等を，高シュウ酸尿症の予防のために，低脂肪食，Caの十分な摂取等を，

クエン酸尿の増加のために，動物性タンパク質摂取の制限，野菜・果物の摂取，クエン酸Kの投与等が行われていますが，臨床的エビデンスの質が高くないとされています（クエン酸の摂取が代謝性アシドーシスの改善から高カルシウム尿症の予防につながることも考えられている。クエン酸NaはNa負荷から高カルシウム尿症をきたすので用いない。クエン酸による尿のアルカリ化はリン酸Ca結石形成のリスクとなり要注意とされている）。

筆者は，尿路結石は最も頻度の高い尿細管疾患と考えており，泌尿器科医と（腎臓）内科医が協働して対応すべき疾患であると考えています。

▶ 文　献

1) Gambaro G, et al:Metabolic diagnosis and medical prevention of calcium nephrolithiasis and its systemic manifestations: a consensus statement. J Nephrol. 2016;29(6):715-734. [PMID: 27456839]
2) Zuckerman JM, et al:Hypocitraturia: pathophysiology and medical management. Rev Urol. 2009;11(3):134-144. [PMID: 19918339]

2章 Ca, リン, Mg代謝異常の臨床 — ① Ca代謝異常

Q14 骨粗鬆症について根拠のある治療を教えてください

　高齢化社会を迎え，骨塩減少，骨粗鬆症の治療が骨折予防のために行われることが多くなってきています。しかし，このような処方を受ける高齢者は，心血管系，腎臓等の機能が低下の頻度している頻度が高いためか，高カルシウム血症等の副作用で入院となる症例が後を立たないのが現状です（筆者の腎臓内科医としての経験より，心・腎機能の低下から尿中Ca排泄が増加しないためか）。

　このような副作用を減らすために，骨粗鬆症の治療中に腎機能，血中Ca，Mg，リン濃度，尿中Ca濃度（Ca/Cr比）の測定を繰り返し行うことは当然重要ですが，根拠のある（骨折予防，特に大腿骨骨折予防効果はADL保持の観点から重要であると筆者は考える）治療"のみ"を行うことも重要であると考えます。現在，米国内科学会ガイドラインの骨粗鬆症治療の臨床的エビデンスがありますが（表），Ca製剤とビタミンD製剤のみの治療は，骨折予防に有用であるエビデンスがあると考えられていない（高カルシウム血症を起こすのみ）ということを知っておくべきであると筆者は考えます。

＊日本のガイドライン（日本骨粗鬆学会，日本骨代謝学会，骨粗鬆症財団の『骨粗鬆症の予防と治療ガイドライン2015年版』）では，合成ビタミンD製剤エルデカルシトールが，活性型ビタミンD製剤アルファカルシドールと比較して，椎体骨折の発症を抑制すると記載されている。

表　米国における骨塩減少・骨粗鬆症治療のエビデンス

治療		「女性・骨粗鬆症」が骨折リスクに及ぼす影響			有害事象
		椎骨	椎骨以外	腰骨（大腿骨頭を意味する）	
ビスホスホネート製剤	アレンドロン酸Na（フォサマック®）	改善（高）	改善（高）	改善（高）	軽度の上部消化管症状（高）
	イバンドロン酸Na（ボンビバ®）	改善（高）	不明	不明	軽度の上部消化管症状（高）筋肉痛，こむら返り，足の痛み
	リセドロン酸Na（アクトネル®）	改善（高）	改善（高）	改善（高）	軽度の上部消化管症状（高）
	ゾレドロン酸（リクラスト®）	改善（高）男性・骨粗鬆症でも改善（中）	改善（高）	改善（高）	軽度の上部消化管症状，低カルシウム血症，インフルエンザ様症状（高）心房細動，関節炎，関節痛，頭痛，ぶどう膜炎
デノスマブ（プラリア®）		改善（高）	改善（高）	改善（高）	軽度の上部消化管症状（高）感染（中）発疹
テリパラチド（フォルテオ®）		改善（高）	改善（高）	不明	軽度の上部消化管症状，頭痛，高カルシウム血症（高）高カルシウム尿症，腎臓への影響
ラロキシフェン（エビスタ®）		改善（高）	効果なし	効果なし	ほてり，血栓塞栓症（高）肺塞栓症，脳血管死？
CaおよびビタミンD		不明	不明	不明	高カルシウム血症のリスク↑
更年期ホルモン療法		骨粗鬆症に効果なし（閉経後骨粗鬆症，骨塩減少予防効果はあり）	不明	骨粗鬆症に効果なし（閉経後骨粗鬆症，骨塩減少予防効果はあり）	脳血管障害および血栓塞栓症のリスク↑

（　）はエビデンスの質を示す。

（文献1より作成）

▶文 献

1) Hauk L:Treatment of Low BMD and Osteoporosis to Prevent Fractures: Updated Guideline from the ACP. Am Fam Physician. 2018;97(5):352-353. [PMID: 29671503]
 [https://www.aafp.org/afp/2018/0301/p352.html]（2018年10月1日閲覧）
2) 骨粗鬆症の予防と治療ガイドライン作成委員会：骨粗鬆症の予防と治療ガイドライン2015年版, 2015.
 [http://www.josteo.com/ja/guideline/doc/15_1.pdf]（2019年4月1日閲覧）

2章 Ca, リン, Mg代謝異常の臨床 — ② リン代謝異常

Q01

生体内でのリンの代謝について教えてください

リン(phosphorous)は、骨(hydroxyapatite)、核酸、リン脂質(phospholipid)、ATP、細胞伝達(リン酸化)等に必須の構成物質であり、生理的に重要な役割を演じています。体内において、リンは80～85％がhydroxyapatiteとして骨や歯に存在し、20％程度が筋肉をはじめとした軟部組織(細胞内)、0.1％が細胞外液に存在するとされています。細胞内のリンのほとんどは有機リン(organic phosphorous)の形で存在し、体液中には、リンはリン酸〔phosphate(無機リン酸)〕の形で存在しています(図1・2)。細胞内の無機リン酸は細胞内の主たる陰イオンであり、その濃度の増減はATP等の細胞活動に必要な有機リン物質の合成を変化させ、細胞機能に影響を与えます。我々は、細胞機能に重要な細胞内液中のリン酸濃度を直接測定することはできないので、血清や尿のリン酸濃度測定から類推することになります。細胞外液中の無機リン酸は酸塩基平衡のbufferとして、尿中では滴定酸として、酸塩基平衡の調節に関与しています。

細胞外液中の無機リン酸は、2価イオン(HPO_4^{2-})と1価イオン($H_2PO_4^-$)の両者が存在し、その比は細胞外液のpHで変化し(buffer作用)、pH7.4では約4:1となります。血液や尿中のリン濃度は、これら無機リン酸中のリン(分子量31)を測定しています。

食物中に含まれているリンは、主に有機リンの形で存在しますが、近

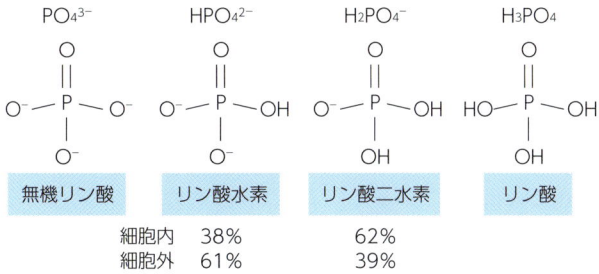

図1 無機リン酸 (phosphate) の構造
細胞内外液のリン酸の荷電の比は，細胞外液／内液のpH (外7.4／内7.0) に依存する。　　　　　　　　　　　　　　　　　　　　　　（文献1より作成）

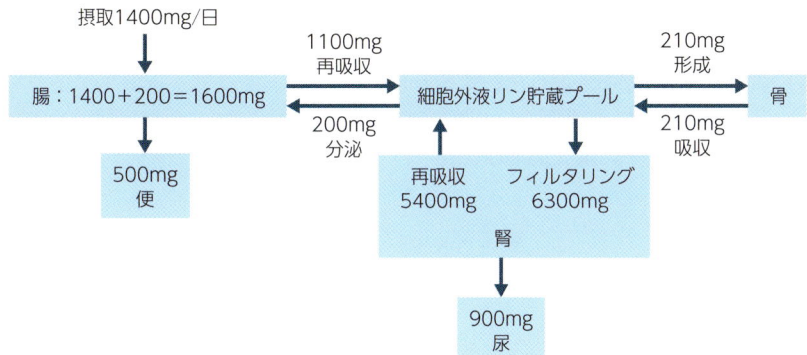

図2 リンの体内動態
細胞外液中の無機リン酸 (phosphate) の含量は，消化管からの吸収，骨から吸収・沈着，腎臓における排泄・再吸収の影響を受ける。　　　　　　　　　　　　　　　　　　（文献2より作成）

年，食品加工の際に保存料や着色料等として添加される無機リン (inorganic phosphorous) の含有量が増加しています。有機リンはタンパク質と結合しており，腸管内で，無機リン酸に代謝されないと吸収されません。よって，摂取された有機リンの40～60％程度しか吸収されません（図2）〔動物性タンパク質からの有機リンはphosphateとして吸収されやすいが，植物性タンパク質からの有機リン (phytate) は難吸収性とされている〕。一方，食品に添加されている無機リンは，摂取された約90％が腸管で吸収されると言われています。食品表示に提示され

ているリンの含有量は，保存料等として添加されている易吸収性の無機リンの含量を含んでいないことが多いと言われており，腎不全時のリン制限食施行時に注意すべきとされています．

　腸管でのリンの再吸収は，Caの吸収ほど厳密に調節されておらず，受動的輸送で吸収されています．よって，リンの摂取が増加すると自動的に吸収が増加します．また，<u>活性化ビタミンD_3〔$1,25(OH)_2VitD_3$〕は，腸管でのリンの吸収を増加させます</u>．

▶ 文　献

1) Lerma EV, et al:Nephrology secrets. 4th ed. Elsevier, 2018.
2) Reddi AS:Fluid, Electrolyte and Acid-Base Disorders: Clinical Evaluation and Management. 2nd ed. Springer, 2017.
3) 深川雅史，他:図解 水・電解質テキスト－一般検査からきわめる診断・治療のアプローチ．文光堂, 2006.

2章 Ca，リン，Mg代謝異常の臨床 — ② リン代謝異常

Q02

FGF23について教えてください

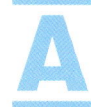

　FGF23は，腫瘍関連低リン血症の原因物質（phosphatonin）の1つとして発見された生体のリン代謝を調節する因子で，骨の骨芽細胞や破骨細胞から分泌されると言われています。

　FGF23は，①近位尿細管においてNa-dependent phosphate cotransporterの活性を抑制し，尿中リン酸排泄を増加させる，②腎近位尿細管における1-α-hydroxylaseの活性を抑制化，24-hydroxylationを活性化し，活性化ビタミンD_3〔1,25(OH)$_2$VitD$_3$〕の産生を減少させる，③副甲状腺における副甲状腺ホルモン（PTH）の合成・分泌を抑制する，という3つの作用を有しており，直接的/間接的に，血漿リン濃度，Caイオン濃度を減少させます。

　FGF23が細胞膜の受容体に作用して効果を発現するためには，老化抑制因子として知られているKlothoが必要とされています。FGF23の骨からの分泌は，血漿リン濃度の上昇，活性型ビタミンD_3，PTHで増加すると言われています。FGF23の血中濃度は，慢性腎臓病（CKD）の初期から増加しており，血清リン濃度の維持や，活性型ビタミンD_3の減少に寄与していると言われています。

＊Klothoには，細胞膜でFGF23と協働する受容体型と，血中に存在する分泌型が存在する。分泌型は，FGF23非依存性に腎からのリンの排泄を亢進させたり，遠位尿細管でCaイオンの再吸収を促進させたりする。CKDにおける高リン血症は，

このKlothoの欠乏も関与していると考えられている。

▶文 献

1) Lerma EV, et al：Nephrology secrets. 4th ed. Elsevier, 2018.
2) Reddi AS：Fluid, Electrolyte and Acid-Base Disorders: Clinical Evaluation and Management. 2nd ed. Springer, 2017.

2章 Ca，リン，Mg代謝異常の臨床 — ②リン代謝異常

Q03

腎臓でのリン酸の動態を教えてください

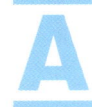

腎臓でのリン酸の動態は，糸球体で濾過され（血清中のリン酸の約15％はタンパク質と結合しており，濾過される血清リン酸の約85％が遊離のリン酸として濾過される），80〜90％が近位尿細管で再吸収され，遠位曲尿細管（DCT）にて約10％が再吸収されると言われています。ヘンレ係蹄や集合管では，リン酸は再吸収されないと考えられています。

＊尿中リン酸排泄率（FE_{PO_4}）を計算する時は，CaやMgと異なり，血清のタンパク質結合率を考慮して計算しないことが多い。よって，FE_{PO_4}は糸球体濾過液中のリン濃度が高くなり，実際より低い値を呈する。

近位尿細管において，リン酸は，細胞膜のNa-Pi共輸送体を介して，経細胞的かつ能動的に再吸収されます（図）。

＊腎臓には3種類のNa-Pi共輸送体が発現しており（NaPi-Ⅰ，NaPi-Ⅱ，NaPi-Ⅲ，NaPi-Ⅱはabcの3種類のアイソフォームあり），近位尿細管の管腔側には主にNaPi-Ⅱaが発現している（図）。

近位尿細管のリン酸の再吸収は種々の因子で調節されており，再吸収を増加させる因子として，低リン食，活性型ビタミンD_3〔$1,25(OH)_2$〕，代謝性アルカローシス，甲状腺ホルモン等が，減少させる因子として，PTH，FGF23，高リン食，代謝性アシドーシス，K欠乏，副腎皮質ステロイド，ドパミン，エストロゲン，高血圧等が知られています。

腎臓でのリンの排泄量には大きな調節幅があると言われており（体内

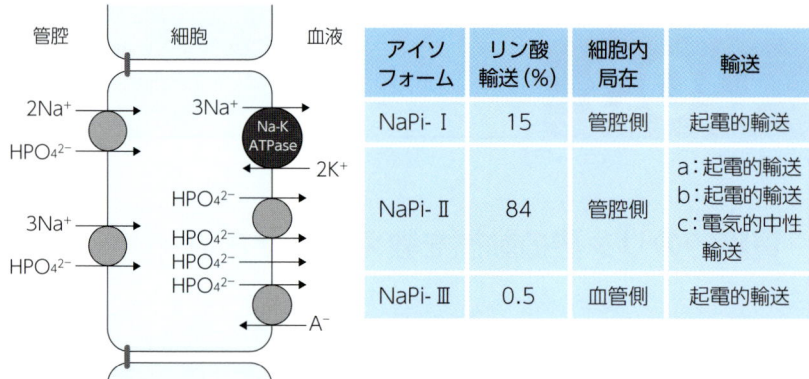

図　近位尿細管でのリン酸の再吸収機構
腎Na-Pi共輸送体の種類と近位尿細管細胞内発現部位。近位尿細管の血管側のNa-K-ATPaseにより形成された細胞内外のNa濃度格差を利用してリン酸が再吸収される。　　　　　　　（文献1，2より作成）

　リン欠乏時は尿中への排泄をゼロにすることが可能），尿中へのリンの排泄が，体内のリン含量・血清リン酸濃度を左右すると考えられています。

▶文　献

1) Reddi AS：Fluid, Electrolyte and Acid-Base Disorders: Clinical Evaluation and Management. 2nd ed. Springer, 2017.
2) Reilly RF, et al：Instant Access Acid-Base, Fluids, and Electrolytes. McGraw-Hill Education, 2007.
3) Lerma EV, et al：Nephrology secrets. 4th ed. Elsevier, 2018.
4) 深川雅史，他：図解 水・電解質テキスト－一般検査からきわめる診断・治療のアプローチ．文光堂，2006.

2章 Ca, リン, Mg代謝異常の臨床 — ② リン代謝異常

Q04

TmP/GFR比について教えてください

尿中のリン酸の排泄量・排泄能を知ることは，体内のリン代謝の状態や，リン代謝の調節因子を知るために重要です（他の電解質と同様）。そのために，24時間時蓄尿による1日尿中排泄量や，随時尿によるFEPO$_4$が測定されます。

筆者は，renal tubular maximal reabsorption of phosphate (TmP) to GFR ratio

> TmP/GFRcr＝
> 血清リン濃度－（随時尿中リン濃度×｛血清Cr濃度÷尿中Cr濃度｝）
> GFRをCCrで代用

も使用します。

FE$_{PO4}$はGFRの影響を受けますが，TmP/GFRはGFRから独立した指標であると言われています（正常値2.6〜4.4mg/dL）。

TmP/GFRは，簡単に述べると，腎臓でのリン酸の再吸収閾値と血清リン濃度との関連を知る指標であり，「TmP/GFRが低下している」というのは，腎臓のリン酸の再吸収閾値の低下（尿中へリン酸の排泄が始まる血中リン濃度の低下），つまり腎臓でのリン酸の再吸収の減少を意味します。

TmP/GFRが表す意味から，筆者は，このTmP/GFRcrを血清Ca濃

度異常時の腎における副甲状腺ホルモン（PTH）作用を知るための指標（低いとPTHの作用亢進，高いと作用低下）として用いることもあります。

▶ 文　献

1) Smogorzewski MJ, et al:Disorders of Calcium, Magnesium, and Phosphate Balance; chapter 19. Brenner and Rector's The Kidney. 10th ed. Elsevier, 2015.

2章 Ca，リン，Mg代謝異常の臨床　— ② リン代謝異常

Q05 高リン血症の症状とその成因について教えてください

　高リン血症は，血清リン濃度が5.0mg/dL以上の状態を指します。低リン血症と異なり，腎臓からのリンの排泄が効率的であるために，高リン血症は腎機能障害や副甲状腺ホルモン（PTH）の作用低下がないと生じにくいとされています。

　よって，高リン血症は，①急速・多量のリンの負荷（外因性，内因性もあり），②主にPTHの作用不足による近位尿細管でのリンの再吸収増加，③腎障害（GFR減少），の3つの成因で生じるとされています。

　高リン血症の症状は，リンの投与等によって急速に血中のリン酸濃度が上昇した場合は，Caイオンがリン酸と結合し，free ionized Ca濃度の減少によるテタニー，痙攣，低血圧，心電図のQT延長の症状が出現します。主に，欧米で用いられているリン酸含有量の多い注腸検査前処置薬にて急速なリンの負荷が起こり，高リン血症，低カルシウム血症，低血圧のみならず，尿中に多量に排泄されたリン酸が，リン酸Caとして尿細管やその管腔に沈着して腎障害をきたしたことが報告されています（acute phosphate nephropathy）。

　透析患者等の慢性的な高リン血症の場合（特にCa×P＞70mg/dL）に，種々の組織（軟部組織，血管壁，角膜，肺など）にリン酸Caが沈着（異所性石灰化）に関する症状が出現してくると言われています。

　高リン血症に遭遇した時は，腎機能を評価し，GFR＜30mL/分の時

は腎障害による高リン血症を考えます。

　GFR＞30mL/分の時は，腎臓におけるリンの排泄閾値を知る指標TmP/GFRや尿中リン排泄率$FEPO_4$から，腎臓でのリンの排泄の状態を推測します．TmP/GFRが正常もしくは低下している時は内因性外因性のリンの負荷の病態を，TmP/GFRが上昇している時は尿細管でのリン酸の再吸収が亢進している病態（副甲状腺機能低下症等のPTHの作用不全，成長ホルモン過剰，甲状腺機能亢進症等）を考えます．

＊検査上の問題で，見かけの血中リン酸濃度の上昇をきたすことがある（偽性高リン血症）．骨髄腫等のparaproteinemiaや，リポソーマル アムホテリシンB，組換え組織プラスミノーゲン活性化因子，ヘパラン硫酸等の使用時にみられることがある．

▶ 文　献

1) Lerma EV, et al：Nephrology secrets. 4th ed. Elsevier, 2018.
2) 深川雅史, 他：図解 水・電解質テキスト－一般検査からきわめる診断・治療のアプローチ. 文光堂, 2006.

2章 Ca，リン，Mg代謝異常の臨床 ── 2 リン代謝異常

Q06

高リン血症の治療の原則について教えてください

　高リン血症の治療は，腎障害の有無で分けられます。急性腎障害のような可逆的とされる腎障害時は，高リン血症に対する治療は特に必要なく，経過を追うことで十分です。

　慢性的な腎障害に高リン血症を認めた時は，腎臓における高リン血症に対する代償作用（二次性副甲状腺機能亢進症，FGF23の増加等）が最大限に活性化されている状態となっており，腸管からのリンの吸収を抑制することが治療の中心となります。そのために，低タンパク質血症等のリン制限食の摂取やリン吸着薬が使用されます。リン吸着薬には炭酸Caや酢酸Ca等のCa製剤が使用されますが，Ca負荷となるため，Caを含まない塩酸セベラマー，炭酸ランタン，二価鉄製剤（スクロオキシ水酸化鉄，クエン酸鉄）も使用されています（表）。

　一方，腎障害を認めない急性のリン負荷の場合は，腎臓からリンが排泄するのを待てばよいのですが，多量のリンの負荷時は腎臓にリン酸Caの沈着を起こし，腎障害をきたす可能性があるので，Caイオンを含まない細胞外液を投与して十分な利尿を確保する必要があります（例；急性リン酸腎症）。

　副甲状腺ホルモン（PTH）の作用不全を認める高リン血症は，低カルシウム血症の合併が必発なので，低カルシウム血症に対する活性型ビタミンD製剤の経口投与が治療の中心となります（その投与量は高カルシ

表 経口リン吸着薬の例とその効果

	Ca^{2+}	PO_4	PTH	LDL-C	血管石灰化	備考
炭酸Ca	↑↑	↓↓	↓↓	−	↑	高カルシウム血症, 血管系合併症の増加, 低コスト
酢酸Ca	↑↑	↓↓	↓↓	−	↑	高カルシウム血症, 血管系合併症の増加, 低コスト
塩酸セベラマー	−	↓	↓	↓	↓	代謝性アシドーシス, 錠剤数の負担増(pill burden), 腹痛, 腹部膨満, 嘔気・嘔吐, 高価
炭酸セベラマー	−	↓	↓	↓	↓	代謝性アシドーシス, 錠剤数の負担増(pill burden), 腹痛, 腹部膨満, 嘔気・嘔吐, 高価
炭酸ランタン	−	↓↓	↓	−	−	嘔気・嘔吐, 下痢, 便秘, 高カルシウム血症, 長期の安全(?), 高価

−:特に変化なし (文献1より作成)

ウム尿症をきたさないように調節する)。

▶ 文献

1) Reddi AS:Fluid, Electrolyte and Acid-Base Disorders: Clinical Evaluation and Management. 2nd ed. Springer, 2017.
2) Lerma EV, et al:Nephrology secrets. 4th ed. Elsevier, 2018.
3) 深川雅史, 他:図解 水・電解質テキスト−一般検査からきわめる診断・治療のアプローチ. 文光堂, 2006.

2章 Ca，リン，Mg代謝異常の臨床 ― ② リン代謝異常

Q07

低リン血症の症状とその成因を教えてください

　低リン血症は，血清濃度が2.5mg/dL以下の時を指します（中程度1.0〜2.5mg/dL，高度＜1.0mg/dL）。体内のリンは骨組織や細胞内にそのほとんどが存在しており，血清リン濃度が体内のリンの含量を正確に示すものではないことに注意すべきであると言われています。

　低リン血症は稀なものではなく，入院患者の5〜10％にみられると言われています（集中治療室の患者35％程度，敗血症例65〜80％程度に低リン血症を認める）。

　特に，体内のリン含量の低下（リン欠乏）を伴うと，細胞内リン欠乏による細胞内機能の低下（ATPやリン酸化能の障害）を呈すると言われています。赤血球内の2,3-DPGの減少はヘモグロビンの酸素結合能を増加させ，末梢組織への酸素供給が減少します。さらに，血清リン濃度＜1.0mg/dLの重篤な低リン血症を呈すると，細胞内ATP含量に低下による溶血や横紋筋融解を引き起こすとされています。また，低リン血症は，特に人工呼吸器装着中に症例において，呼吸筋の筋力低下をきたし，呼吸器からの離脱に影響すると言われています。神経系においても，しびれ，せん妄，痙攣，昏睡をきたすことがあるとされています。また，リン欠乏は，骨の骨化を障害し，骨軟化症をきたすこともあります。

　低リン血症の発症は，①細胞外液から細胞内液へのリン酸の移行，②小腸でのリンの吸収低下，③腎臓でのリン酸の排泄増加，の3つの

成因があるとされています。

　リン酸の細胞内への取り込みは，インスリン分泌の増加や解糖系の亢進によるものや，骨形成増大で生じます。たとえば，低栄養の症例に炭水化物を多く含んだ食事や輸液を投与すると，インスリン分泌亢進により細胞内にリン酸が取り込まれ，低リン血症をきたすので（refeeding syndrome），リンを補充しながら栄養補給をすべきであると言われています。呼吸性アルカローシスの細胞内pHが増加から解糖系が亢進し，細胞内へのリン酸の移行が促進します。骨形成が更新するhungry bone syndromeも，血液中のリンが骨に取り込まれて低リン血症をきたします。

　腸管でのリンの再吸収の減少は，慢性下痢，摂食・吸収不良，ビタミンD欠乏等で生じます。また，Ca，Mg，Al等の金属イオンは，腸内で食事中のリンと欠乏して，吸収を抑制することが知られています（高リン血症の治療に使われる）。

　腎臓からのリン酸の排泄増加は，近位尿細管の障害や副甲状腺ホルモン（PTH）の作用の亢進で生じます。よって，低リン血症の成因の鑑別には，上記3つの成因がないか，病歴（薬剤歴も）を確認することが重要です。さらに，低リン血症に対する腎臓の反応を知るために，尿中のリン酸排泄の状態を把握する必要があります（図）。

　1日尿中リン酸排泄量が100mg以下，随時尿で尿リン濃度＜20mg/dL，$FEPO_4$＜5％の時は，低リン血症に対して腎臓が正常に反応していると考え，細胞内移行や，腸管での吸収障害を考えます。腎外性のリン喪失は，腎臓での再吸収が増加して，尿中排泄がほぼゼロになると言われています。一方，1日尿中リン酸排泄量が100mg以上，随時尿で尿リン濃度＞20mg/dL，$FEPO_4$＞5％の時は，腎臓からのリン酸喪失が低リン血症の原因と考えられます。

　腎臓のからのリン酸喪失亢進時は，近位尿細管の障害（グルコース尿，アミノ酸尿，尿細管性アシドーシス等）の有無を確認するともに，リン

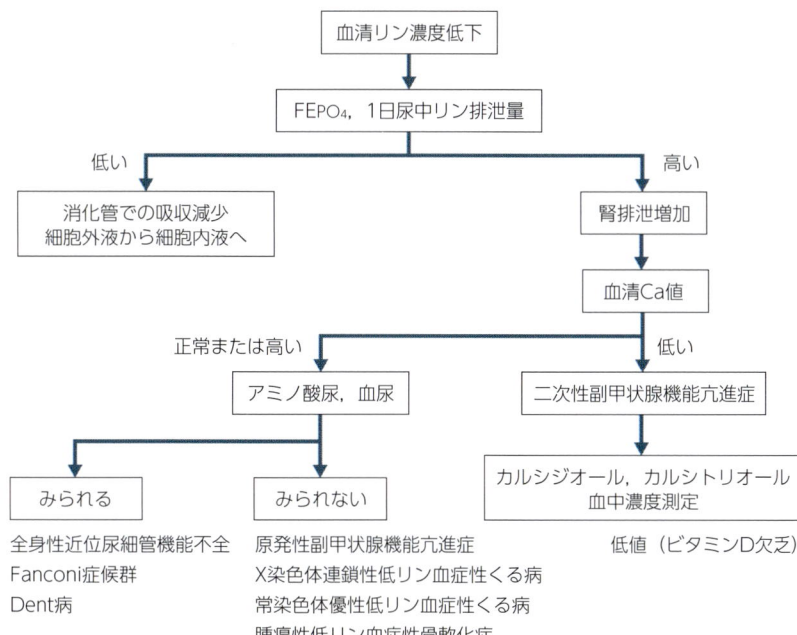

図 低リン血症の成因の鑑別例

血清Ca濃度が正常で，尿中リン酸排泄が亢進する病態にFGF23の過剰分泌がある。

(文献1より作成)

酸の排泄に影響を与えるPTHやビタミンDの状態を知るために，血清Ca濃度を確認します。血清Ca濃度が高い場合は，PTHの作用が亢進している病態を考えます。血清Ca濃度が低い場合は，ビタミンDの欠乏から低カルシウム血症をきたし，それに反応してPTHの分泌が増し，尿中リン酸の排泄が亢進している病態を考えます。

▶ 文 献

1) Reilly RF, et al:Instant Access Acid-Base, Fluids, and Electrolytes. McGraw-Hill Education, 2007.
2) Lerma EV, et al:Nephrology secrets. 4th ed. Elsevier, 2018.

3) 深川雅史, 他：図解 水・電解質テキスト－一般検査からきわめる診断・治療のアプローチ．文光堂, 2006.
4) American Society of Nephrology：Detective Nephron. Kidney News 2018 October/November, 2018；10(10&11)：50-52.

2章 Ca，リン，Mg代謝異常の臨床 ― ②リン代謝異常

Q08

低リン血症の治療の基本を教えてください

A 　低リン血症に遭遇した場合は，まず低リン血症を引き起こした病態の改善を図るべきです．特に腸管からの吸収障害の場合は，リンを吸着する薬剤の中止や，活性型ビタミンDの投与が有効なことがあります．

　中程度以上の低リン血症で，原因の改善を図っても改善しない場合や原因の改善が困難な場合は，リンの補給を行います．リンの補給は，過剰投与による副作用を避けるために，経口的リン投与が優先されます．高タンパク質食や牛乳等の乳製品がリンを多く含む食材として使用されます．これらの食品で効果が少ない時は，中性リン酸塩（K塩とNa塩がある）が用いられる時があります．1日リンとして，2000mg程度を投与し，高リン血症や高リン尿症を避けるように投与します．

　リン欠乏による症状を有していたり，血清リン濃度が1.0mg/dL未満の重篤な低リン血症を呈したりしている場合は，経静脈的リン投与が併用されます．急速な多量の経静脈的リン投与は，高リン血症，低カルシウム血症，腎障害，低血圧，心電図異常等を起こすので禁忌です．また，リン製剤によっては，Kを含むものもあるので注意が必要です（最近は，Kがボーラス投与される危険性からNa製剤の採用が増えている．自施設のリン製剤の確認が必要）．通常は，リンとして2.5mg/kg/6時間以内の速度で投与を開始し，血清リン濃度が2mg/dLを超えたら経口リン投与に変更すべきとされています．

▶文 献

1) Lerma EV, et al：Nephrology secrets. 4th ed. Elsevier, 2018.
2) 深川雅史, 他：図解 水・電解質テキスト－一般検査からきわめる診断・治療のアプローチ. 文光堂, 2006.

2章 Ca，リン，Mg代謝異常の臨床 — ② リン代謝異常

Q09 リフィーディング症候群について教えてください

リフィーディング症候群は，栄養療法による急速な同化反応（anabolic reactions）からの，Na，リン，K，Mg等電解質異常等の代謝障害により，心不全や呼吸不全等の臓器障害をきたす症候群と言われています（図）。飢餓等の低栄養状態や敗血症等の異化が亢進している病態等に，栄養療法を行うと生じうると考えられています。以前は比較的稀な状態と考えられていましたが，低栄養状態や異化状態である重篤な疾患（感染症，悪性疾患等）が生じやすい高齢者において，比較的多く発生する病態であると考えられています。

リフィーディング症候群は，主に血清リン値の低下をもって評価されることが多いですが（これは歴史的なコンセンサスであり必ずしも医学的エビデンスに基づくものではないとされている），実際は，Na代謝異常からの体液量の過剰，摂取不足や細胞内移行からの低カリウム血症，低マグネシウム血症等の複数の電解質異常が生じる病態と考えるべきです（図）。リン，K，Mgは，細胞内に多い電解質で，血清の値のみでその代謝異常が把握できないので注意すべきです。現状では，この病態に対する臨床的エビデンスの質の高い対処法が存在しないのが現状ですが，「飢餓が多かった旧石器時代（狩猟採集生活，糖質やNaが少なくKが多い食事）には，リフィーディング症候群は存在せず，糖質やNaClの多い栄養療法によって生じる現代の疾患である」という論文の記載

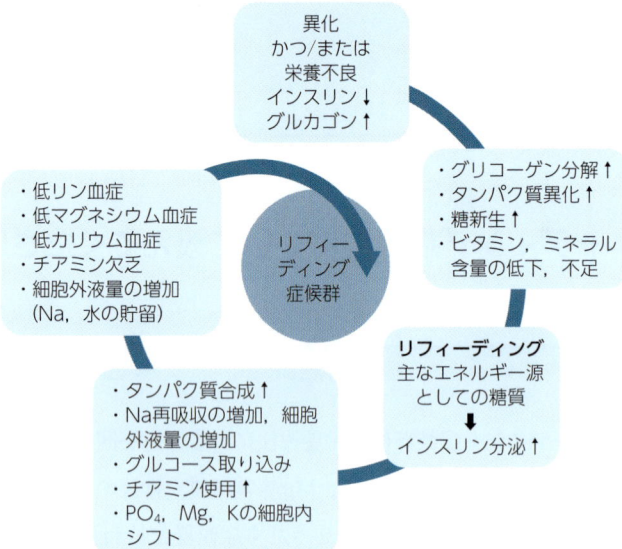

図　リフィーディング症候群の病態

栄養不良の状態にて異化が亢進した状態に，急速に糖質とNaCl含量の多い栄養を与えることでインスリン分泌からの同化が促進し，体液過剰，低リン血症，低カリウム血症，低マグネシウム血症，チアミン欠乏から，リフィーディング症候群が発症する。　　　　（文献1より作成）

が，この病態の本質を現しているのではないかと筆者は考えます。

＊著明な低リン血症を認め，症状を有する時は，経静脈的なリンの補正が考慮されると思うが，経静脈的なリンの投与は，リン酸Caの全身沈着から低カルシウム血症の悪化をきたす可能性があり，原則経口的なリンの補給を第一選択にすべきであると筆者は考える。専門家の中で，静脈栄養剤としての脂肪製剤がリン脂質としてリンを含有し，かつインスリンの分泌を減らす作用を有するので，脂肪製剤を経静脈的なリンの補充として，通常量の半量程度からの投与を勧める意見がある。

▶ 文　献

1) Aubry E, et al:Refeeding syndrome in the frail elderly population: prevention, diagnosis and management. Clin Exp Gastroenterol. 2018;11:255-264. [PMID: 30022846]

2) Friedli N, et al: Management and prevention of refeeding syndrome in medical inpatients: An evidence-based and consensus-supported algorithm. Nutrition. 2018;47:13-20. [PMID: 29429529]
   ➡リフィーディング症候群のコンセンサスに基づいたガイドライン。栄養療法を行う時にリスクを評価し，リスクに応じて，糖質，電解質，ビタミン等の投与を調節する。栄養療法開始後72時間以内に，臨床症状，血液電解質 (Pi, K, Mg) の変化を評価し，対応する指針が示されている
3) 中屋 豊, 他：リフィーディング症候群. 四国医誌. 2012;68(1・2):23-28.

2章 Ca，リン，Mg代謝異常の臨床　　③ Mg代謝異常

Q01

体内でのMgの生理とその代謝について教えてください

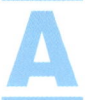

　Mg（分子量24.3g/mol，二価の陽イオン）で，血清Mg濃度の正常値は表のような値を示します。血中のMgは，60％が生理学的に活性であるfree ionized Mg，10％がイオンに結合，30％が血中タンパク質に結合しています。

　体内には約25gのMgが含有されており，99％が細胞内に存在し，1％が細胞外液，その内の1/3，つまり全体の0.3％しか血漿中に存在しません（図1・2）。細胞内のMg濃度は10～20mmol/Lと，血漿と比較して非常に高く，そのほとんどが，ATP，核酸，タンパク質に結合していると言われています。よって，Mgは，細胞内で600を超える酵素の補因子（cofactor）として機能し，ATPや核酸の構造維持にも関与しているとされています。つまり，Mgは，核酸，アミノ酸，糖代謝のみならず，神経，筋，心臓等の機能維持に重要であると考えられています。

表　血清Mg濃度の正常値

0.7～0.85mmol/L
1.4～1.7mEq/L
1.7～2.1mg/dL
17～21mg/L

（文献1より作成）

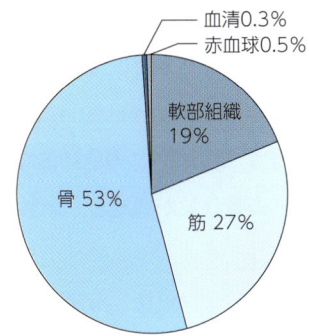

図1　生体内のMgの分布　（文献1より作成）

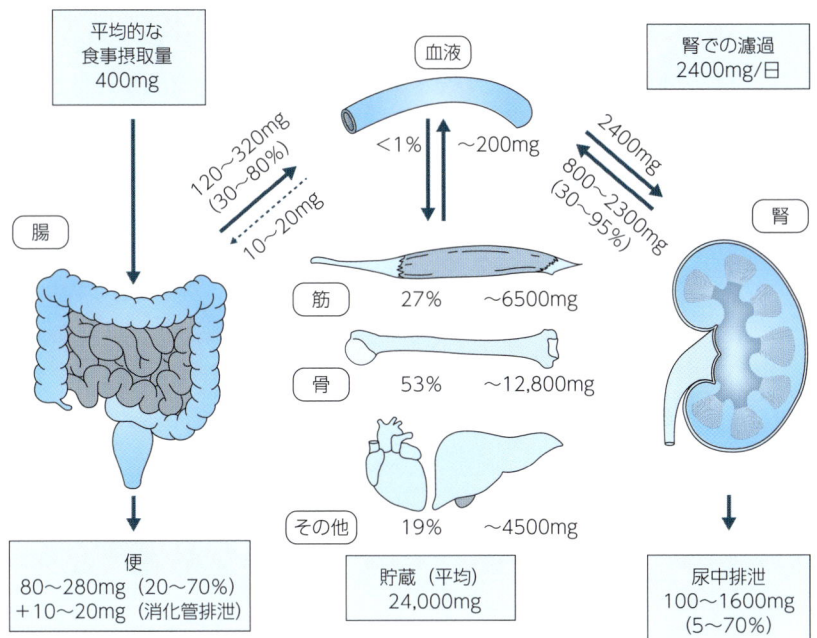

図2　体内のMgの動態

食事から摂取したMgは，すべての消化管にわたって血中に吸収される。また，表皮に排出されることがある。血中ではすぐに取り込まれ，筋27%，骨53%，その他の組織19%に含まれる。成人の血中および組織中のMgの平均的な含量は一定であるが，様々な要因により5～70%の範囲で排泄される。

（文献2より作成）

経口摂取されたMgの約1/4が腸管で再吸収されます(図2)。腸管細胞において，細胞間隙を介した受動的な再吸収と，Mgチャネル(transmembrane receptor potential subfamily melastatin：TRPM6/7)を介した能動的な再吸収が行われます(図3)。この能動的なMg再吸収機構は，体内のMg含量に応じてその吸収量が増減し，回腸末端部や結腸近位部でその活性が高いと言われています。

　Mgは，緑黄色野菜，ナッツ類，豆類，全粒穀物，海産物に多く含まれていると言われています。しかし，現在の典型的な西洋食において，米国食品医薬品局(FDA)が推奨している1日Mg摂取量(男性420mg，女性320mg)を摂取することは困難とされています。近年，大量生産するために，土壌が改良され(Mgにとっては改悪)，土壌にMg含量が減少し，栽培されている野菜や果物中のMg含量が，100年の間で約90％減少したことが認められています(図4)。さらに，加工された食品摂取の増加，硬水摂取の減少により，経口摂取されるMgがますます減

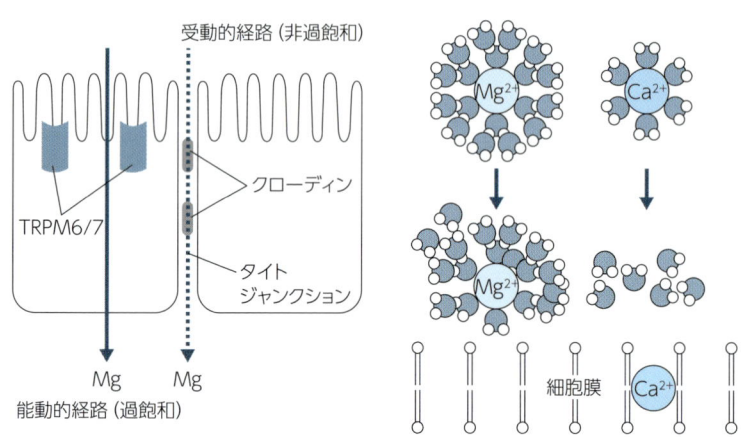

図3　腸管でのMgの吸収過程
受動的な細胞間隙を介した受動的な経路と，TRPM6/7を介した能動的な経路がある。Mgイオンは，Caイオンと比較して，より大きな水和物を形成するので，細胞膜チャネルからの再吸収が起こりにくい。Mg水和物から水を取り除き，Mgチャネルから再吸収しやすくするために，プロトンが必要とされている。
(文献2より作成)

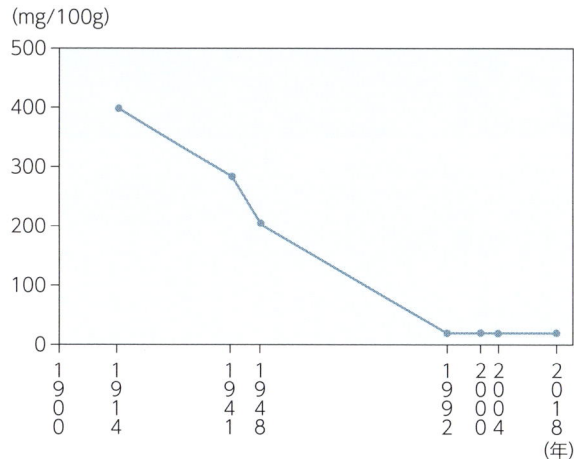

図4 100年間の間に減少した野菜中のMg含量
100年間に90％減少している。Mg以外にも，Caや鉄の含量も減少している。
(文献2より作成)

少することが指摘されています。経口摂取されるMgの減少は，糖尿病，循環器疾患，骨粗鬆症等の疾患の増加につながるのではないかと危惧されています。

▶文　献

1) Lerma EV, et al：Nephrology secrets. 4th ed. Elsevier, 2018.
2) Workinger JL, et al：Challenges in the Diagnosis of Magnesium Status. Nutrients. 2018；10(9). pii: E1202. [PMID: 30200431]

2章 Ca，リン，Mg代謝異常の臨床 ― ③ Mg代謝異常

Q02 Mgの腎臓での動態について教えてください

Mgは，糸球体にて血漿中のfree ionised form（60%）と，陰イオンに結合している10%が濾過されます（血中Mg濃度の70%濃度が糸球体原尿中のMg濃度となる）。近位尿細管において，Mgは，Naや水の等張性再吸収によって生じる濃度格差や管腔内の陽性荷電化に伴い，細胞間隙を介して受動的に再吸収されます。Mgは他の電解質（Na，K，Ca）と異なり，近位尿細管では糸球体濾過量の約20%しか再吸収されません。この近位尿細管でのMgの再吸収が少ないのは，腎髄質のヘンレ下行脚や細い上行脚細管の原尿中において，Caイオンの沈着による結石形成予防に関与しているのではないかという意見があります。

ヘンレの太い上行脚においては，MgはCaと同様の機構（図），Na-K-2Cl共輸送体（ROMKチャネル）の作用から形成された管腔内陽性荷電により細胞間隙を介して再吸収されます。また，その詳細は不明ですが，抗利尿ホルモン（ADH）やグルカゴンで刺激される能動的な再吸収経路の存在も示唆されています。ヘンレの太い上行脚では，濾過されたMgの40〜70%が再吸収されます。

遠位曲尿細管（DCT）では，濾過された5〜10%のMgが再吸収されますが，再吸収過程は，管腔側に発現したMgチャネルTRPM6（transient receptor potential cation channel subfamily melastatin member 6）を介した経細胞的能動的な再吸収であると考えられていま

す。このTRPM6によるMgの再吸収が最終的な尿中Mg排泄を調節しているといわれています（**表1**）。

　以上の経過を介して，糸球体で濾過されたMgの5％程度が尿中に排泄されるといわれています。臨床的に問題になるのは，ループ利尿薬や

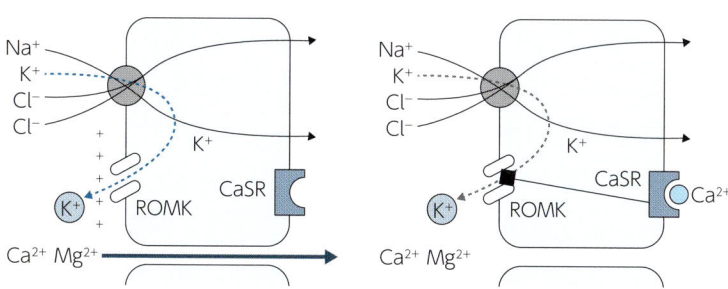

図　ヘンレの太い上行脚におけるMgの再吸収機構
ループ利尿薬は，Na-K-2Cl共輸送体を抑制することでMgの再吸収を減少させる。高カルシウム血症は，CaSRを介してROMKチャネルからのKのリークを阻害することでMgの再吸収が減少する。
（文献1より作成）

表1　DCTにおけるTRPM6を介したMg再吸収の調節

要　素	効　果	尿中Mg^{2+}
上皮成長因子（EGF）	↑	↓
エストラジオール	↑	↓
低マグネシウム血症	↑	↓
高マグネシウム血症	↓	↑
慢性代謝性アシドーシス	↓	↑
代謝性アルカローシス	↑	↓
シクロスポリン	↓	↑
タクロリムス	↓	↑
サイアザイド系利尿薬	↓	↑

EGF受容体に作用する抗腫瘍薬が低マグネシウム血症をきたすのは，TRPM6を介したMg再吸収抑制作用によるといわれている。シクロスポリンやタクロリムスも，TRPM6を介したMg再吸収抑制から低マグネシウム血症をきたすとされている。
（文献2より作成）

サイアザイド系利尿薬が，各々の作用部位であるヘンレの太い上行脚やDCTにおけるMgの再吸収を抑制することで尿中Mg排泄量を増加から体内Mg含量を低下させることです．一方，皮質集合管のENaCに作用する利尿薬（amilorideや抗アルドステロン薬）は，尿中Mg排泄を増やさないと言われています（**表2**）．

腎臓のMg代謝を調節しているホルモン系は知られていませんが，腎臓は体内のMg含量に応じて，腎臓のMgの再吸収率を99.5%から70%

表2 腎臓でのMg再吸収に及ぼす因子

要素	ヘンレの太い上行脚	DCT	尿中排泄
体液量増加	↓	↓	↑
体液量減少	↑	↑	↓
高マグネシウム血症	↓	↓	↑
低マグネシウム血症	↑	↑	↓
高カルシウム血症	↓	↓	↑
低カルシウム血症	↑	↑	↓
低リン血症	↓	↓	↑
代謝性アシドーシス	↓	↓	↑
代謝性アシドーシス	↑	↑	↓
副甲状腺ホルモン（PTH）	↑	↑	↓
抗利尿ホルモン（ADH）	↑	↑	↓
グルカゴン	↑	↑	↓
浸透圧性利尿薬	↓	↓	↑
ループ利尿薬	↓	変化なし	↑
サイアザイド系利尿薬	変化なし	↓	↑
アミロライド	変化なし	↑	↓

高カルシウム血症や高マグネシウム血症は，CaSRを活性化して，ヘンレ上行脚での同部位でのMg再吸収を抑制する．低カルシウム血症，低マグネシウム血症は，CaSRが抑制されて再吸収が増加する．

（文献2より作成）

まで変化させることが可能であると言われています。

▶ 文　献

1) Lerma EV, et al：Nephrology secrets. 4th ed. Elsevier, 2018.
2) Reddi AS：Fluid, Electrolyte and Acid-Base Disorders: Clinical Evaluation and Management. 2nd ed. Springer, 2017.

2章 Ca, リン, Mg代謝異常の臨床 — ③ Mg代謝異常

Q03

高マグネシウム血症の成因とその治療について教えてください

高マグネシウム血症は,血清Mg濃度(＞2.1mg/dL,1.75mEq/L,0.86mmol/L)の状態を指します。血清Mg濃度が上昇すると,CaやKチャネル阻害作用が出現してくるので,神経症状(腱反射の消失),血管拡張作用,心臓作用(心電図異常や心停止)を呈してきます(表)。しかし,血清Mg濃度を測定していないと,これらの症状を呈していても,高マグネシウム血症によるものと診断できていないことが多いと言われています。

血清Mg濃度が上昇しても,腎機能が正常であれば,尿中へMgが排泄され,顕著な高マグネシウム血症は呈しないと考えられています。

よって,高マグネシウム血症は,腎障害を有する症例にMgを含有す

表　高マグネシウム血症の症状

Mgレベル	神経筋	心血管	電解質	その他
4〜6mEq/L 4.8〜7.2mg/L	深部腱反射の減少	血管運動亢進からの紅潮,PR幅かつQRS幅延長		嘔気,嘔吐
6〜10mEq/L 7.2〜12mg/L	深部腱反射の喪失	低血圧,徐脈	低カルシウム血症,PTH分泌抑制	意識レベルの低下
＞10mEq/L ＞12mg/L	麻痺,呼吸抑制,無呼吸	大動脈解離,完全心ブロック,心停止		昏睡

(文献1より引用)

る制酸薬や下剤を投与した時にみられることが多いです。筆者は，高齢者に，尿中Mg排泄を減少させるアルドステロン拮抗利尿薬とMgを含有する下剤を併用する時も高マグネシウム血症の出現に注意しています。また，細胞内に多くMgが含まれているので，溶血や横紋筋融解時に血清Mg濃度の上昇がみられることがあります。

　臨床的に最も多い高マグネシウム血症は，子癇や子癇前症に対する，Mg sulfate（MgのCa拮抗作用を期待して）の投与時です。一般的に，Mg sulfateを4g投与後，1～2g/時の血中濃度を6～8.5mg/dL（2.5～3.5mmol/L）に維持するように投与します。Mg sulfate投与中，アキレス腱反射の消失（＞8.5mg/dL，3.5mmol/L）を過剰な投与の徴候として経過を追うことが一般的なようですが，多量のMgの投与による低カルシウム血症〔MgイオンがCaSRを刺激することから，副甲状腺ホルモン（PTH）の分泌抑制や腎臓でのCaの再吸収抑制〕やsulfateという陰イオンが尿中に大量に排泄されるNa利尿，K利尿による低カリウム血症にも注意すべきであると筆者は考えます。

　高マグネシウム血症の治療に関しては，その予防（腎障害時にMgを含んだ薬剤を投与しない）が最も重要ですが，発症した時は，Mgの投与を中止し，腎臓からMgの排泄を図ります（補液や補液とともにMg排泄促進作用を有するループ利尿薬の投与）。

　しかし，重篤な症状や腎障害が重度の場合は，血液透析にてMgを体内から除去すべきであると言われています。

　高マグネシウム血症による重篤な心臓・神経筋症状に対しては，Ca製剤の静脈内投与（Mg拮抗薬として）が有効とされています。

▶ 文　献

1) Lerma EV, et al：Nephrology secrets. 4th ed. Elsevier, 2018.

2章 Ca，リン，Mg代謝異常の臨床 — ③ Mg代謝異常

Q04 低マグネシウム血症の症状とその成因の鑑別について教えてください

　低マグネシウム血症は，血清Mg濃度が＜1.7mg/dL（＜1.4mEq/L，＜0.7mmol/L）の状態を指します。Mgは細胞内に多く含有される二価イオンであり，ATPや種々の細胞内の酵素の調節に関与していることから，低マグネシウム血症は種々の症状を引き起こすと言われています（表）。また，Mgは細胞内に多いイオンであり，血清Mg濃度が正常でも体内Mg含量減少による症状が出現することがあります（normomagnesemic magnesium depletion）。さらに，Mgが欠乏すると，低カリウム血症や低カルシウム血症も併発するので，これらの電解質異常の症状も出てきます。

　低マグネシウム血症（Mg欠乏）のリスクは，アルコール依存（腎臓からのMgが漏出することや摂食不足），管理不良の糖尿病，下痢，摂食不良，薬剤〔利尿薬やプロトンポンプ阻害薬（PPI）等〕が挙げられます。さらに，腎機能が正常な状態であれば，尿中のMg排泄量の測定が低マ

表　低マグネシウム血症・Mg欠乏による症状

徴　候	症　状
Chvostek徴候，Trousseau徴候，震え，筋攣縮，過反射，発作，うつ，精神病，不整脈，心筋収縮力低下，高血圧，突然死	嘔気，嘔吐，無関心，虚弱，拒食症，精神遅滞

（文献1より作成）

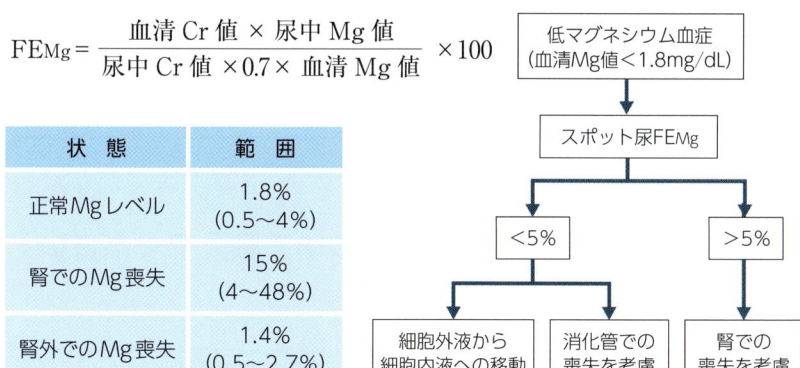

図 尿中Mg排泄率（FEMg）による低マグネシウム血症の鑑別

FEMg：腎糸球体で，血漿中に70％のMgが濾過されるため。
FEMg＞4％が腎性，FEMg＜4％が腎外性のMg喪失を示唆する。FEMg 5％で鑑別することを採用している成書もある。
(文献2より作成)

グネシウム血症（Mg欠乏）の成因の鑑別に有用であるとされています。24時間蓄尿において，Mg補正中でなければ（Mg製剤の静脈内投与は尿中Mg排泄を増加させる），1日尿中Mg排泄量＜24mgが腎外性，＞24mgが腎性のMg喪失を示すと言われています。さらに，随時尿，FEMg（図）の測定も有用であると言われています。

＊最近，PPIによる低マグネシウム血症が注目されている。その成因はいまだ明確になっていないが，PPIによる腸管内のpHの上昇が，回腸末端や結腸におけるMgチャネルTPRM6/7を介したMgの再吸収を抑制するという機序が有力視されている。

▶ 文 献

1) Lerma EV, et al：Nephrology secrets. 4th ed. Elsevier, 2018.
2) Reddi AS：Fluid, Electrolyte and Acid-Base Disorders: Clinical Evaluation and Management. 2nd ed. Springer, 2017.

2章 Ca, リン, Mg代謝異常の臨床 ― ③ Mg代謝異常

Q05

低マグネシウム血症の治療について教えてください

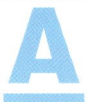

痙攣，テタニー，不整脈等の症状を呈してる低マグネシウム血症（Mg欠乏）に対しては，経静脈的にMg sulfateを投与すべきとされています（表1）。最初に，1～2gのMg sulfate（Mgとして8～16mEq）を一時間以上（心停止の時はボーラス）かけて投与し，その後，24時間かけて4～8gのMg sulfate（Mgとして32～64mEq程度）を持続点滴で投与します。細胞内や骨内のMg含量を補充するため，連続3日を上限に持続点滴を行います。腎障害を有する場合は投与量を減少します。Mgの静脈内投与は，Mgの血中濃度を急速に上昇させるためか，CaSRを介してヘンレ上行脚でのMg再吸収を抑制するので，投与した当日に〜50%程度が尿中に排泄されます。Mg sulfateは，陰イオンであるsulfateを多量に投与するため，血中free ionized Ca濃度の減少や，尿中K利尿

表1 低マグネシウム血症のMg製剤による経静脈的補正の1例

重症度	血清Mg濃度	静注時の投与量
軽度～中等度	1.0～1.5mg/dL	Mg 8～32mEq（Mg sulfate1～4g），1.0mEq/kgまで
重症	＜1.0mg/dL	Mg 32～64mEq（Mg sulfate4～8g），1.5mEq/kgまで

Mg sulfate1g = 8.1mEq
腎障害がある場合には，投与量を50%以上減少すべきである。　　　　　　　　　　（文献1より作成）

表2　経口的Mg製剤

薬剤名	Mgとして		
	mg	mEq	mmol
酸化マグネシウム (Uro-Mag)	84.5	7.0	3.5
塩化マグネシウム (Slow-Mag)	71.0	6.0	3.0
L-乳酸マグネシウム (MAG-TAB SR)	84.0	7.0	3.5
アスパラギン酸マグネシウム	65.0	5.4	2.7

(文献1より作成)

を増加させます(低マグネシウム血症,Mg欠乏による低カリウム血症をさらに悪化させる可能性に注意,K補充も必要)。

　症状が軽度,またはない時は,経口のMg製剤(**表2**)にて,1日Mgとして240～1000mg程度を補充すべきであると言われています。しかし,経口Mg製剤は下痢の副作用があり,投与量を調節する必要があります。

▶ 文　献

1) Lerma EV, et al:Nephrology secrets. 4th ed. Elsevier, 2018.

2章 Ca, リン, Mg代謝異常の臨床 ― ③ Mg代謝異常

Q06 Mg代謝とビタミンD代謝の関係について教えてください

　現代の，食事を含めた我々の生活習慣において，MgやビタミンDの摂取が不足していることが指摘されています．さらに，MgやビタミンDの不足は，電解質異常のみならず，骨代謝の異常や循環器系の異常等をきたすと考えられています．

　活性化ビタミンDは，腸管においてMgの吸収を増加させる作用があると言われています．さらに，体内のMgはビタミンD代謝経路に関与しており（図），ビタミンDとMgは，お互いがポジティブフィードバック経路を形成していると考えられています．

　実際，臨床の現場で，アルコール摂取や低栄養の症例において，低カリウム血症，低マグネシウム血症，低カルシウム血症をきたした症例にビタミンDの補充が有用であることを筆者はしばしば経験していますが，これはビタミンD/Mgのポジティブフィードバック経路が関与していると考えています．

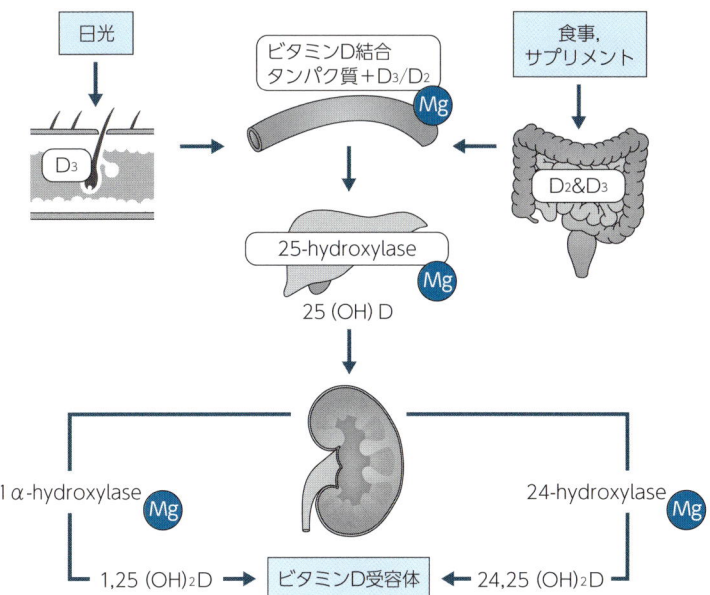

図 ビタミンD代謝におけるMgの関与

活性化ビタミンDは腸管でのMgの吸収を増加させる。ビタミンDの代謝にMgが必要である。

(文献1より作成)

▶文 献

1) Uwitonze AM, et al：Role of Magnesium in Vitamin D Activation and Function. J Am Osteopath Assoc. 2018；118(3)：181-189. [PMID: 29480918]

2章 Ca，リン，Mg代謝異常の臨床 — ③ Mg代謝異常

Q07

低栄養やアルコール多飲者によくみられる，低カリウム血症，低カルシウム血症，低マグネシウム血症，低リン血症の補正のコツを教えてください

A

　低栄養者やアルコール多飲者は，栄養摂取不良等の要因で，K，Ca，Mg，リン等，すべての血清電解質が低下するような電解質異常をきたすことがあります．特に，アルコール多飲者は，摂取不足のみならず，アルコールによる尿細管障害（低マグネシウム血症，低リン血症の原因となりうる）や，併発する嘔吐（低カリウム血症の原因やアルカローシスによるfree ionized Ca濃度の減少の原因になりうる）により多彩な電解質異常を呈することをしばしば経験します．

　提示症例のような場合，グルコースを含んだ補液が行われることが多く，インスリン分泌により，血清K，リン濃度の低下がますます危惧され，さらに，テタニー様症状も呈していることから，Kのみならず，Ca，Mg，リンの静脈内投与が検討されることが多いと思います．しかし，Caやリンの静脈内投与は，Caとリン酸が結合して沈着する，リン酸のみの投与はfree ionized Ca濃度低下の恐れ，Mgの静脈内投与はMgによるCa拮抗作用の発現や，同時に投与されるsulfateによる低カリウム血症の悪化の恐れがあります．筆者は，実際，補正のために，Ca，Mg，リン酸製剤を静脈内投与した経験がほとんどなく，非常に難しく感じます．しかし，特にMgの補充を行わないと，尿細管からのK喪失のため，低カリウム血症の補正は困難であることが想定されます．さらに，Mgは，副甲状腺ホルモン（PTH）の分泌・作用障害も起こすと

されており，Ca代謝の正常化も困難なことが想定されます。

　このような場合，筆者は，Ca，Mg，リンの補正をできる限り食事等の摂取によって経口・経腸管的に行うようにしています。しかし，Mg製剤の経口投与は下痢を起こす可能性があり，その使用は困難です。そこで，筆者は活性化ビタミンD_3の投与を併用しています。

　活性化ビタミンD_3は，腸管でCa，リンの再吸収を増加させるばかりでなく，Mgの再吸収も増加させることが知られており，本例のような電解質異常の補正に，有効かつ安全な方法と筆者は考えます。実際に，この症例も，食事の摂取と活性化ビタミンD_3の投与にて，経口的な治療のみで電解質異常の補正が可能でした。

症例

40歳代，女性。アルコール依存症。

アルコール多飲後の震えや振戦にて，救急車で搬送。

〈入院時〉

- 血液ガス（room air）

　pH 7.53，$PaCO_2$ 34mmHg，PaO_2 97mmHg，HCO_3 28.3mmol/L，AG 23.7mmol/L，ΔAG 11.7mmol/L，補正HCO_3 35.7mmol/L

- 血液生化学検査

　Hb 13.0g/dL，TP 7.9g/dL，Alb 4.4g/dL，AST 147IU/L，ALT 53IU/L，LDH 242IU/L

　BUN 10mg/dL，s-Cre 0.54mg/dL，Na 129mEq/L，K 3.2mEq/L，Cl 77mEq/L，Ca 7.8mg/dL，P 1.3mg/dL，Mg 1.4mg/dL，UA 10.3mg/dL，Glu 95mg/dL

- 随時尿

　U_{Na} 18.3mEq/L，U_K 49.3mEq/L，U_{Cl} 2.4mEq/L，U_{UN} 491.8mg/dL，U_{UA} 25.4mg/dL

　FE_{Na} 0.05%，FE_{UA} 0.9%，FE_{UN} 18%

- 内分泌学的検査

    iPTH 165pg/mL

入院時,本例は,動脈血血液ガス分析において,呼吸性アルカローシス,アニオンギャップ増加性代謝性アシドーシスの存在が示唆された。さらに,入院時の随時尿の電解質検査で,Na濃度に比し,Cl濃度が低いことや補正HCO_3濃度から,嘔吐による代謝性アルカローシスの合併も示唆された。また,血清電解質検査から,低ナトリウム血症,低カリウム血症,低クロール血症,低カルシウム血症,低リン血症,低マグネシウム血症も呈していた。

本例の低ナトリウム血症は,hypovolemic hyponatremiaと悪心・嘔吐によるADH分泌状態によるものと判断。KClとブドウ糖液,ビタミンB_1を含む細胞外液の投与を開始して,低ナトリウム血症,低カリウム血症,代謝性アルカローシスの補正を開始した。

本例はiPTHが上昇しており,低カルシウム血症,低リン血症,低マグネシウム血症はビタミンD欠乏症の関与もありと判断した。

3章 酸塩基平衡異常の臨床

1 生理・検査編

2 異常編

3章 酸塩基平衡異常の臨床 — 1 生理・検査編

Q01

体内における代謝が酸塩基平衡に与える影響を教えてください

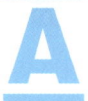

体内の代謝が酸塩基平衡状態に与える影響は，糖質，脂質，タンパク質等の摂取された食物や体内の構成物が，代謝の過程でプロトンを産生するか除去されるかで考えると理解しやすいです。

電気的に中性の糖質，脂質は，代謝の状態が正常で完全に代謝されると，CO_2と水へ代謝され，CO_2が呼吸で正常に排泄されれば酸塩基平衡状態に影響を与えません。しかし，インスリン不足等の病的な状態ではケトン体等の有機酸が産生され，プロトンが産生されるのでアシドーシスをきたします。

一方，タンパク質を構成するアミノ酸は，アミノ酸の分子構造によって酸塩基平衡に与える影響が異なります。アラニンのような電気的中性のアミノ酸は，電気的中性の尿素と，水とCO_2に分解されるので，酸塩基平衡には影響を与えません。一方，リジン，アルギニンのような電気的に陽性に荷電している塩基性アミノ酸は，電気的に中性の尿素と水，CO_2への代謝過程でプロトンが産生されるので，アシドーシスに傾きます。また，グルタミン酸やアスパラギン酸のような陰性に荷電している酸性アミノ酸は，電気的に中性の尿素と水，CO_2への代謝過程代謝過程でプロトンを消費するので，アルカローシスになります。システインやメチオニンといった硫黄含有アミノ酸は，代謝過程で，硫酸（$2H^+ + SO_4^{2-}$）が生成され，プロトンが体内に負荷されます。このアシドー

シスに傾いたバランスは，腎臓でSO_4^{2-}がアンモニウム（NH_4^+）とともに排泄されることで回復します。

＊アミノ酸の酸性／塩基性という呼称と，代謝され酸塩基平衡に与える影響が逆なので注意する。

　動物性タンパク質は，植物性タンパク質に比べて硫黄含有アミノ酸が多いので，アシドーシスをきたしやすいと言われています（硫黄含有以外のアミノ酸において，酸性アミノ酸と塩基性アミノ酸はほぼ同量含有されており，酸塩基平衡に影響を与えないとされている）。また，果物や野菜はクエン酸K等の有機酸のK塩を多く含有しており，有機酸の代謝過程でプロトンを消費するので，アルカローシスをきたすと考えられています。

　これらの生体内の代謝が酸塩基平衡に及ぼす影響は，

①代謝産物より基質の陽性荷電が多い場合は代謝過程でプロトンが産生されてアシドーシスになる
②代謝産物より基質の陰性荷電が多い場合は代謝過程でプロトンが消費されてアルカローシスになる
③電気的に中性の基質は，完全に代謝されると，水，CO_2，尿素等に代謝され，呼吸により肺から正常に排泄される限りは酸塩基平衡に影響を与えない

とまとめられます（図）。

　さらに，完全に代謝されない陰性荷電物質（硫黄含有アミノ酸からのSO_4^{2-}や，代謝される能力を超えて産生されたケトン体や乳酸等）の増加蓄積は，電気的中性を保つため，プロトンが体内で増加し，アシドーシスになります。

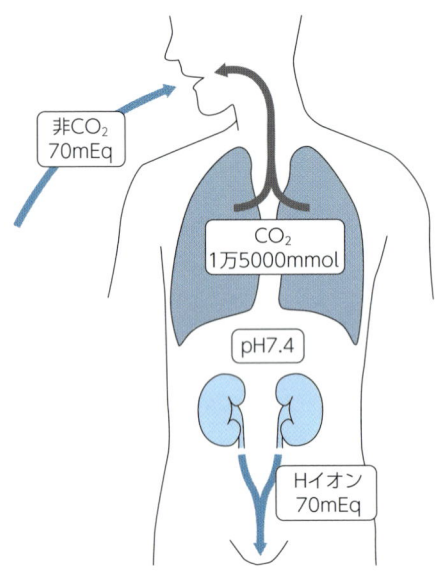

図 体内の代謝における酸の産生・排泄

代謝により，1日約1万5000mmolのCO_2（揮発酸）が産生され，肺から排出される。現代の動物性タンパク質の多い西洋食では，1日1mEq/kg，約70mEqの酸（不揮発酸，fixed acid）が産生され，主に腎臓から排出される。CO_2の排泄は肺からの換気に依存しており，肺の換気能の障害はCO_2の蓄積につながり呼吸性アシドーシスを引き起こす（呼吸性アシドーシスの原因としてCO_2の産生増加によるものは，CO_2センサーを含む換気システムが正常である限り生じないと考えてよい）。逆に，換気の亢進によりCO_2の排泄が増加すると，呼吸性アルカローシスを引き起こす。一方，腎臓の機能の障害により酸の排泄が障害されれば酸の蓄積となり，代謝性アシドーシスとなる。さらに，酸は代謝の異常により腎臓の排泄能を超えて過剰に産生されることにより，代謝性アシドーシスが生じることがある。 （文献1より作成）

＊アシドーシスは体内が酸性，アルカローシスはアルカリ性へ傾く状態を意味する。

＊CO_2は気体で，酸ではない。生体内でH_2Oと反応し，H_2CO_3が産生される。これは，pKa≒3の強酸（strong acid）である。

〈体内の酸塩基平衡を正常に保つには肺の呼吸機能が重要であることは当然であるが，筆者が腎臓内科医であるので，本項が腎臓中心の記載になることを御容赦いただきたい〉

▶ 文 献

1) Danziger J, et al:Renal Physiology: A Clinical Approach (Integrated Physiology Series). Lippincott Williams & Wilkins, 2012.
2) Kamel KS, et al:Fluid, Electrolyte and Acid-Base Physiology: A Problem-Based Approach. 5th ed. Elsevier, 2016.

3章 酸塩基平衡異常の臨床 ── ① 生理・検査編

Q02

腎臓における酸塩基平衡調節の基本を教えてください

腎臓，正確には，腎臓の尿細管が生体内酸塩基平衡の調節における役割の基本は，

> ①糸球体で濾過された重炭酸を（ほとんどすべて）再吸収すること
> ②体内の代謝で生じた酸（strong acid）に対する緩衝で失われた重炭酸を補充するために重炭酸を産生（regeneration）すること

の2つであると考えられています。この2つの機能を発揮するメカニズムの基本は，尿細管管腔側にプロトンを，血液中に重炭酸を分泌することです（**図1**）。

近位尿細管においては，管腔内へ分泌されたプロトンが糸球体で濾過された重炭酸と反応すると同時に血液内へ重炭酸が分泌されることで，濾過された重炭酸の85%が再吸収されます。同様のメカニズムでヘンレ係蹄や遠位ネフロンで残りの重炭酸が再吸収されます（**図2**）。

一方，尿細管における重炭酸を産生する（regeneration）には，いわゆる滴定酸〔(titratable acid)，非重炭酸(buffer)，主にリン酸(phosphate – H)〕（**図3**）と，アンモニウム（NH_4^+）（**図4**）の尿中排泄に伴って行われると考えられています。つまり，正常状態においては，滴定酸とNH_4^+の尿中の排泄量が，生体内で産生された酸の産生量にほ

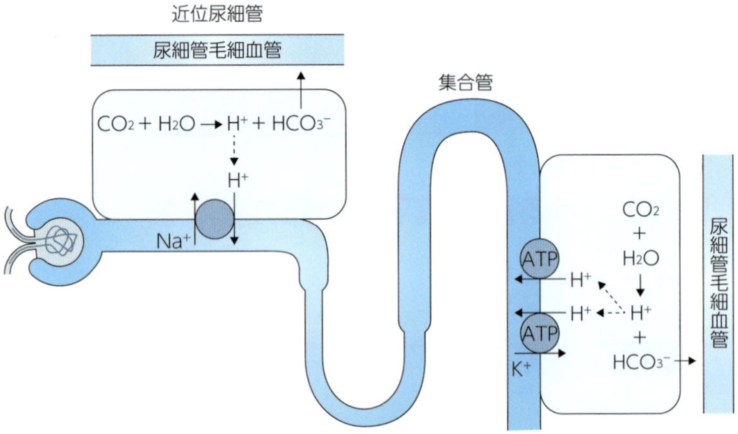

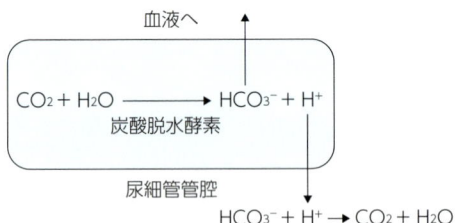

図1 腎尿細管におけるプロトンの尿細管管腔内への分泌と血液中への重炭酸の分泌

近位尿細管でのプロトンの分泌は，尿酸管管腔内と細胞内のNa濃度の格差を利用したNa-proton交換体（NHE3）を介して行われる．一方，集合管においては，主にα間在細胞において，H-ATPaseやK-H-ATPaseを介して行われる．

（文献1より作成）

図2 尿細管における重炭酸吸収の基本メカニズム

尿細管内で，炭酸脱水酵素（carbonic anhydrase）の働きを介してプロトンが分泌され，尿細管腔で糸球体から濾過された重炭酸と反応し，同時に血液中に重炭酸が分泌される．

（文献1より作成）

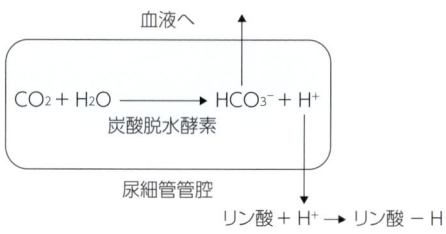

図3　滴定酸の排泄
尿細管管腔で濾過されたリン酸が分泌されたプロトンと反応すると同時に，重炭酸がregenerationされる。
（文献1より作成）

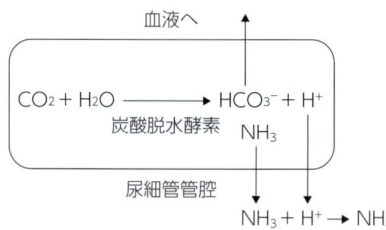

図4　NH_4^+の排泄による重炭酸のregeneration
主に，集合管のα間在細胞において，NH_4^+の分泌と同時に重炭酸のregenerationが行われる。
（文献1より作成）

ぼ等しいと考えられています。

特に，近位尿細管にてグルタミンから産生され，集合管で分泌されるアンモニア（NH_3），アンモニウム（NH_4^+）は，アシドーシス等の病態においてその産生量が10倍以上増加することから，腎臓の酸塩基平衡の調節に重要な役割を演じているとされています。

このような腎臓，腎尿細管の酸塩基平衡維持のメカニズムを知ることが，酸塩基平衡異常の病態の理解につながると筆者は考えます。

▶ 文　献
1) Abelow B: The Painless Guide to Mastering Clinical Acid-Base. CreateSpace Independent Publishing Platform, 2016.

3章 酸塩基平衡異常の臨床 — ① 生理・検査編

Q03 赤血球中のヘモグロビンが酸塩基平衡に与える影響を教えてください

A 血液中のタンパク質は，bufferとして作用することは知られていますが，代表的なbufferとして赤血球中のヘモグロビン（Hb）とアルブミンが挙げられます。これらのタンパク質のヒスチジンのイミダゾール環（図1，pKa 6.8）が，弱酸としてbuffer効果を発揮すると言われています。特に，赤血球中のHb（150g/L）はアルブミン（70g/L）より多く存在し，さらにbuffer作用を持つヒスチジンの含有量も多いため，そのbuffering 能力は高く，血液中の重要なbufferであると考えられています。このHbのbuffer作用は，CO_2の運搬において重要な役割を演じていると考えられています。

末梢組織で，代謝によりCO_2が産生されると，

$$CO_2 + H_2O \rightarrow H_2CO_3 \rightarrow H^+ + HCO_3^- （反応①）$$

という反応が起こります。最初の反応速度は，血漿中では非常に遅いですが，赤血球中には炭酸脱水酵素（CA）が存在するので，反応速度が非常に速く，CO_2は赤血球中内においてCAを触媒としてHCO_3^-が産生されます。産生されたこのHCO_3^-は血液中に移行し，電気的中性を保つために，Clが赤血球の中に入ります（Cl shift）。反応①で生じたHイ

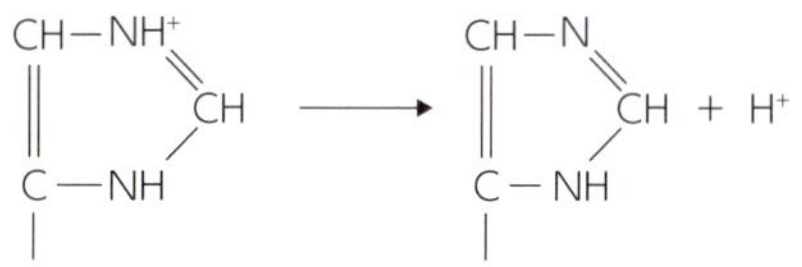

図1　ヒスチジンのイミダゾール環
bufferとして作用する。

オンは，デオキシHbのヒスチジンに結合します〔$H^+ + HbO_2 \rightarrow HHb + O_2$，この反応はHbの酸素放出に関与している。Hイオンはオキシ Hb（HbO_2）よりデオキシ Hb（Hb^-）に結合しやすい〕。さらに，ヘモグロビンのN端末にCO_2が結合し，カルバミノHbを形成します。このCO_2の結合は，「デオキシHb＞オキシHb」で生じやすいと言われています。このCO_2の運搬に必要な反応は，組織でHbから酸素が放出された時に生じやすいとされています（Hbの脱酸素がCO_2の運搬能を上昇させることをHaldane効果と呼ぶ）。一方，肺でHbが酸素化されると逆の反応が起こり，CO_2の運搬能が低下し，CO_2が放出され，肺胞から換気にて体外で排出されることになります（図2）。

　呼吸性アシドーシスで血中のCO_2が増加すると，急性期の反応は赤血球内のCAやHb等によるbuffer作用（buffer作用で軽度にHCO_3^-が増加する）が主であると考えられています。

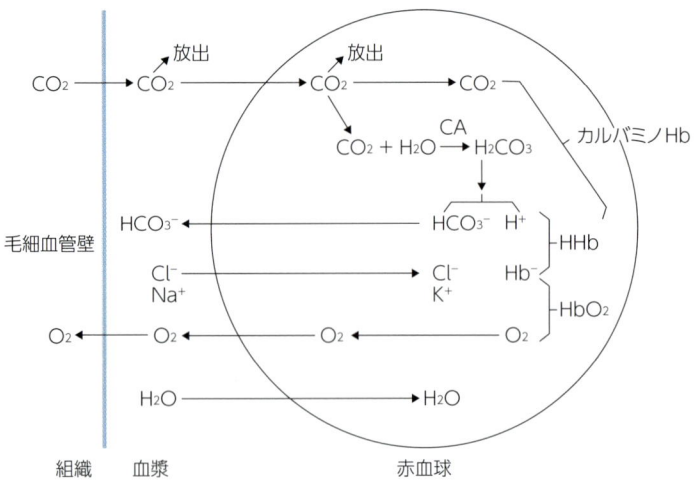

図2 赤血球がO_2やCO_2を運搬する機構

赤血球内ヘモグロビンやCAが重要である。
末梢組織でCO_2が産生されると，CO_2は気体であるため細胞膜を通過して，赤血球内の細胞質に移行する。赤血球細胞質で，$CO_2 + H_2O → H_2CO_3 → H^+ + HCO_3^-$の反応が起こる。最初の反応は，CAが触媒して反応速度が増加する。H^+はHbO_2から酸素を放出しやすくする（$HbO_2 + H^+ → HHb + O_2$）。
還元型Hb，HHbにはCO_2が結合しやすくなり，カルバミノHbが形成される。この反応を介して末梢で産生されたCO_2は，肺へ運搬される。
酸素の多い肺では，反対の反応が起こる（$HHb + O_2 → HbO_2 + H^+$）。
$H^+ + HCO_3^- → H_2CO_3 → H_2O + CO_2$の最後の反応は，CAが触媒する。$HbO_2$が増え，カルバミノHbから$CO_2$が離れる。$CO_2$が肺胞内へ排泄される。

（文献2より作成）

▶文　献

1) Abelow B:The Painless Guide to Mastering Clinical Acid-Base. CreateSpace Independent Publishing Platform, 2016.
2) West JB, et al:West's Respiratory Physiology: The Essentials. 10th ed. LWW, 2015.
3) Brandis K:Acid-Base Physiology.
[https://www.anaesthesiamcq.com/AcidBaseBook/ABindex.php]（2018年10月9日閲覧）

3章 酸塩基平衡異常の臨床 — 1 生理・検査編

Q04

血液ガスの機械で測定できる検査項目を教えてください

21世紀の現在では，血液ガスを測定すると結果が電子カルテに表示されていることが多いと思いますが，読者の皆様には，一度，勤務されている施設の血液ガスの機械が打ち出す結果の用紙を実際にご覧になることを勧めます。

現在の血液ガスの機械は，一般的に，pH電極，酸素電極，二酸化炭素電極にて，検体血液中のpH，PO_2，PCO_2を実測します。酸塩基平衡に必要なHCO_3^-は，Henderson-Hasselbalch式から計算して求められています（歴史的に，血液ガスの機械は酸塩基平衡の解釈において2項目しか測定せず，CO_2電極が普及する前は，pHとHCO_3^-を実測していたようである）。代謝性の酸塩基平衡の解釈に必要なHCO_3^-濃度は，血液ガスの機械においては実測値ではなく，計算値であることを理解しておく必要があります。

また，最近の血液ガスの機械は，電解質も測定できるものが一般的ですが，これは，全血そのまま，血液を希釈しない直接イオン電極法で測定されていることが多いです。血液ガスの機械が提示するアニオンギャップ式は，Kを含んだ計算値であることが一般的です。

さらに，血液ガスの機械は，ヘモグロビン（Hb）濃度やHb酸素飽和度（SO_2）を提示しますが，これは，血液ガスの機械に付属しているCOオキシメーターで実測されています。しかし，血液ガスの機械によって

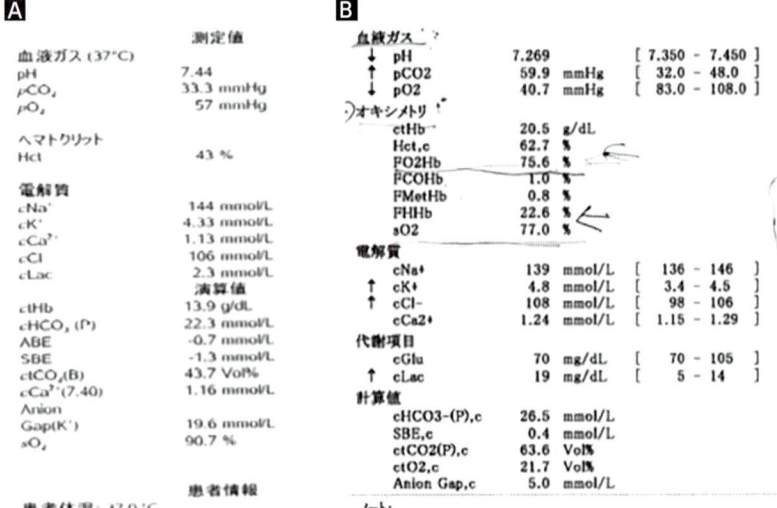

図　血液ガス機械の結果用紙
筆者の勤務する施設の結果用紙。HCO₃⁻やbase excessは計算値。Bの機械にはCOオキシメーターが搭載されているが，Aの機械には搭載されていないことに注意すべきである。

はCOオキシメーターが搭載されておらず，ヘマトクリットや，計算したSO₂を提示しているものがあり，注意が必要です。

COオキシメーターがないと，％COHb（一酸化炭素）や％MetHb（メトヘモグロビン血症）が診断できず，正確なSO₂が求められません。

血液ガスの結果の紙には，どの項目が実測値で，どの項目が計算値であるかが記載されています（図）。

▶ 文　献

1) Martin L：All You Really Need to Know to Interpret Arterial Blood Gases. 2nd ed. LWW, 1999.

3章 酸塩基平衡異常の臨床 — 1 生理・検査編

Q05

血液ガス検査において体温補正は必要ですか？

　血液ガスの機械は，検体を37℃の条件下で測定し，患者の体温に応じて補正する機能（計算値）があります．pHは血液の温度が1℃低下するとともに0.015（Rosenthal factor）上昇，$PaCO_2$は4.3%（ボイルの法則に基づいて）低下するように補正されます．

　実際の臨床の現場で血液ガスの結果を解釈する時に，検体を37℃の状態で測定した値（alpha-stat仮説）を用いるべきか，患者の体温に応じた補正した値（pH-stat仮説）を用いるべきか，議論が分かれているのが現状です．

1．alpha-stat仮説

　カエルなど体温が変化する変温動物において，体温の変化にもかかわらず細胞機能の維持に重要な細胞内pHが7.0に近い状態に一定に維持されていることが観察されたことから，「タンパク質の緩衝（buffer）作用に重要であるアミノ酸残基・ヒスチジンのイミダゾール環のpKaが温度に応じて変化することで，温度が変化しても細胞内のイミダゾール環のイオン化率（alpha）が一定であるので細胞内pHは変化せず，また，生体は温度が変化しても細胞内のイミダゾール環のイオン化を一定化するように呼吸等を調節している」という考えがalpha-stat仮説です．このalfa-stat仮説に基づけば，体温が変化しても細胞内のpH（alpha）

373

> 心臓血管手術において，体温20℃で人工心肺装置により体外循環を行っている

動脈血血液ガス検査　　pH 7.4，PaCO₂ 40mmHg

⬇ 体温20℃で補正

pH 7.65，PaCO₂ 18mmHg

alpha-stat仮説

37℃で測定された血液ガスのpHが正常であり，このまま治療継続した。

pH-stat仮説

20℃に補正された結果がアルカローシスであり，pH7.4に補正するため，CO₂を投与してPaCO₂を増加させた。

図　alpha-stat仮説とpH-stat仮説の解釈の相違　　　（文献1より作成）

は変化しないので，細胞外のpHを測定する血液ガスの結果を温度補正する必要はないことになります。

2. pH-stat仮説

　一方，pH-stat仮説は，「温度が変化しても細胞外液中のpHは一定に維持される」という仮説です。つまり，生理的な状態では，体温が20℃や25℃でも，37℃と同じく，細胞外液のpHは7.4に維持（pH-stat）されるという仮説です。よって，pH-stat仮説に基づけば，体温の変化に応じて，細胞外のpHを測定する血液ガスの結果を補正する必要があるとされています。

　どちらの解釈を用いたほうが予後の改善等につながるかは結論を得ていませんが，低体温体外循環等においては，pH-stat仮説を用いたほうが外因性にCO₂を投与してpHを維持することになり（図），脳血流維持等の観点から有利であるという意見があります。

　以上のことから，一般の臨床においては，血液ガスの解釈においてそれほど体温補正にこだわる必要がない（alpha-statに近い立場）と筆者は考えています。

▶ **文　献**

1) Brandis K:1.6 Alphastat Hypothesis. Acid-Base Physiology. [http://www.anaesthesiamcq.com/AcidBaseBook/ab1_6.php]（2018年10月10日閲覧）
2) 坂本貴彦, 他:小児体外循環における pH strategy : その理論と実際. 日小児循環器会誌. 2007;23(1):28-32.

3章 酸塩基平衡異常の臨床 — 1 生理・検査編

Q06 酸塩基平衡の解釈における「生理学的解釈」の基本と問題点について教えてください

「生理学的解釈」は，血液ガスの測定で得られた結果を生体内の酸塩基平衡の調節機構に基づき解釈する方法と言えます。

＊「生理学的解釈」は，古典的法や，米国ボストンの腎臓専門医が強く支持した解釈法から，「ボストン法」とも呼ばれる。

生理学的解釈の基本は，Henderson-Hasselbalchの式（図1）に示されているように，呼吸性の要因を$PaCO_2$，腎臓等で調節されている生体内のbufferの代表として重炭酸イオン（HCO_3^-）を代謝性の要因とし，各々が独立して生体内の酸塩基平衡の調節を行っているという考えです。

よって，呼吸性，代謝性の障害にて，正常な状態から逸脱して生じる酸塩基平衡異常を一次的異常と考え，解釈することが原則となります（図2）。

＊体内のpHが酸性に傾く異常をアシドーシス，アルカリに傾く異常をアルカローシスと呼ぶ。アシドーシス，アルカローシスは，異常をきたす病態を意味するのであり，実際のpHの変化と合致しないことがある。

Henderson-Hasselbalchの式

$$pH = pKa + \log\left(\frac{[HCO_3^-]}{0.03 \times PCO_2}\right)$$

Hendersonの式

$$[H^+] = 24 \times \frac{PCO_2}{[HCO_3^-]}$$

図1 酸塩基平衡解釈の基本式

pHは，HCO_3^-を分子，$PaCO_2$を分母として導かれる。体温37℃で正常状態のpKaは6.1である。

（文献1より作成）

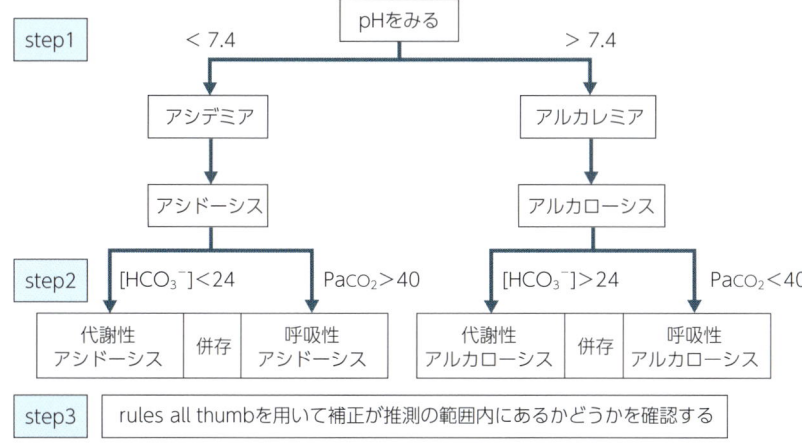

図2 血液ガス検査の値から生理的酸塩基平衡異常の解釈を行う基本ステップ
[HCO_3^-]:mmol/L, $PaCO_2$:mmHg
まず,血液ガスの結果のpHをみて,アシデミア,アルカレミアを決定することから始まる。この解釈の基本は,一次性酸塩基平衡異常に対する二次性変化でpHが正常化することはないという原則に基づいている。もしpHが正常範囲で,$PaCO_2$やHCO_3^-濃度の異常があれば,複数の酸塩基平衡異常に病態が合併している混合性酸塩基平衡異常の可能性が高いと考える。 (文献2より作成)

そして,一次性の酸塩基平衡異常に対して,その異常を緩和するために,肺や(主に)腎臓による代償(最近は二次性変化と呼ぶ)機転が生じるので,その二次性変化が実験動物など生体全体の観察から導かれた推測の範囲にあるかを判断し,さらなる酸塩基平衡異常の存在の有無を確認します。rule of thumbと呼ばれる推測式を用いて解釈を行うことが,生理学的解釈の基本であり,特徴とされています(**表1・図3**)。

＊呼吸性,腎性の二次性変化は,推測式の範囲である限り正常な反応なので,アシドーシス／アルカローシスとは呼称しないのが原則である。

また,「生理学的解釈」はHCO_3^-濃度を酸塩基平衡の独立した調節因子として考え,さらに,

表1 二次性変化の推測式

主な一次性変化, 異常	補正	rule of thumb
代謝性アシドーシス [HCO_3^-]↓	P_{CO_2}↓	(Winterの式) P_{CO_2} = {1.5×[HCO_3^-]}+8, ±2
代謝性アルカローシス [HCO_3^-]↑	P_{CO_2}↑	(0.7の法則) [HCO_3^-] 1mmol/L増加あたり, P_{CO_2}を0.7mmHg増加, ±5mmHg
呼吸性アシドーシス P_{CO_2}↑	[HCO_3^-]↑	〈急性〉P_{CO_2} 10mmHg増加あたり, [HCO_3^-] 1mmol/L増加 〈慢性〉P_{CO_2} 10mmHg増加あたり, [HCO_3^-] 3.5〜5.0mmol/L増加
呼吸性アルカローシス P_{CO_2}↓	[HCO_3^-]↓	〈急性〉P_{CO_2} 10mmHg減少あたり, [HCO_3^-] 2mmol/L減少 〈慢性〉P_{CO_2} 10mmHg減少あたり, [HCO_3^-] 4mmol/L減少

$$\text{アニオンギャップ} = Na\text{イオン} - Cl\text{イオン} - HCO_3\text{イオン}$$

　有機酸蓄積性のアシドーシスを推測する方法と一体となって解釈されるようになり現在に至っています(**表2**)。

　前述の「生理学的解釈」は，1980年頃までには完成したようですが，現在は，rule of thumbと呼ばれる代償の推測式が必ずしも正確でないことが知られており，注意が必要であるとされています(呼吸性代償の腎性代償がもっと効率が良いこと，実験動物としてイヌが使われた検討が多いが，イヌはヒトと比べていつも「ハーハー」しており，原則呼吸性アルカローシスであること等)。

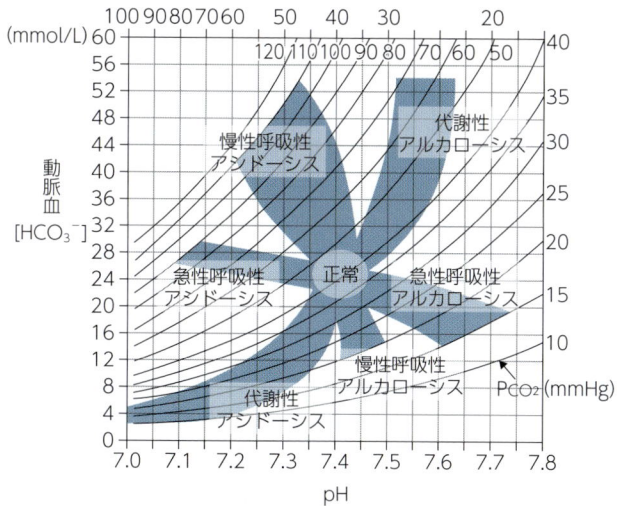

図3　二次性変化を推測するモノグラム

実験動物等の生体を用いた「代償の推測」なので，実際はこのモノグラムのように二次性変化に幅があることに注意すべきである。

（文献3より作成）

表2 ハリソン内科学書が示す「生理的解釈」に基づいた酸塩基平衡異常の解釈法

step	解説
1. 動脈血液ガス分析と電解質を同時に測定する	米国では電解質検査として静脈血総CO_2濃度を実測し，アニオンギャップ（AG）の計算を行うため
2. 正確かどうかを確認するため，HCO_3^-について動脈血液ガスと電解質検査とを比較する	
3. アニオンギャップ（AG）を計算し，血清アルブミン濃度4.5/dLで補正する	AGの計算で，血清アルブミン濃度での補正が必要
4. AG開大性アシドーシス疑い（ケトアシドーシス，乳酸アシドーシス，腎不全，毒物）	
5. 高クロール血症または非開大性アシドーシス（消化管からの重炭酸喪失，尿細管性アシドーシス）	
6. 二次性変化を推定する	
7. $\varDelta AG$と$\varDelta HCO_3^-$を比較する	有機酸が蓄積して，AGの増加分$\varDelta AG$と有機酸から放出されたHイオンにより，bufferとして消費され減少したHCO_3^-濃度$\varDelta HCO_3^-$が1：1と仮定し，有機酸が蓄積する前のHCO_3^-濃度を推測し，混合性の酸塩基平衡異常の存在の推測に用いる。$\varDelta AG > \varDelta HCO_3^-$の場合は重炭酸イオン濃度の減少が少なく，代謝性アルカローシス，もしくは呼吸性アシドーシスの併存を疑う。一方，$\varDelta AG < \varDelta HCO_3^-$の場合は重炭酸イオン濃度の減少が大きく，AG非開大性代謝性アシドーシスや，呼吸性アルカローシスの併存を疑う
8. $[Cl^-]$の変化と$[Na^+]$の変化を比較する	「Clは酸である」というStewart法のstrong ion differenceを意識したものであろう

（文献3より作成）

▶ 文　献

1) Brandis K: Acid-Base Physiology.
 [http://www.anaesthesiamcq.com/AcidBaseBook/ABindex.php] (2018年10月20日閲覧)
2) Abelow B: The Painless Guide to Mastering Clinical Acid-Base. CreateSpace Independent Publishing Platform, 2016.
3) DuBose TD: Chapter 51: Acidosis and Alkalosis. Harrison's Principle of Internal Medicine. 10th ed. McGraw-Hill, 2018.
4) 黒川　清：水・電解質と酸塩基平衡. 改訂第2版. 南江堂, 2004.
 ➡筆者はこの本の旧版で酸塩基平衡の基本を学習した。酸塩基平衡の基本を習得するためには必読の1冊である
5) Berend K, et al: Physiological approach to assessment of acid-base disturbances. N Engl J Med. 2014; 371(15): 1434-1445. [PMID: 25295502]
 ➡生理学的解釈の解説

3章 酸塩基平衡異常の臨床 ― 1 生理・検査編

Q07

アニオンギャップを用いた酸塩基平衡の解釈の問題点を教えてください

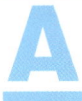

アニオンギャップ($Na - Cl - HCO_3^-$，以下AG)は，酸塩基平衡異常の解釈において，ケトン体や乳酸等の有機酸が蓄積するAG開大性アシドーシスの存在を推測する方法として広く使われています。一般的に正常状態において，AGは血液中のアルブミンの陰性荷電に由来するとされ，$0.25mEq \times 40g/L$(正常アルブミン濃度)から，教科書的には，正常値は10〜12mEq/L程度であるとされています。

しかし，提示症例(後述)を経験したことで，我々が行っているAGを用いた酸塩基平衡の解釈には問題が多いと筆者は考えています。

アニオンギャップを用いた酸塩基平衡解釈の問題点

①最近の機械での電解質はion selective electrode法で測定しているが，血液ガスは検体を希釈せず測定(direct)，血清学検査は検体を希釈して測定(indirect)しており，測定されたNa，K，Clの値は微妙に異なるため，その解釈に注意する必要があること
　→特にCl濃度の正確度に問題がある
②ここ20年間で，Clの測定法の変化により血清Cl濃度の正常値は上昇する傾向にあり，それに伴いAGの正常値は12mEq/Lでなく低下傾向にあること

→現在では，AGが1桁の報告がある
③アルブミン補正をしないAGは不正確であること
→特にわが国の救急の現場において，point of careで測定された血液ガスの値を用いてAGを計算することが多く（アルブミンの結果がない状態で計算する），低アルブミン血症を呈する病態ではAGが過小に計算され，AG開大性アシドーシスの存在を見逃す可能性がある
④乳酸アシドーシスは血液乳酸濃度＞3mmol/L，糖尿病性ケトアシドーシスは総ケトン体濃度＞3mmol/Lとされており，AGではこれらのアシドーシスを検出する感度が低いこと
→つまり，AGではこれらのアシドーシスの存在を見逃す可能性がある
⑤AGの正常値は個人によっても異なるとされており，正常時にAGをあらかじめ測定して，疾病時に測定したAGとの差をみることでAG開大性アシドーシスの有無を知るのに有効であるという報告があること
⑥AGの計算の条件が日本と米国で大きく異なっていること
→米国では静脈血から血清 Chemical 7 (Chem 7) として，Na, K, Cl, BUN, Cre, BS, 総CO_2含量を測定し，AGを計算する。つまり，血液ガスの電解質や計算HCO_3^-濃度からAGを計算するのではなく，静脈血実測総CO_2濃度をHCO_3^-濃度とみなしてAGを計算することが多い。一方，日本は，静脈血実測総CO_2濃度の測定が一般的でなく，血液ガスのpHと$PaCO_2$から，導かれる推測HCO_3濃度しかAGの計算に用いることができない

よって，AGの正常値は各々の施設で検討し，定めることが重要とされています（読者の皆様は，施設でAGの正常値を定めていますか？申し訳ございませんが筆者は定めておりません）。

AGの正常値を10～12mEq/Lと一律に設定し，補正HCO_3，$\Delta AG - \Delta HCO_3^-$等の計算によって酸塩基平衡異常の診断を行うことは，著しく不正確である可能性があります。また，補正HCO_3^-，$\Delta AG - \Delta HCO_3^-$

を求める際，有機酸の蓄積，つまりAGの増加とHCO_3^-濃度の減少が1：1であると仮定して計算していますが，有機酸が放出するプロトンは細胞内や骨塩で代償される部分があり，100％がHCO_3^-で緩衝されるわけではありません。

乳酸はchange in AG/change in HCO_3^-＝約1.5とされています。よって，補正HCO_3^-，$\Delta AG － \Delta HCO_3^-$の計算も不正確であると考えるべきです。

以上のことより，著者は現在，救急室やICUで血液ガスの測定値から酸塩基平衡異常の診断を行う時は，AGの計算も必要ですが，必ず乳酸やケトン体濃度の実測を行うべきと考え，実践しています。

症例（自験例）

慢性アルコール中毒にて，救急外来受診。

- 血液ガス検査

  pH 7.53, PaO_2 97mmHg, $PaCO_2$ 34mmHg, HCO_3^- 28mmol/L

- 電解質（血液ガス）

  Na 126mEq/L, K 2.6mEq/L, Cl 85mEq/L, AG 12.7mEq/L

- 血液学的検査

  Na 129mEq/L, K 3.2mEq/L, Cl 77mEq/L, AG 23.7mEq/L

本症例を経験するまで，血液ガスと血清学検査による電解質の差異について，筆者はあまり意識したことがなかった。本症例のように，AGの計算は酸塩基平衡の解釈のキモとして，著者をはじめとした腎臓内科医の若い先生に教えてきたが（例；「AGの正常値は12mEq/Lと覚えましょう」），この症例を契機として，もう一度AGについて勉強し直すことにした。

（文献1より引用）

▶ 文 献

1) 杉本俊郎：僕の内科ジェネラリスト修行．カイ書林，2016．
2) Martin L：All You Really Need to Know to Interpret Arterial Blood Gases. 2nd ed. LWW, 1999.
   ➡血液ガスの代表的な教科書で，日本語訳もある。この本を読むことで，日本と米国の血液ガス，AGの計算法が異なることを再確認した
3) Kraut JA, et al：The serum anion gap in the evaluation of acid-base disorders: what are its limitations and can its effectiveness be improved?. Clin J Am Soc Nephrol. 2013;8(11):2018-2024. [PMID: 23833313]
   ➡現在のAGの問題と限界についての総説で，血液ガスを解釈する上で必読の論文。「AGの正常値が3mEq/Lというヒトが存在する」可能性についても述べている。乳酸アシドーシスに対するAGの感度，特異度についてもまとめられているが，乳酸アシドーシスの重篤性を考えると，乳酸アシドーシスの診断に関するAGは実臨床では使いものにならないと考えるべきではないか
4) Sadjadi, et al：Ion-selective electrode and anion gap range: What should the anion gap be?. Int J Nephrol Renovasc Dis. 2013;6:101-105. [PMID: 23776389]
   ➡測定法の変化によりAGの正常値は低下しており（最近の報告はすべて1桁），各々の施設でAGの正常値を確立すべきであると述べている
5) Adams BD, et al：The anion gap does not accurately screen for lactic acidosis in emergency department patients. Emerg Med J. 2006;23(3):179-182. [PMID: 16498152]
   ➡救急室での乳酸アシドーシスの診断に関する報告であるが，AG＞12mEq/Lというアシドーシスの基準の感度が低いことが示されている。また，入院後の死亡率を予測する最も良い指標が乳酸の実測値であったことも示されている

3章 酸塩基平衡異常の臨床 ― ① 生理・検査編

Q08 尿中アニオンギャップと尿中浸透圧ギャップについて教えてください

A 両指標とも，尿中へのアンモニウムイオン（NH_4^+）の排泄を類推する指標として用いられます（尿中のNH_4^+濃度の測定が現状では一般検査として困難なため）。これは，腎臓がアシドーシスの状態に対して，酸の排泄を増加させ，代償反応を行っているのか否かを知るために用いられます（**図1・2**）。

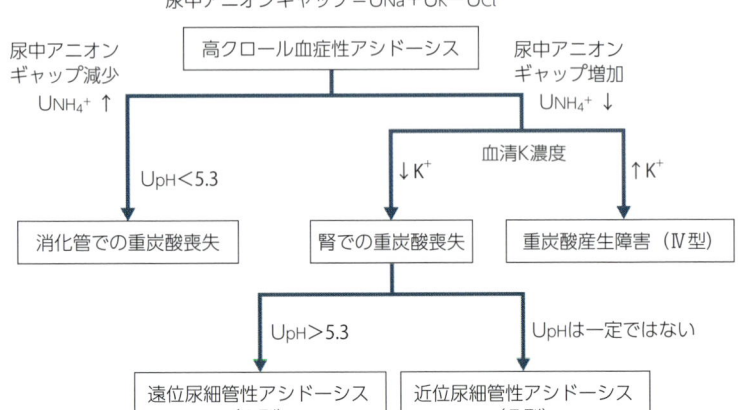

図1 高クロール血症性アシドーシスの鑑別
尿中アンモニア排泄を類推することでアシドーシスの病態を鑑別する（特に，非アニオンギャップ開大性アシドーシス）。
（文献1より作成）

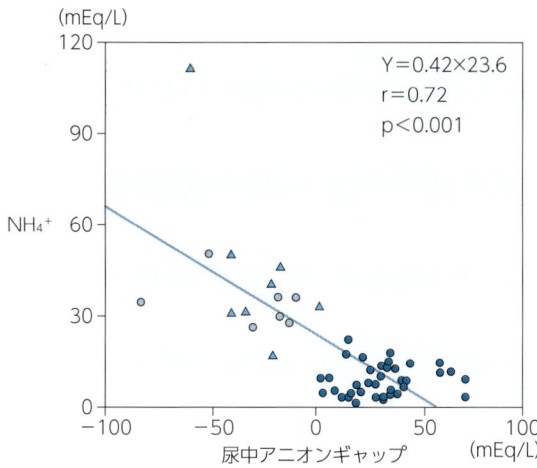

図2　尿中アニオンギャップによる尿中アンモニウムイオン(NH_4^+) 排泄の類推

尿細管性アシドーシス以外の代謝性アシドーシスでは，尿中アンモニウムイオンの排泄が増加し，尿中アニオンギャップがマイナスとなっている。

（文献2より作成）

　尿中アニオンギャップは尿の浸透圧の測定が不要で，簡単かつ迅速に計算が可能であることから頻用されています。しかし，尿のpH＞7（重炭酸イオンが排泄されている）の時や，ケトアシドーシス（尿中へケトン体が排泄されている），トルエン中毒（尿中に馬尿酸が排泄されている）等の病態では，尿中にCl以外の陰イオンが排泄されている時は，尿中アニオンギャップからNH_4^+の排泄量の推測は不可能とされており，その時は尿中浸透圧ギャップを用います（**表**）。

　近年，慢性腎臓病の進行に，尿中アンモニウムイオンの排泄低下が関与しているという考え（アシドーシスが進行しやすい）があり，尿中アニオンギャップの測定が尿中アンモニウムイオンの排泄を推測する方法として，慢性腎臓病の管理に必要な検査の1つであると考えられています。

表 尿中アニオンギャップ，尿中浸透圧ギャップの計算法とその問題点

1. 尿中アンモニアは検査で直接測定されず，尿中アニオンギャップまたは尿浸透圧ギャップの測定によって推定されること
2. いずれの計算値も，尿中アンモニアの定性的な測定値であり，定量的測定値ではないこと
3. 尿中アニオンギャップについて
   ① 尿中カチオン[$Na^+ + K^+$] − 尿中アニオン[Cl^-]
   ② 高クロール血症代謝性アシドーシス患者および正常腎の尿中アニオンギャップ<0
   ③ 尿中アニオンギャップが正の時，尿中NH_4^+が低値
   ④ 尿中アニオンギャップが使用不可の時
      ・尿pH>7(尿中の重炭酸の存在を示唆)
      ・他の有機アニオンが尿中に存在
4. 尿浸透圧ギャップ
   ① (尿浸透圧測定値−尿浸透圧)計算値
      (尿中Na^++尿中K^+)×2+尿中尿素窒素(mg/dL)/2.8+尿中グルコース(mg/dL)/18
   ② 正常浸透圧ギャップ：80〜150mEq/L
   ③ 尿浸透圧ギャップの上昇は尿中NH_4^+の増加を示す
   ④ マンニトールなど，中性の浸透圧物質が含まれている場合には尿中浸透圧ギャップは使用できない
   ⑤ 尿浸透圧ギャップは他の陰イオンによる影響を受けない

(文献1より作成)

＊尿中アニオンギャップ等の指標は，厳密には尿中アンモニウムイオンとの排泄を正確に表すものでないという意見もある。

▶文 献

1) Soleimani M, et al:Pathophysiology of Renal Tubular Acidosis: Core Curriculum 2016. Am J Kidney Dis. 2016;68(3):488-498. [PMID: 27188519]
2) Batlle D, et al:Metabolic Acidosis or Respiratory Alkalosis? Evaluation of a Low Plasma Bicarbonate Using the Urine Anion Gap. Am J Kidney Dis. 2017;70(3):440-444. [PMID: 28599903]
3) Batlle D, et al:The Urine Anion Gap in Context. Clin J Am Soc Nephrol. 2018;13(2):195-197. [PMID: 29311217]

3章 酸塩基平衡異常の臨床 — 1 生理・検査編

Q09

酸塩基平衡異常の解釈の過程が米国と日本で異なっているというのは本当ですか？

米国の代表的な教科書に記載されている酸塩基平衡異常の解釈の過程については，前述しました（☞3章1 Q06の表2参照）。step1に「動脈血液ガス分析（arterial blood gas：ABG）と電解質を同時に測定する」，step2に「HCO_3^-濃度についてABGと電解質検査とを比較する」という記載があります。米国では，静脈血血清電解質検査とは，Na，K，Cl，CO_2の検査を指します。このCO_2は，静脈血総CO_2濃度（TCO_2）を意味し，静脈血中のHCO_3^-と，溶存しているCO_2を同時に実測する検査です。

溶存しているCO_2の濃度は，

0.03mEq/L/mmHg × 46mmHg = 1.38mEq/L

程度なので，TCO_2は静脈血HCO_3^-濃度とみなされます。

一方，ABGのHCO_3^-濃度は，Henderson-Hasselbalchの式から計算されたものです。よって，step1は，「ABG検査と静脈血電解質検査を同時に行え」ということを指し，step2は，「計算HCO_3^-濃度と実測HCO_3^-濃度を比較せよ」ということを意味します。当然のことながら，アニオンギャップ（AG）の計算は静脈血電解質検査を用いて行います。

＊米国糖尿病学会の糖尿病性ケトアシドーシスの診療ガイドラインは，重症度や治療経過をAGの推移で行う。この中で，「病態が安定すれば血液ガスの検査は静脈血でも代用可」という推奨があるが，これは「静脈血$PvCO_2$でも$PaCO_2$の代用になる」という意味である。TCO_2からAGを計算している米国で，AGの計算にABG

は不要であることは明白であり，記載される理由がない。最近，日本の診療の現場は，この点が盲点となっていると筆者は考える。

　米国においては，患者の病態把握をより早期に行うために救急室の検査(point of care analysis)を重要視する傾向にあり，救急室のABGの機械による電解質濃度測定(point of care analysis)と中央検査室における血清電解質測定とを比較し，診断精度が同様かどうかを比較した研究もあります。

　日本においては，この点がほとんど知られておらず，医師，施設，電解質の教科書において，一定していないことが問題であると筆者は考えます(救急の症例等で，計算に用いる電解質検査によってAGの値が大きく異なることがある)。

▶ 文　献

1) DuBose TD: Chapter 51: Acidosis and Alkalosis. Harrison's Principle of Internal Medicine. 10th ed. McGraw-Hill, 2018.
2) Martin L: All You Really Need to Know to Interpret Arterial Blood Gases. 2nd ed. LWW, 1999.
3) Morimatsu H, et al: Comparison of point-of-care versus central laboratory measurement of electrolyte concentrations on calculations of the anion gap and the strong ion difference. Anesthesiology. 2003; 98(5): 1077-1084. [PMID: 12717128]
4) 梅枝愛郎, 他：第105巻第7号掲載「今月の症例」『手指膿瘍に起因した劇症型溶血性連鎖球菌感染症の1剖検例』について．日内会誌. 2017; 106(5): 1040-1041.
　　➡ ABGの電解質検査を用いたAGの計算値と，静脈血血清電解質濃度を用いたAGの計算値が大きく異なっていたことが問題となった1例。本例で用いているHCO$_3^-$はABGからの計算値であり，本来であれば，AGの計算はABGの電解質濃度を用いるべきであると筆者は考える。この議論において，HCO$_3^-$濃度に測定に関する問題が認識されていないことが，日本の電解質・酸塩基平衡の診療の問題点の1つであると筆者は考えている

3章 酸塩基平衡異常の臨床　　1 生理・検査編

Q10

standard base excess (SBE) 法の利点を教えてください

　腎臓内科専門医が著した酸塩基平衡に関するほとんどの教科書において，「base excess (BE) がなくても酸塩基平衡異常の診療には影響を与えない」という旨の記載がなされ，無視されているのが現状です（最新のハリソン内科学第20版にもBEの記載はない）。

　しかし，BEは血液ガスの機械の結果には必ず記載され，検体に血液内に含有されるbufferの能力を反映する〔特にヘモグロビン (Hb)〕測定法であり，血管内外の細胞外液の検体中の状態を推測できるように改良されたstandard base excess (sBE) を無視せず，検討すべきであるという意見を筆者は持っています。

　「生理学的解釈」は，種々の酸塩基平衡異常における実際の生体内のpH，$PaCO_2$，血液HCO_3^-濃度を検討（*in vivo*）し，生体の酸塩基平衡に対する調節を考慮して導かれた解釈法です。呼吸性の変化が$PaCO_2$に，代謝性の変化が血液HCO_3^-濃度に独立して現れるという仮定がその解釈法の根本にあります。

　しかし，この仮定には，$PaCO_2$の変化とHCO_3^-の変化は反応化学式からみて独立していないことや，体内のbufferのすべてがHCO_3^-でないという批判がありました。そこで，CO_2に依存しない，より独立した代謝性の指標としてbuffer base (BB) が開発され，正常のbuffer baseの値からのズレを示すものとして，BEという指標が導かれました。こ

れらBBやBEといった指標は，血液ガス検体の測定，*in vitro*における検討から導かれたため，検体中のHbの緩衝作用も含んでいます。BEは検体の血液に含まれる緩衝能力が高いHb（150g/L）の影響を大きく受け，$PaCO_2$の変化から完全に独立しているとは言えないので，血管内外にHbが一応に存在していると仮定した（Hb濃度を30〜50g/dLと仮定）sBEも開発されました（この仮定により，血管内のみならず血管外の細胞外液を含んだ代謝性変化を推測できるようになった）。これらの指標の開発は，コペンハーゲンの研究者を中心に行われたのでコペンハーゲン法と呼ばれ，同時にコペンハーゲンで開発された血液ガス測定器（Radiometer）に採用され，現在でも広く使用されています。

　sBE法の利点は，「一次的酸塩基平衡に対する，いわゆる代償機転（二次性反応）を推測する方法が簡単であること」と筆者は考えます。

　腎臓内科医のほとんどがその有用性を信奉している「生理学的解釈」の本質は，一次的異常に対する二次性反応の推測に6つの推測式を用いて病態を判断するということであると筆者は考えています。sBE法においても，二次性変化の推測式が開発されています（**表1・2**）。急性の呼吸性異常による酸塩基平衡異常は主に赤血球の緩衝作用により代償されるので，Hbの緩衝作用を考慮するsBE法において，代謝性代償としてのsBEの変化は0となります（つまり4つしか覚える必要がない）。また，**表1・2**に示すように，残り4つの推測式も生理学的方法と比べると非常に簡単であることが特徴です。

　筆者は，「HCO_3^-の変化は腎臓による代謝性代償」，「$PaCO_2$の変化は肺による呼吸性代償」と，あまりに単純化している現在の生理学的解釈（ほとんどの酸塩基平衡異常に関する入門書の記載）は，急性呼吸異常の代償反応のほとんどが赤血球内のHbの緩衝作用であることを理解せずに病態を解釈し，誤解を生じる可能性があるのではないかと危惧しています。よって，sBE法の利点は，生理学的解釈のHCO_3^- buffer一辺倒ではなく，重要な血液内のbufferであるHbを意識して解釈すること

表1 sBE法と生理学的法における二次的変化の推測式

状態		$PaCO_2$ または sBE (二次性変化)	$PaCO_2$ または HCO_3^- (二次性変化)
急性呼吸性アシドーシス	pH↓, $PaCO_2$↑, sBE = 0±2mmol/L	sBE = 0±2mmol/L	$PaCO_2$(>40mmHg) 10mmHg増につき HCO_3^- 1mmol/L↑
急性呼吸性アルカローシス	pH↑, $PaCO_2$↓, sBE = 0±2mmol/L	sBE = 0±2mmol/L	$PaCO_2$(<40mmHg) 10mmHg減につき HCO_3^- 1mmol/L↓
慢性呼吸性アシドーシス	pH↓, $PaCO_2$↑, sBE↑	sBE = 0.4×($PaCO_2$−40)	$PaCO_2$(>40mmHg) 10mmHg増につき HCO_3^- 4〜5mmol/L↑
慢性呼吸性アルカローシス	pH↑, $PaCO_2$↓, sBE↓	sBE = 0.4×($PaCO_2$−40)	$PaCO_2$(<40mmHg) 10mmHg減につき HCO_3^- 4〜5mmol/L↓
代謝性アシドーシス	pH↓, $PaCO_2$↓, sBE↓	$\Delta PaCO_2$ = sBE	予想$PaCO_2$ = 1.5×[HCO_3^-]+8±2mmHg
代謝性アルカローシス	pH↑, $PaCO_2$↑, sBE↓	$\Delta PaCO_2$ = 0.6×sBE	予想$PaCO_2$ = 0.7×{[HCO_3^-]−24}+40±2mmHg

(文献1より作成)

表2 Kellum先生が推奨する推測式

状態	HCO_3^- (mEq/L)	$PaCO_2$ (mmHg)	sBE (mEq/L)
急性呼吸性アシドーシス	{($PaCO_2$−40)/10}+24	>45	0
急性呼吸性アルカローシス	24−{(40−$PaCO_2$)/5}	<35	0
慢性呼吸性アシドーシス	{($PaCO_2$−40)/3}+24	>45	0.4×($PaCO_2$−40)
慢性呼吸性アルカローシス	24−{(40−$PaCO_2$)/2}	<35	0.4×($PaCO_2$−40)
代謝性アシドーシス	<22	(1.5×HCO_3^-)+8	<−5
代謝性アルカローシス	>26	(0.7×HCO_3^-)+21	>5

急性呼吸性異常におけるsBEの代償は0と記載している。

(文献2より作成)

であると考えます。

＊BE法を提唱したコペンハーゲンと，生理学的解釈を提唱した米国ボストンの間で議論されたTrans-Atlantic debateにおいても，米国からの批判の1つが，「BE法では一次的な代謝性の変化によるものか，呼吸性異常に対する代償からの二次性の変化とが区別できない」ということであった。しかし現在では，sBE法でも二次性変化の推測を用いた解釈も可能となっており，この議論は解決済みであると筆者は考える。

▶ 文　献

1) Brandis K:9.5 The Great Trans-Atlantic Acid-Base Debate. Acid-Base Physiology.[http://www.anaesthesiamcq.com/AcidBaseBook/ab9_5.php]（2018年10月14日閲覧）
2) Berend K:Diagnostic Use of Base Excess in Acid-Base Disorders. N Engl J Med. 2018;378(15):1419-1428. [PMID: 29641969]
3) Al-Jaghbeer M, et al:Acid-base disturbances in intensive care patients: etiology, pathophysiology and treatment. Nephrol Dial Transplant. 2015;30(7):1104-1111. [PMID: 25213433]

3章 酸塩基平衡異常の臨床 ― ① 生理・検査編

Q11 Stewart法について簡単に教えてください また，臨床においてStewart法を使うと有用な場合を教えてください

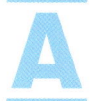

カナダの生理学者Peter A Stewartが1983年に提唱したStewart法（Stewart approach）と呼ばれる酸塩基異常解釈法が，従来法より詳細に病態を理解できるとして，近年，救急集中治療・麻酔科の領域を中心に広がっています。

Stewartは酸塩基平衡の解釈にあたり，

> ①すべての水溶液は電気的に中性である〔（陽イオンと陰イオンの数は同じ（electroneutrality must be conserved）〕
> ②すべての水溶液の物質は保存される〔化学反応により原子が消失したり発生したりしない（mass must be conserved）
> ③ある電解質や弱酸の電離が他の電解質や弱酸の電離に影響を及ぼす（all dissociation equilibria must be satisfied simultaneously）

という3つの基本原則を示しました。

そして，この3つの基本原則に基づいて，生体内の体液の状態を物理・科学的に説明する6つの電離平衡式を提唱しました（**表**，Henderson-Hasselbalch式も含まれている）。この6つの式を解くとH^+の4次方程式となり，血漿中のH^+濃度を決定する因子は，$PaCO_2$，強イオン差（strong ion difference：SID），弱酸の総和（total weak acids A^- +

表 Stewartの6つの電離平衡式

水電離平衡	$[H^+] \times [OH^-] = K'_w$
電気的中性の式	$[SID] + [H^+] = [HCO_3^-] + [A^-] + [CO_3^{2-}] + [OH]$
弱酸電離平衡	$[H^+] \times [A^-] = KA \times [HA]$
弱酸の質量保存	$[A_{TOt}] \times [HA] = KA + [A^-]$
重炭酸イオン産生平衡	$[H^+] \times [HCO_3^-] = KC \times P_{CO_2}$
炭酸イオン産生平衡	$[H^+] \times [HCO_3^{2-}] = K_3 \times [HCO_3^-]$

A_{TOt}:弱酸の総和 (文献1より作成)

HA，アルブミン，リン酸等)の3つとなり，Stewartは，これら3つを「血液のpHに影響を与える独立した3因子(independent variables)」と定義しました。

さらにStewartは，Hイオン濃度はもちろん，HCO_3^-濃度も，これら3つのindependent variablesの影響下で決定されるdependent variablesの1つであるとして，Hイオン濃度やHCO_3^-濃度が，pH(変化)の決定(原因)因子ではなく，酸塩基平衡のマーカー(結果)にすぎないと考えました(Stewartの著作の裏表紙に"What is the role of bicarbonate in acid-base balance? The answer is easy: none！"と記されている)。

Stewartが提唱したindependent variablesの中で，$PaCO_2$，呼吸性の要因で決定されるCO_2は，その脂溶性から細胞内外に均等に行きわたるので，細胞内外の酸塩基平衡異常を調節することになります。また，弱酸は，細胞外液においては，血液中の高いアルブミンがそのほとんどを占めると考えられています。

よって，Stewart法的解釈により，代謝性酸塩基平衡異常は，SID減少性アシドーシス，SID増加性アルカローシス，弱酸増加性アシドーシス，弱酸減少性アルカローシスの4種類に分類されることになります。

SIDが酸塩基平衡異常に及ぼす影響は，豊富に存在する水が電離して，H^+やOH^-が生じる（Arrheniusの酸の定義と同じ考え方「酸とは水に溶けた時に水素イオンを増やすもの」）を用いることで説明ができる。つまり，体液という水溶液は電気的に中性であり，豊富に存在する水H_2O（55mol/L）が，溶解している電解質の電離の影響をうけ電離する（H^+，OH^-）という考え方である。

ここで，体液が，水にNaClが溶存している溶液と仮定すると，electroneutrality must be conservedの原則より，

$Na + [H^+] - Cl - [OH^-] = 0$

という式が導かれる。この式は，Na − ClがSIDとなるので，

$Na - Cl - [OH^-] + [H^+] = SID + [H^+] - [OH^-] = 0$

となり，$[OH^-]$はpH 7.4前後の生理的条件では無視できるほど低いので，

$SID + [H^+] = 0$

という解が得られる。この解から，陽イオンが増えてSIDが増加すれば，水の電離によるH^+生成が減り代謝性アルカローシス，逆に，陰イオンが増えてSIDが減少すれば，水の電離によるH^+生成が増え代謝性アシドーシスが生じることが理解できる。特に，血液中の陰イオンの代表はClであることから，Stewart法は，Clを中心とした電解質中心の酸塩基平衡の考え方と言えよう（Naの正常値が140mEq/L，Clの正常値が102mEq/Lと仮定すると，同じ1mmol/LでもCl値の変化のほうがNa値の変化と比し酸塩基平衡に与える影響は大きいと考えられている）。

Stewart法を臨床に応用するにあたり，「完全に電離している強陽イオンと強陰イオンの差であるSID（以前はNa − Cl，最近は血液ガス機械の進歩により「Na + K + Ca + Mg − Cl −乳酸」と示される）がpHの決定因子である」という考え方が重要です。これは，「電解質のバラン

スをみて酸塩基平衡の解釈を行う」と言い換えられます．簡単に言うと，「Na, K等の強陽イオンは塩基, Cl等の強陰イオンは酸」と考えます．

このStewart法解釈によれば，細胞膜に隔てられている細胞内外の酸塩基平衡の調節は，independent variablesであるSIDを構成しているstrong ionの輸送で行われているということになります（dependent variablesであるHイオンやHCO$_3$イオンの輸送ではない）．つまり，この考えに基づけば，Naイオンは主に細胞外液に分布し，細胞外液量（含量）や浸透圧の調節（濃度）を，Kイオンは細胞内に多く分布し，細胞内電位の調節を，Clイオンは主に酸として酸塩基平衡を調節していると考えることができます．

特に，腎臓においては，Stewart法解釈に基づくと，腎臓はdependent variablesであるHイオンやHCO$_3$イオンの分泌や再吸収にて細胞外液の酸塩基平衡を調節しているのではなく，strong ionであるNa, K, Clイオンの再吸収・分泌の調節を介して，酸塩基平衡の調節を行っていると考えられます．特に腎臓は，strong ionの中で，体液量や浸透圧に関与するNa，細胞膜電位に関与するKではなく，主にClを介して酸塩基平衡を調節していると言えます．

このように，腎臓がClの調節を介して酸塩基平衡を調節するといったStewart法の考えを取り入れると理解しやすい病態として，下記のような病態が挙げられます．

①糖尿病性ケトアシドーシス

糖尿病性ケトアシドーシスの時（HAの負荷）に，陰イオンであるケトン体（A$^-$）が尿中にNaやKと排泄されると，高クロール性アシドーシスになることは知られています．従来法では，「HAが産生されるとHと血液中のHCO$_3$が反応してCO$_2$となり肺から排泄され，A$^-$がNaとKと一緒に尿中で排泄されることで間接的にNaHCO$_3$が喪失したことになり高クロール性アシドーシスになる」

とか,「ケトン体の場合,体内で代謝されればHCO$_3$となりうるケトン体が失われるので高クロール性アシドーシスになる」という説明がされていました。しかし,Stewart法の考え方を取り入れると,「NaやKという陽イオンが陰イオンのケトン体A$^-$と排泄され,相対的に血清Cl値が上昇するので,血清SID(Na − Cl)が減少して(高クロール性)アシドーシスになる」と説明できます。さらに,ケトン体という酸の負荷に対して,肝臓でグルタミンの産生が増加し,これが腎臓の近位尿細管で代謝され,NH$_4^+$が産生され尿中に排泄されるようになります。従来法では,「腎でのNH$_4^+$産生・排泄時にHCO$_3$が産生・分泌(血管内へ)されるので,アシドーシスが改善に向かう」とされていましたが,Stewart法的には,「NH$_4^+$はNH$_4$ + A$^-$やNH$_4^+$Cl$^-$という形で尿中に排泄され,尿中へのClイオンの排泄の増加から尿中SIDの減少・血中SIDが増加し,(塩基であるNaやKの尿中排泄が減少し,酸であるClの排泄が増加するので)アシドーシスが改善に向かう」と説明できます。

②胃酸喪失による代謝性アルカローシス

嘔吐等の胃酸喪失時に代謝性アルカローシスとなり,その補正にはClが必要です。この胃酸喪失による代謝性アルカローシスに関して,Cl喪失によりSIDが増加して代謝性アルカローシスとなり,その補正,つまり増加したSIDを改善させるために,「SID = 0の0.9% NaCl液を投与すべきである」とStewart法的に説明できます。

③慢性閉塞性肺疾患(COPD)

COPDによりPaCO$_2$が上昇すると,従来であれば腎臓でHCO$_3$の産生・再吸収が増加して,アシデミアを改善させるとされていましたが,Stewart法的に,腎臓はClの尿中排泄を増加させ,血清Cl値の低下からSIDを開大させ,アシデミアを改善させると言えます。よって,血清Cl値,もしくは,SID(Na − Cl)を生化学検査で検討することで,COPDによる呼吸不全の腎性代償の程度を容易に

推測できるようになります。

④Stewart法からみた輸液

　Stewart法的解釈が麻酔・集中治療の領域で利用されてきた要因の1つとして，循環不全時等に多量の0.9％NaCl液や乳酸リンゲル液等の細胞外液投与時にみられる高クロール性アシドーシスを説明しやすい点が挙げられています。従来は，この現象を多量の輸液により血中HCO_3が希釈され濃度が減少することによりアシドーシスが発症すると解釈して希釈性代謝性アシドーシスと呼んできました。Stewart法的解釈では，0.9％NaCl液はSID＝0であり，SID＝40前後の血漿にSID＝0の溶液を大量に負荷することで，血清Cl値が上昇し血清SIDが低下し高クロール性代謝性アシドーシスを発症すると説明できます。また，「多量の細胞外液の投与は，弱酸である血清アルブミン濃度が低下することにより低アルブミン血症性アルカローシスも生じる」と考えられています。

＊輸液療法が酸塩基平衡に与える影響のStewart法的解釈をさらに推し進めて，正常の血清SIDが約40mmol/L，そして，輸液で減少する血清アルブミン濃度の荷電を最大16mmol/Lと仮定すると，SID 40−16＝24以上の輸液，つまりSID 24（正常HCO_3濃度と同じ）以上であればSIDが低下しないので，アシドーシスをきたさずに輸液を施行できるという意見がある（逆に，SID 24未満の輸液はSIDの低下からアシドーシスをきたすと仮定されている）。近年，Cl濃度の高い細胞外液輸液の有害性が示唆されているが，低SID輸液によるアシドーシスがその有害性の一因と考えられている。

＊アシドーシスの治療に用いられる7％$NaHCO_3$製剤（Na 833mmol/L，HCO_3 833mmol/L，SID＝＋833mmol/L）や，輸液のアルカリ剤として使用される乳酸ナトリウム製剤（乳酸が体内でHCO_3に代謝される）は，従来は「HCO_3を補充してアシドーシスを改善させる」と考えられていたが，Stewart法的には，HCO_3の補充でなく「Naを補充してSIDを増加させることでアシドーシスを改善させる」と解釈できる。

従来は，尿pHや尿中の電解質の濃度から，尿中アニオンギャップや尿中浸透圧ギャップの概念を用いて尿中NH_4^+やHCO_3^-の排泄等を類推して腎臓の酸塩基平衡に与える効果を考えてきましたが，strong ion中心のStewart法的解釈を取り入れると，尿中Na，K，Cl濃度から直接的にSIDをみて，従来法より簡便に腎性の効果を知ることができる可能性があります。特に，静脈血総CO_2濃度の測定が一般的でないわが国において，Stewart法的解釈の併用は，電解質異常と酸塩基平衡異常を同時に考えることができる優れた方法であると筆者は考えています。

＊Stewart法の計算式は4次方程式であり，このような複雑なものは臨床の現場では使用できない。よって，臨床の現場でも使用できるように，血液ガスの機械が提示する実測値としての，pH，$PaCO_2$，PaO_2，Na，K，Clと，演算値としてのHCO_3，sBE (standard base excess) とStewart法との統合が図られるようになっている。

統合の一例〈Fencl-Stewart法〉
sBE＝BE free water＋BE chloride change＋BE albumin＋BE phosphate＋BE unmeasured anion

筆者は以前，この方法を用いて酸塩基平衡異常を推測するスマートフォンのアプリを使用していたが，現在はほとんど使用していない。よって，本書の読者の皆様は，「Clイオンを酸と考えるStewart法という考え方がある」という程度の理解で十分であると筆者は思う。

▶ 文 献

1) Brandis K：10.4 Quantitative Acid-Base Analysis - The Equations. Acid-Base Physiology.
   [https://www.anaesthesiamcq.com/AcidBaseBook/ab10_4.php]（2018年10月15日閲覧）
2) acidbase.org.
   [http://www.acidbase.org/]（2018年10月15日閲覧）
   ➡ Stewart先生の著作，Stewart法の計算ができるインターネットアプリが公表されている

3) Seifter JL:Integration of acid-base and electrolyte disorders. N Engl J Med. 2014;371(19):1821-1831. [PMID: 25372090]
　➡Stewart法についての解説
4) 杉本俊郎, 他:Stewart法的酸塩基平衡異常の解釈とその利点. 腎と透析. 2015;79(2):211-128.

3章 酸塩基平衡異常の臨床 — 1 生理・検査編

Q12

酸塩基平衡異常の解釈には主なものが3つありますが，どの方法を使うべきですか？

酸塩基平衡異常の解釈として，

① 生体内の酸塩基平衡の調節機構に基づいて，ヒトや実験動物を用いた観察結果から導き開発されてきた生理学的解釈
② 血液ガスを測定する血液検体の緩衝能力を測定することから開発され現在のほとんどの血液ガス測定器に採用されている buffer base, base excess（BE）法
③ 生体中の体液を電解質等が溶解している溶液と考え，物理学・化学的法則から酸塩基平衡の状態を解釈するStewart法

の3種類の方法が，現在，主に用いられています。

その優劣に関しては専門家の間で諸説ありますが，臨床的エビデンスとして，「いずれかの方法がより正確に病態が診断でき，予後の改善につながった」というエビデンスはありません。筆者は，いずれの方法も酸塩基平衡の状態を推測しているにすぎず，いずれの方法を用いても正確に体内の酸塩基平衡の状態を知ることはできないと考えています（体内の生理的活動により重要な影響を与える細胞内の酸塩基平衡代謝の状態を知ることはできない，またいずれの方法も濃度で表示され体内の正確な酸や塩基の含量の増減を知ることはできない，などの理由による）。

よって，各々の方法の，「良いとこ取り」をして日々の臨床に応用すればよいと考えます。

> 生理学的解釈➡呼吸器系や腎臓の病態生理に基づいて解釈しているので，酸塩基平衡異常に病態の解釈や治療についての理解が容易な点
> BE法➡血液ガスの機械が必ず示している指標である点，一次性の酸塩基平衡異常に対する二次性の推測が容易な点
> Stewart法➡細胞内外，尿中へstrong ionの移動が酸塩基平衡異常に影響を与えるという観点からClイオンが酸として振る舞うと考え，血液・尿中のCl濃度の変化から酸塩基平衡異常の解釈が可能となる点

以上の利点を利用すればよいことになります。

筆者は現在（2018年10月），このような考え方で酸塩基平衡異常を解釈しています。以下に文献として挙げた，N Eng J Med誌の3つの解釈法に関する総説を一読することを勧めます。

＊これらの総説に関して，酸塩基平衡異常の専門家がcorrespondingとして投稿している意見（各々の解釈の信奉者はお互い歩み寄りがない）が非常に興味深い。我々はこのような不毛な争いに巻き込まれてはいけないと筆者は思う。

▶ 文 献

1) Berend K, et al:Physiological approach to assessment of acid-base disturbances. N Engl J Med. 2014;371(15):1434-1445. [PMID: 25295502]
   ➡生理学的解釈の解説
2) Seifter JL:Integration of acid-base and electrolyte disorders. N Engl J Med. 2014;371(19):1821-1831. [PMID: 25372090]
   ➡Stewart法の解説

3) Berend K：Diagnostic Use of Base Excess in Acid-Base Disorders. N Engl J Med. 2018；378(15)：1419-1428. [PMID：29641969]
　➡Base Excess法の解説

3章 酸塩基平衡異常の臨床 — 1 生理・検査編

Q13 救急室の血液ガス機械による乳酸測定において注意すべき点を教えてください

A 血中乳酸（正確には乳酸イオン）濃度は，循環不全や敗血症等の病態の予後予測因子として有用なことから，測定されることが増加しています。特に，乳酸イオンの測定が有用な病態は，救急室や集中治療室で対応されることが主であることから，血液ガスの機械等で測定される〔point of care（POC）lactate measurement〕ことが多いです。

ほとんどの症例において，POC lactate measurementが問題になることはないですが，代謝性アシドーシスを呈するエチレングリコール中毒の症例において，実際は乳酸が血中に蓄積していないが測定値が高値を示すlactate gapという現象が報告されています（**図**）。

検査上は乳酸アシドーシスを呈しているものの，その病因が不明な症例に遭遇した時に，複数の機械で血中乳酸値を同時に測定しlactate gapの有無を確認することは，早期の加療が有効であるエチレングリコール中毒の診断につながる可能性があり，知っておくべき知識であると思います。

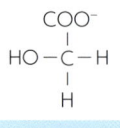

図　乳酸とグリコレートの構造

乳酸（lactate）と，エチレングリコールの代謝産物のグリコレートの構造が類似しており，POCの測定によってグリコレートが乳酸と認識され，乳酸値が高い（lactate gap）という結果が出ることがある。

▶文 献

1) Brindley PG, et al:Falsely elevated point-of-care lactate measurement after ingestion of ethylene glycol. CMAJ. 2007;176(8):1097-1099. [PMID: 17420492]
2) Hauvik LE, et al:Lactate Gap: A Diagnostic Support in Severe Metabolic Acidosis of Unknown Origin. Case Rep Med. 2018;2018:5238240. [PMID: 30140287]

3章 酸塩基平衡異常の臨床 — ② 異常編

Q01

高炭酸血症とアシデミアpHの低下，症状発現に関与しているのはどちらですか？

A 呼吸不全（換気不全によるⅡ型）による呼吸性アシドーシスの病態において，脳における血管拡張による血流増加，交感神経系の亢進，意識障害等の症状がみられますが，これらの症状は，アシデミアによるものというより，高炭酸血症（hypercapnia）のほうが関与していると言われています。これは，CO_2が脂溶性であり，細胞内に移行しやすく，細胞機能により関与していると考えられている細胞内pHの変化をきたしやすいからと考えられています。特に，中枢神経は脳血管関門を有しており，水溶性のプロトン，重炭酸イオンより，脂溶性のCO_2の変化による影響を受けやすい臓器であると考えられています。

よって，呼吸性アシドーシスの病態では，pHの変化も重要ですが，$PaCO_2$の値に注目して対応する必要があると筆者は考えます。

＊血液中（体液中の）のO_2，CO_2レベル，pH等の変化を感受して呼吸の調節に関与しているセンサーが，chemoreceptorである。末梢のchemoreceptorは頸動脈分岐部や大動脈弓に存在し，動脈血中のO_2分圧，CO_2分圧，pHの変化を感受しているとされている。一方，脳幹に存在する中枢のchemoreceptorは，動脈血中（脳脊髄液）のCO_2分圧，pHを感受して呼吸の調節を行っているとされる。中枢神経には脳血管関門があるため，中枢のchemoreceptorは脂溶性の炭酸ガスの細胞内移行によるpHの変化の影響をより受けやすいと考えられる。

▶**文　献**

1) Brandis K : 4.4 Respiratory Acidosis - Metabolic Effects. Acid-Base Physiology.
   [http://www.anaesthesiamcq.com/AcidBaseBook/ab4_4.php]（2018年10月13日閲覧）

3章 酸塩基平衡異常の臨床 — 2 異常編

Q02 慢性呼吸性アシドーシスの腎性代償について教えてください

呼吸性アシドーシスが慢性期になると，アシデミアが改善するように腎臓での重炭酸の産生が増加します．この腎臓での重炭酸産生の増加は，近位尿細管細胞内のCO_2増加から，

$$CO_2 + H_2O \rightarrow H_2CO_3 \rightarrow H^+ + HCO_3^-$$

への反応にて，Hイオンが尿細管腔内へ分泌されることで生じるとされています．Na-proton交換体を介して，管腔内へのプロトン，アンモニウムイオンの排泄が増えるとともに，血管側へ重炭酸の分泌が増えます．

教科書的には，$PaCO_2$が10mmHg増加するたびに，HCO_3^-濃度が，平均4mmol/L増加するとされています．しかし，実際の呼吸不全の患者を対象にした検討で，$PaCO_2$が10mmHg増加するたびにHCO_3^-濃度が5.1mmol/L増加することが報告され，慢性呼吸性アシドーシスの腎性代償が想定よりより有効に働く可能性が示唆されています．「一次性酸塩基平衡異常に対する二次性変化（代償）にてpHが正常化することはない」とされていましたが，慢性呼吸性アシドーシスにおいては，二次性変化（代償）によりpHが正常化することがありうることが報告されています（筆者は，腎性代償によりpHが正常化していた症例を多数経験している）．

症例（自験例）

60歳代，男性。筋萎縮性側索硬化症。

呼吸性アシドーシスの代償が，教科書的な記載より効率が良いのではないかと疑問を持った最初の1例。

・動脈血血液ガス検査

pH 7.419, $PaCO_2$ 45.3mmHg, PaO_2 76.0mmHg, HCO_3^- 28.7mmol/L

代謝性アルカローシスをきたす要因を認めず。

▶ 文　献

1) Brandis K:4.5 Respiratory Acidosis - Compensation. Acid-Base Physiology. [https://www.anaesthesiamcq.com/AcidBaseBook/ab4_5.php]（2018年10月11日閲覧）
2) Martinu T, et al:Re-evaluation of acid-base prediction rules in patients with chronic respiratory acidosis. Can Respir J. 2003;10(6):311-315. [PMID: 14530822]

3章 酸塩基平衡異常の臨床 — ② 異常編

Q03 慢性閉塞性肺疾患（COPD）の急性増悪時にみられる電解質・酸塩基平衡異常について教えてください

A 　慢性閉塞性肺疾患（chronic obstructive pulmonary disease：COPD）は，換気障害からの高炭酸血症（hypercapnia）により，呼吸性アシドーシスを呈していることが多いです．呼吸性アシドーシスの代償のために，腎臓からのHCO_3^-の産生が増加します．この腎臓のHCO_3^-の産生増加は，近位尿細管のNa-proton交換体3（NHE3）の活性増加や，一部滴定酸であるリン酸の排泄の増加によるものとされています．このNHE3の活性増加は腎尿細管でのNaの再吸収増加につながり，COPD症例は体液量の増加をきたしやすいと考えられています．

　また，COPD症例は高齢者が多いことから，うっ血性心不全（COPDによる肺性心）や慢性腎臓病等の併存がよくみられ，浮腫をきたして，利尿薬（ループ利尿薬）がしばしば投与されます．さらに，急性増悪時には，比較的多量の$β_2$刺激薬や副腎皮質ステロイドホルモンが投与されることも多いです．

　上述したような病態により，COPDによる呼吸性アシドーシスに，代謝性アルカローシスが併発することがあるとされています．代謝性アルカローシスは，理論上，呼吸の調節に関与しているchemoreceptorを介して呼吸抑制をきたす可能性が考えられており，その併発に注意すべきであると考えられています．さらに，利尿薬，副腎皮質ステロイド，$β_2$刺激薬は，低カリウム血症をきたしやすく，代謝性アルカローシス

の維持・増悪に関与します。よって，代謝性アルカローシスの予防・改善のためには，低カリウム血症（場合によっては低マグネシウム血症，利尿薬で尿中に失われる）をきたさないように管理する必要があると考えられています。また，炭酸脱水酵素（carbonic anhydrase）を阻害することにより，腎臓からのHCO_3^-の排泄を増加させ代謝性アルカローシスを改善し，かつ換気刺激作用を有するアセタゾラミドが投与されることがあります（低カリウム血症に注意すべき）。

▶ 文　献

1) Rastegar A. et al:Fluid, Electrolytes, And Acid Base Disturbances. NephSAP. 2015;14(1).

3章 酸塩基平衡異常の臨床 ― ② 異常編

Q04

慢性閉塞性肺疾患（COPD）等の換気障害により低酸素血症を認める症例で，O_2投与によりCO_2が蓄積してCO_2ナルコーシスをきたす可能性があると言われていますが，そのメカニズムを教えてください

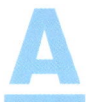

　進行したCOPD例，特に慢性的な高炭酸血症（hypercapnia）を呈している症例で，高濃度のO_2を投与すると動脈血$PaCO_2$がさらに増加することがあるということが広く医療従事者の間に知られており，COPD症例にO_2投与（特に高濃度を酸素）を避けるということが実際の臨床の現場で行われています。この酸素投与で$PaCO_2$が上昇する原因は，以前，慢性的な高炭酸血症の状態では，呼吸中枢におけるCO_2やpHによる呼吸調節が鈍麻して，hypoxemic ventilatory driveが主となっている状態となっており，高濃度のO_2を投与することでventilatory driveが抑制されて高炭酸血症が生じると考えられていました。しかし，近年の研究で，O_2の投与による高炭酸血症の発症に，ventilatory driveの抑制があまり関与していないことが明らかになってきました。現在は，O_2の投与による高炭酸血症の発症には，O_2投与によりヘモグロビンに結合していたCO_2の遊離（Haldane効果）促進や，肺胞の血管収縮（pulmonary hypoxic vasoconstriction）の改善により換気血流比（V/Q）ミスマッチが増加し，換気不良の肺胞への血流が増加することによる$PaCO_2$の上昇が主な病因であるとされています。

　以上の病因から，筆者は，COPD等のCO_2の換気が障害されている病態では，O_2を投与すると，Haldane効果によりヘモグロビンからCO_2を追い出すので，必ず$PaCO_2$は上昇すると考え，対応しています。

つまり，換気障害が強いCOPD症例等においては，酸素化を改善するための最低必要限度のO$_2$投与を行うようにしますが（いかなる場合でも不必要な酸素は有害），PaCO$_2$の上昇をきたせば，薬剤や補助換気により換気の改善を早期に図るべきと考えます．

▶文　献

1) Marino PL Marino's The ICU Book. 4th ed. Wolters Kluwer, 2014.
2) Feller-Kopman DJ, et al：Mechanisms, causes, and effects of hypercapnia. UpToDate. Sep 08, 2017.

3章 酸塩基平衡異常の臨床 ― ② 異常編

Q05

呼吸性アルカローシスへの対応の基本を教えてください

A 呼吸性アルカローシス〔低炭酸血症(hypocapnia)〕は，原則として肺胞換気が刺激・亢進して生じる病態であり，低酸素血症が伴うもの（心疾患や呼吸器疾患が多い）や，直接呼吸中枢を刺激して起こる病態（疼痛，敗血症，肝不全，発熱，妊娠，不安等）があります．よって，呼吸性アルカローシス（低炭酸血症）を起こす成因を鑑別しながら対応すべきであると考えられています．

低酸素血症に伴うものは，直ちに低酸素血症の改善を図るべき病態であり，呼吸中枢への直接刺激によるものも直ちに対応すべき病態であることが多いことから，呼吸性アルカローシス（低炭酸血症）は良性の病態でなく，直ちに対応・改善すべき病態と考えます．

▶ 文 献

1) Brandis K: 6 Respiratory Alkalosis: Definition. Acid-Base Physiology. [http://www.anaesthesiamcq.com/AcidBaseBook/ab6_1.php]（2018年10月12日閲覧）

3章 酸塩基平衡異常の臨床 — ② 異常編

Q06

過換気症候群等の呼吸性アルカローシスの病態で血中乳酸濃度が上昇することがありますが，その病態について教えてください

A　過換気症候群等の呼吸性アルカローシスの病態において，血中の乳酸が上昇することがあります。これは，骨格筋細胞等において細胞内のpHが上昇すると，解糖系の酵素の活性（特に解糖系の律速段階のホスホフルクトキナーゼ）が上昇し，グルコースの分解が促進するからと考えられています。代謝性アルカローシスより，$PaCO_2$が低下する呼吸性アルカローシスのほうが，CO_2が脂溶性であることから，より細胞内がアルカリ化するため，解糖系の亢進が起こりやすいとされています。呼吸性アルカローシスに低リン血症がみられるのも，解糖系にリンが使用されるからであると言われています。

　この呼吸性アルカローシスに血中乳酸濃度が伴う理由に，アルカレミアの程度を改善させる効果があるとの意見があります。しかし，実際の臨床現場において，呼吸性アルカローシスに乳酸血症を認めた時に，単に過換気によるものと判断せず，敗血症や循環不全の可能性を否定することも重要であると筆者は考えます。

▶ 文　献

1) Ueda Y, et al:Exaggerated compensatory response to acute respiratory alkalosis in panic disorder is induced by increased lactic acid production. Nephrol Dial Transplant. 2009;24(3):825-828. [PMID: 18940883]

3章 酸塩基平衡異常の臨床 — ② 異常編

Q07

PaCO₂の低下（hypocapnia）の症例で，呼吸性アルカローシスか，代謝性アシドーシスの二次性変化か鑑別に困ることがありますが，その病態について教えてください

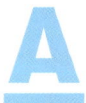

　呼吸性アルカローシスも代謝性アシドーシスの二次性変化も，$PaCO_2$の低下と血中重炭酸濃度の低下がみられるので，その鑑別に困ることがあります。そのような場合，病歴や身体所見等で確認するのが原則ですが，尿化学検査を行い尿中NH_4^+排泄量を類推することが参考になるという意見があります。

　下痢等の代謝性アシドーシスの症例においては，腎臓がアシドーシスを代償するために，尿中NH_4^+排泄量を増加させるので，尿中アニオンギャップが減少してマイナスとなる一方，呼吸性アルカローシスの症例では，その代償のため，腎臓は尿中NH_4^+排泄量を減少させ血中の重炭酸濃度を低下させる方向に働くので，尿中アニオンギャップは増加するはずであるという考えです（☞3章① Q08図2参照）。

＊この考え方では，腎尿細管アシドーシスのように腎性に尿中NH_4^+排泄量が減少しアシドーシスをきたしている症例では鑑別には用いることはできないことに注意すべきである。

▶ 文　献

1) Batlle D, et al:Metabolic Acidosis or Respiratory Alkalosis? Evaluation of a Low Plasma Bicarbonate Using the Urine Anion Gap. Am J Kidney Dis. 2017;70(3):440-444. [PMID: 28599903]

3章 酸塩基平衡異常の臨床 — ② 異常編

Q08

妊娠中の酸塩基平衡の状態の特徴について教えてください

A　妊娠中は，プロゲステロンの作用によって呼吸中枢が刺激され，呼吸性アルカローシスの状態になります。胎児により酸素を多く運搬するための合目的な生理的変化であると言われています。よって，妊婦は呼吸器疾患等により低酸素血症を起こしやすいとされており，注意して対応すべきです。

　また，妊娠初期に悪阻による嘔吐により代謝性アルカローシス，長期の経口摂取不良によりケトーシス/ケトアシドーシスをきたすことがあります。

　さらに，妊娠後期において，朝食（breakfast）摂取前にmaternal ketosisと呼ばれる空腹時のケトーシス（妊婦は16時間未満の絶食でも生じる。非妊婦は24時間以上の絶食で生じる）がみられることがあると言われています。ケトン体は胎盤を通過し，胎児の脳の髄鞘形成に寄与するとされており，母体や胎児に対して有害なものではないと考えられています。

　妊娠中は，胎盤形成とともに体液量が増加し，水血症と呼ばれる状態となります。特に抗利尿ホルモン（ADH）の分泌閾値の血清Na濃度が左方に移動低下し，血清Na濃度の減少がみられます。胎児の腎臓の濃縮力は未熟でほぼ尿崩症に近い状態のため，母体が水を貯留し胎児に水を送るための反応であると考えられています。

▶ 文 献

1) Brandis K: 11.1 Acid-Base Aspects of Pregnancy. Acid-base Physiology. [http://www.anaesthesiamcq.com/AcidBaseBook/ab11_1.php]（2018年10月14日閲覧）
2) Kamel KS, et al:Fluid, Electrolyte and Acid-Base Physiology: A Problem-Based Approach. 5th ed. Elsevier, 2016.

3章 酸塩基平衡異常の臨床 — 2 異常編

Q09

代謝性アルカローシスの成因について教えてください

A　代謝性アルカローシスが発症・維持されるためには，発症因子（generation）と維持因子（maintenance）が必要であると考えられています。

　酸の喪失（嘔吐による胃酸の喪失）やアルカリの負荷により体内の重炭酸イオン（HCO_3^-）が増加する病態を発症因子と呼びます。しかし，発症因子のみだと，腎臓から重炭酸イオンが直ちに排泄され，代謝性アルカローシスの病態が維持されません。

　すなわち，代謝性アルカローシスの病態が維持されるためには，腎臓からの重炭酸イオン排泄が低下（腎臓からの排泄閾値が上昇する）させる維持因子が必要です。

　維持因子には，①細胞外液量減少（volume depletion），②Cl減少（Cl depletion），③低カリウム血症（hypokalemia），④アルドステロン過剰（aldosterone excess），が挙げられます（**図**）。これらの維持因子の中で，臨床の現場でよく遭遇するのは，①と②であると言われています。

　よって，代謝性アルカローシスの診断治療には，発症因子と維持因子の解明とその改善が必須です。

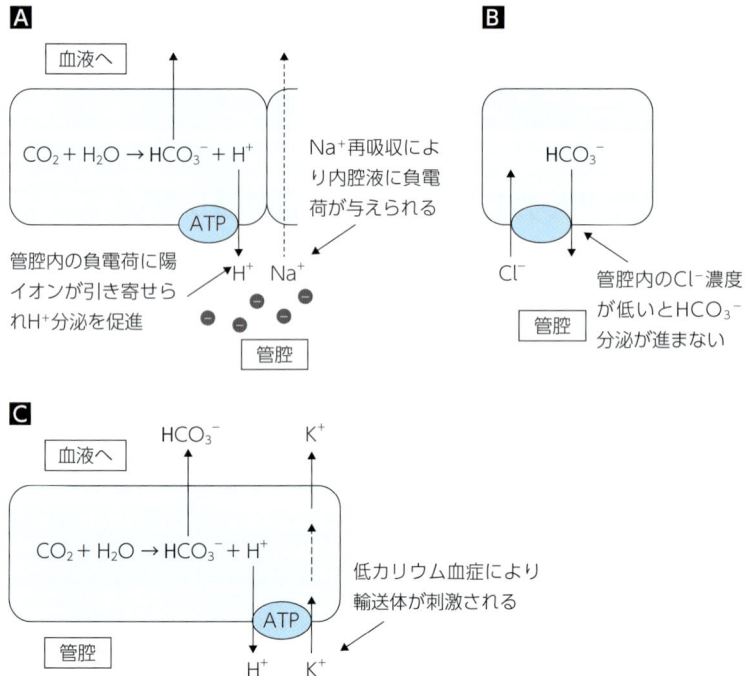

図 代謝性アルカローシスの維持因子

A：細胞外液量減少；細胞外液量が減少すると，アンジオテンシンⅡ刺激により近位尿細管のNa-proton交換体（NHE3）が活性化され，Naの再吸収とともに管腔内へのプロトンの分泌が増加する結果，重炭酸イオンの再吸収も増加し，腎臓からの排泄閾値が増加する。さらに皮質集合管等の遠位ネフロンにおいてもアルドステロン刺激により管腔内へのプロトン分泌が増加し，腎臓から血中への重炭酸イオンの分泌が増加する。

B：Cl減少；体内Clが欠乏すると原尿中のClイオンが減少し，集合管β間在細胞におけるCl-HCO₃交換体（ペンドリン）が抑制され，腎臓からの重炭酸の分泌が減少する。

C：低カリウム血症；低カリウム血症の状態では，集合管α細胞の管腔側のK-proton ATPase（K-H ATPase）が活性化され，Kの再吸収とともにプロトンの分泌が増加する結果，腎臓から血中へ重炭酸イオンの分泌が増加する。

その他：アルドステロン過剰；アルドステロンの分泌やその作用が増強すると，皮質集合管等の遠位ネフロンのNa再吸収増加を介して，もしくは管腔側のproton-ATPase（H-ATPase）の活性増加（アルドステロン直接刺激）により管腔側へのプロトン分泌が増加し，血中への重炭酸分泌が促進する。

（文献1より作成）

▶ 文 献

1) Abelow B：The Painless Guide to Mastering Clinical Acid-Base. CreateSpace Independent Publishing Platform, 2016.

3章 酸塩基平衡異常の臨床　2 異常編

Q10

代謝性アルカローシスの成因の鑑別診断について教えてください

代謝性アルカローシスの成因の鑑別には，代謝性アルカローシスの発症因子と維持因子を解明しながら鑑別していくのが有効であると考えます．つまり，代謝性アルカローシスは，まずアルカローシスを起こす発症因子（体内からの酸の喪失や，体内へのアルカリの負荷等があり）があり，その後アルカローシスを維持要因（体液量の減少，アルドステロン作用の亢進，カリウムの喪失，Clの喪失）が併発すると発症する病態であるということです．

よって，病歴等から，発症因子としての酸の喪失（嘔吐や下痢，多尿，利尿薬の投与等）やアルカリの負荷の有無の確認を行います．さらに，維持因子を解明するために，血圧や電解質・腎機能検査から，体液量，アルドステロン作用，K含量，Cl含量を推測しながら，体液量の減少伴う腎外性のもの，体液量減少を伴う腎性のもの，体液量の増加・高血圧を伴う腎性のもの，体液量正常・増加を伴う腎外性のものに分類し，成因を鑑別していきます（**表**）．

さらに，代謝性アルカローシスの維持に体内Cl含量減少が重要なことより，治療法の観点から，

①体液量減少があり，尿中CL濃度＜20mEq/Lのものを，0.9% NaCl液投与にて病態が改善するので，saline-responsive type

表　代謝性アルカローシスの成因

Ⅰ．外因性の重炭酸塩の負荷
A. 外因性のアルカリ剤の投与
B. ミルク・アルカリ症候群

Ⅱ．有効循環血漿量の低下，正常血圧，K欠乏，二次性高レニン性アルドステロン血症
A. 腸管からの喪失
　①嘔吐，②胃液吸引，③先天性Cl性下痢症，④胃膀胱形成術，⑤腸管絨毛性腺腫
B. 腎臓からの喪失
　①利尿薬の投与，②高炭酸血症の改善直後，③高カルシウム血症・副甲状腺機能低下症，④乳酸アシドーシスもしくはケトアシドーシスの回復期，⑤ペニシリン製剤等の非吸収性のアニオンの投与，⑥Mg欠乏，⑦K欠乏，⑧Bartter症候群（ヘンレ上行脚のトランスポーターの機能不全），⑨Gitelman症候群（遠位曲尿細管Na-Cl共輸送体の機能障害）

Ⅲ．有効循環血漿量の増加，血圧上昇，K欠乏，鉱質コルチコイド過剰
A. レニン活性上昇
　①腎動脈狭窄症，②加速性悪性高血圧，③レニン分泌腫瘍，④エストロゲン投与
B. レニン活性低下
　①原発性アルドステロン症
　②副腎皮質ホルモン合成酵素欠損症
　　a：11-beta-hydroxylase欠損症，b：17-alpha-hydroxylase欠損症
　③Cushing症候群，Cushing病，④licorice（甘草）の投与

Ⅳ．遠位ネフロンにおける上皮型Naチャネル（ENaC）の活性亢進，高血圧，K欠乏，低レニン-低アルドステロン血症
A. Liddle症候群

病因の鑑別には，ClやKの喪失がいかなる病態で引き起こされるか考えると鑑別しやすい．また，アルドステロン作用の過剰が疑われる病態も，同様にその原因を考えながら鑑別していく．（文献1より作成）

　②体液量の状態にかかわらず，尿中Cl濃度＞20mEq/Lのものは，0.9％NaCl液投与にて病態の改善に乏しいので，saline-resistant type

と分けて鑑別する方法もあります。

＊腎外性に有効循環血症量が減少すると，通常は尿中Na濃度が減少するが，代謝性アルカローシスの場合，尿中HCO_3^-排泄が増加することから尿へNaが伴に排泄

されるので，体液量の評価や，尿へNaClの排泄の状況を知るために，尿中Cl濃度の測定が用いられる。利尿薬による代謝性アルカローシスが疑われる場合は，利尿薬の効果が消失した時に，尿電解質検査を行うべきである。

▶文　献

1) DuBose TD：Chapter 51: Acidosis and Alkalosis. Harrison's Principle of Internal Medicine. 10th ed. McGraw-Hill, 2018.

3章 酸塩基平衡異常の臨床 — ② 異常編

Q11

代謝性アルカローシスの呼吸性代償について教えてください

代謝性アルカローシスに対する二次性変化(代償)として,呼吸を抑制し,$PaCO_2$を増加させることにより,アルカレミアを改善させる呼吸性代償がみられます。教科書には,「代謝性アルカローシスの呼吸性代償範囲の限界値は60mmHg」と記載されています。

それでは,提示症例のように,低カリウム血症によるものと思われる四肢の脱力感を呈し,72mmHgまで上昇した$PaCO_2$は,代謝性アルカローシスの呼吸性代償のみならず,呼吸筋麻痺による呼吸性アシドーシスも併発していると考えるべきでしょうか?

症例(自験例)

60歳代,男性。

3カ月前から悪心・嘔吐が出現。数日前より食事が摂れなくなり,嘔吐を繰り返すようになった。前日より全身倦怠感の増悪,四肢の脱力感が出現したため,救急外来を受診した。

- 救急外来での検査

    Hb 11.8g/dL, WBC 1万3710/μL, Plts 27.4万/μL, TP 7.4g/dL, Alb 4.2g/dL, AST 20IU/L, ALT 11IU/L

    Na 131mEq/L, K 3.0mEq/L, Cl 63mEq/L, Ca 8.8mg/dL, BUN 112mg/dL, Cre 4.24 mg/dL,

UA 14.3mg/dL

- 血液ガス検査(room air)

    pH 7.53, $PaCO_2$ 72mmHg, PaO_2 51mmHg, HCO_3^- 69.4 mmol/L

入院後の精査にて，胃潰瘍により幽門狭窄をきたしていたことが判明し，救急外来での著明な代謝性アルカローシスは，嘔吐による塩酸喪失を誘因とし，有効循環血漿量低下腎前性急性腎不全が維持因子として働いたものと考えられる。

(文献1より引用改変)

以前筆者は，この代謝性アルカローシスの呼吸性代償の限界値は60mmHgという根拠について調べてみたことがあります。「代表的な代謝性アルカローシスの総説には，二次性変化(呼吸性代償)で$PaCO_2$ 55mmHgを超えることは稀である」という記載があります。しかしこれは，正常人に重炭酸を投与して作成した人工的な代謝性アルカローシス時の呼吸変化をみた研究が根拠のようです〔これらの研究から有名な ΔCO_2 (mmHg) $= 0.7 \times \Delta HCO_3^-$ (mmol/L) が導かれた〕。これらの研究の結果をみると，HCO_3^-濃度は45mmol/L程度まで増加し，呼吸代償は，確かに$PaCO_2$ 55mmHg程度までしか上昇していません。しかし，正常人に重炭酸を投与した場合，その一部は炭酸ガスとなり呼吸を促進すると考えられており，本例のような胃酸喪失による代謝性アルカローシスの呼吸性代償の解釈にこれらの研究の結果をあてはめるのは問題があるのではないか？という結論に達しました。

本例と同じように，嘔吐による著明な代謝性アルカローシスから，$PaCO_2$ 70mmHg以上を呈した報告があったことや，Roseの教科書(文献5)に，「アルカレミアの場合，PaO_2が50mmHg未満にならない限り呼吸は促進されない」という記載もあることから，著者は，提示症例における救急外来の血液ガスの異常は(その後の経過もふまえて)，著明な代謝性アルカローシスによるものと考えています。

＊本例を，呼吸性不全による高炭酸ガス血症，低酸素血症と判断し，換気を改善させる補助人工呼吸を導入すると，$PaCO_2$が強制的に低下し，アルカレミアが増悪し，脳血流量の低下から痙攣等を引き起こす可能性がある。

Huberらも，American Journal of Kidney DiseaseのAcid-Base Electrolyte Teaching Caseの中で，「代謝性アルカローシスに対する呼吸性代償の評価法として，HCO_3^-濃度が45mmol/L未満の時は，病歴等の臨床所見を確認の上，$\varDelta CO_2$(mmHg) $= 0.7 \times \varDelta HCO_3^-$ (mmol/L)の推測式を用いることは可能であるが，HCO_3^-濃度が45mmol/Lを超える場合は，呼吸性代償を正確に推測することは不可能である（推測に用いることができる良質の臨床的エビデンスが存在しない）」と述べています。

HCO_3^-濃度が50mmHgを超える代謝性アルカローシスの症例において，その$PaCO_2$が50〜60mmHgを超える時は，呼吸性アシドーシスの合併，もしくは著明なアルカローシスに対する二次性変化（呼吸性代償）の両方の可能性があると考え，その鑑別には症例の病歴や状態を重視すべきであると考えます。

▶ 文　献

1）杉本俊郎：僕の内科ジェネラリスト修行．カイ書林，2016．
2）Galla JH：Metabolic alkalosis. J Am Soc Nephrol. 2000；11(2)：369-375. [PMID：10665945]
　➡代謝性アルカローシスの代表的な総説
3）Javaheri S, et al：Compensatory hypoventilation in metabolic alkalosis. Chest. 1982；81(3)：296-301. [PMID：6799256]
　➡$\varDelta CO_2$ (mmHg) $= 0.7 \times \varDelta HCO_3^-$ (mmol/L) の推測式を導き出した研究
4）Javaheri S, et al：Severe metabolic alkalosis: a case report. Br Med J (Clin Res Ed). 1981；283(6298)：1016-7. [PMID：6794744]
5）Rose BD, et al：Clinical physiology of acid-base and electrolyte disorders. 5th ed. McGraw-Hill, 2001.
6）Huber L, et al：Severe metabolic alkalosis in a hemodialysis patient. Am J Kidney Dis. 2011；58(1)：144-149. [PMID：21621890]

3章 酸塩基平衡異常の臨床 — ② 異常編

Q12 代謝性アルカローシスの治療の基本について教えてください

A 一般的に，代謝性アルカローシスの病態には，他の酸塩基平衡異常と異なり，その発症因子と維持因子が必要であると考えられています。つまり，発症因子として，身体からの酸の喪失（胃液等の腸管もしくは腎臓から）や，重炭酸やクエン酸等のアルカリの投与がありますが，正常の腎臓であれば，過剰なアルカリは重炭酸イオンとして腎臓から素早く排泄されるので，代謝性アルカローシスはすぐに改善し臨床的には問題にならないはずです。よって，臨床的に代謝性アルカローシスが問題になり治療が必要となるのは，維持因子として腎臓から過剰な重炭酸が排泄できない病態が存在する場合に限られることになります。

この維持因子として，①アルドステロン過剰状態，②低有効循環血漿量（GFRの低下，もしくは近位尿細管でのNa再吸収増加のため，重炭酸排泄閾値の上昇/重炭酸排泄の減少），③Cl欠乏，④低カリウム血症（K欠乏）の4つの病態があるとされています。教科書的に，これらのいずれの病態が関与しているかを知るために，随時尿のCl濃度をみることが推奨されています。特に，尿中Cl濃度が低い時はCl反応性（saline-responsive）アルカローシスとして，Cl含量の多い0.9% NaCl液を投与すれば，有効循環量の増加により腎臓からの過剰な重炭酸イオンを排泄させることからアルカローシスの改善につながると考えられてきました。これは，嘔吐症等で提唱されている，いわゆるcontraction alkalosisの概念です．治療に伴い尿中に重炭酸イオンの排泄が増加するため，尿のpH増加が治療反応性をみるのに有用とされています．

しかし，最近はこのcontraction alkalosisの概念に疑問が呈されており，有効循環血漿量の低下が腎臓からの過剰な重炭酸イオンの排泄を抑制しているのではなく，Cl欠乏そのものが腎臓からの重炭酸イオンの排泄を抑制しているという概念，chloride depletion alkalosisが提唱されています．この概念は，動物実験でClを含まない溶液を投与して体液量を増加させても代謝性アルカローシスが改善しないことや，逆に体液量の増加を伴わなくても十分なClを補充するだけで代謝性アルカローシスが改善することから導かれたようです．つまり，補液等によりClイオンを補充すると，皮質集合管の原尿に十分量のClが流入し，皮質集合管β間在細胞の管腔側のCl-HCO_3^-交換体であるペンドリンを介して尿中への重炭酸イオンが増加することが，Clの補充が代謝性アルカローシスを改善させるのに重要であると考えられるようになってきています（かつては有効循環量低下からのアンジオテンシンIIによる近位尿細管での重炭酸排泄閾値の上昇が重要と考えられてきた）．つまり以前は，近位尿細管が代謝性アルカローシスの維持に重要と考えられていたのですが，最近は，より遠位側の皮質集合管が代謝性アルカローシスの腎性維持因子の重要であると考えられています．

さらに，Kの欠乏も代謝性アルカーシスの維持因子として重要であり，K欠乏にClの欠乏が併発すると，より重篤な代謝性アルカローシスに進展すると考えられています．K欠乏が代謝性アルカローシスを維持する理由として，K不足は集合管α間在細胞でのK-H-ATPaseを刺激し，Hの排泄増加からアルカローシスが維持されることや，K不足による細胞内アシドーシスにより，上述したペンドリンによるCl-HCO_3交換体の活性が低下することによると考えられています．よって，K補充や体内K含量が減少する病態の改善（Mg不足等）を図ることは，重炭酸イオンの尿中排泄を増加させるとことから，代謝性アルカローシスの

治療に有用です。

　代謝性アルカローシスのもう1つの維持因子であるアルドステロン作用亢進状態の改善も，代謝性アルカローシスと治療として有用です（アルドステロン受容体拮抗薬の投与等）。

　つまり，代謝性アルカローシスの治療の基本は，その維持因子を改善させることと言えます。

▶ 文　献

1) DuBose TD:Chapter 51: Acidosis and Alkalosis. Harrison's Principle of Internal Medicine. 10th ed. McGraw-Hill, 2018.
2) Luke RG:It is chloride depletion alkalosis, not contraction alkalosis. J Am Soc Nephrol. 2012;23(2):204-207. [PMID: 22223876]
　➡著者は，この総説を読んで新しい代謝性アルカローシスの考え方を知った
3) Gennari FJ:Pathophysiology of metabolic alkalosis: a new classification based on the centrality of stimulated collecting duct ion transport. Am J Kidney Dis. 2011;58(4):626-636. [PMID: 21849227]
　➡代謝性アルカローシスの腎性維持因子に関する新しい考え方が紹介されている
4) 杉本俊郎：僕の内科ジェネラリスト修行．カイ書林, 2016.

3章 酸塩基平衡異常の臨床 — ② 異常編

Q13

乳酸アシドーシスの成因，病態とその対応の基本を教えてください

A

　乳酸（lactic acid）は，正常状態においても，末梢組織において1日20mmol/kg産生されますが，肝臓や腎臓で代謝され〔コリ回路（Cori cycle）；肝臓で60％，腎臓で40％，半分が糖新生，半分が水とCO_2へ代謝される〕，酸塩基平衡に影響を与えません（図1上）。

　よって，乳酸アシドーシスが生じるためには，末梢組織での乳酸の産生増加と肝臓や腎臓での乳酸の代謝の低下が必要であると考えられています。肝臓の乳酸代謝の予備能は十分にあり，産生の増加のみでは乳酸アシドーシスは生じにくいとされています（痙攣発作時に筋肉での乳酸産生が増加するが，痙攣が改善すると循環や肝機能が正常であればすぐに血中から乳酸は消失し，著明な乳酸アシドーシスはきたさないことが多い）。細胞内から血中に漏れ出た乳酸のpKaは約4であることから，血中ではほとんどが，乳酸イオン（lactate）＋Hイオンとなり，血中重炭酸イオンを消費してアシドーシスを呈すると考えられています。

　乳酸アシドーシスは，ミトコンドリアの機能が障害され，嫌気性解糖が継続することで生じると考えられています（肝臓での代謝にもミトコンドリア機能が必要）。ミトコンドリアは，酸素の存在下でグルコースを代謝し，多量のATPとニコチン酸アミド（NAD^+）を産生します（図2）。しかし，ミトコンドリアの機能が障害されると，ATPやNAD^+（両方とも細胞内の含量が少なく貴重品である）が減少し，嫌気性解糖系を用

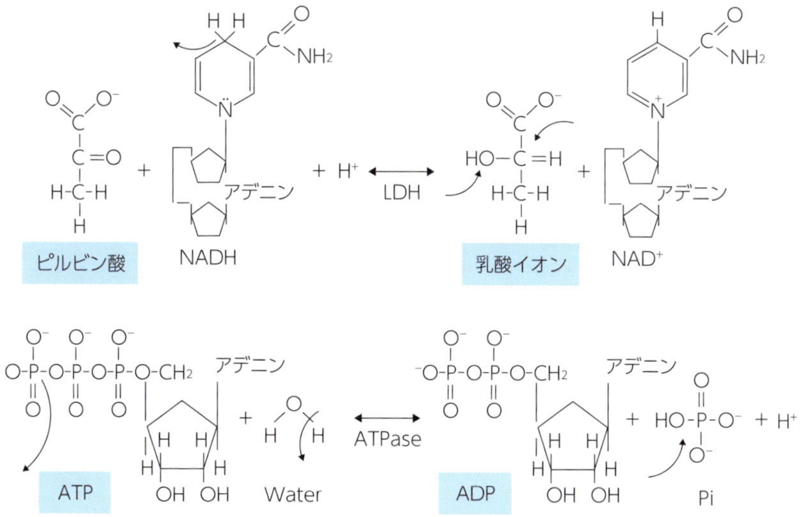

図1　組織(主に骨格筋)における乳酸代謝

血液の還流障害等で組織が低酸素になると,ミトコンドリアの機能が抑制されて解糖系が亢進する。グルコースの代謝に必要なNADを供給するために,ピルビン酸から乳酸イオンへの代謝の亢進が乳酸アシドーシスの病因とされている。しかし,上に示すように,ピルビン酸から乳酸イオンの産生経路では,プロトンが消費されてアシドーシスは生じないはずである。よって,この経過でアシドーシスが生じる成因は,ATP分解時に生じるプロトンが主であるという意見がある。

(文献1より作成)

いてATPを産生する経路が亢進します。嫌気性解糖を維持するにはNAD$^+$の継続的な供給が必要なため,ピルビン酸(pyruvate)から乳酸への産生が増加すると考えられています(図2)。

乳酸アシドーシスが生じる病態は,ミトコンドリア機能が組織低酸素によって障害されるtype Aと,組織酸素が十分存在下でもミトコンドリア機能が障害されるtype Bに分けられます(表)。

乳酸アシドーシスは,血中乳酸濃度が＞5mmol/Lと定義している教科書が多いです(3mg/dLを9で割るとmmol/Lへ換算できる)。血中乳酸濃度は,敗血症等の病態で予後予測因子になることが示されています。組織低酸素に伴うtype A乳酸アシドーシスは,その成因等診断は比較的容易であるとされていますが,type B乳酸アシドーシスは,しばしば

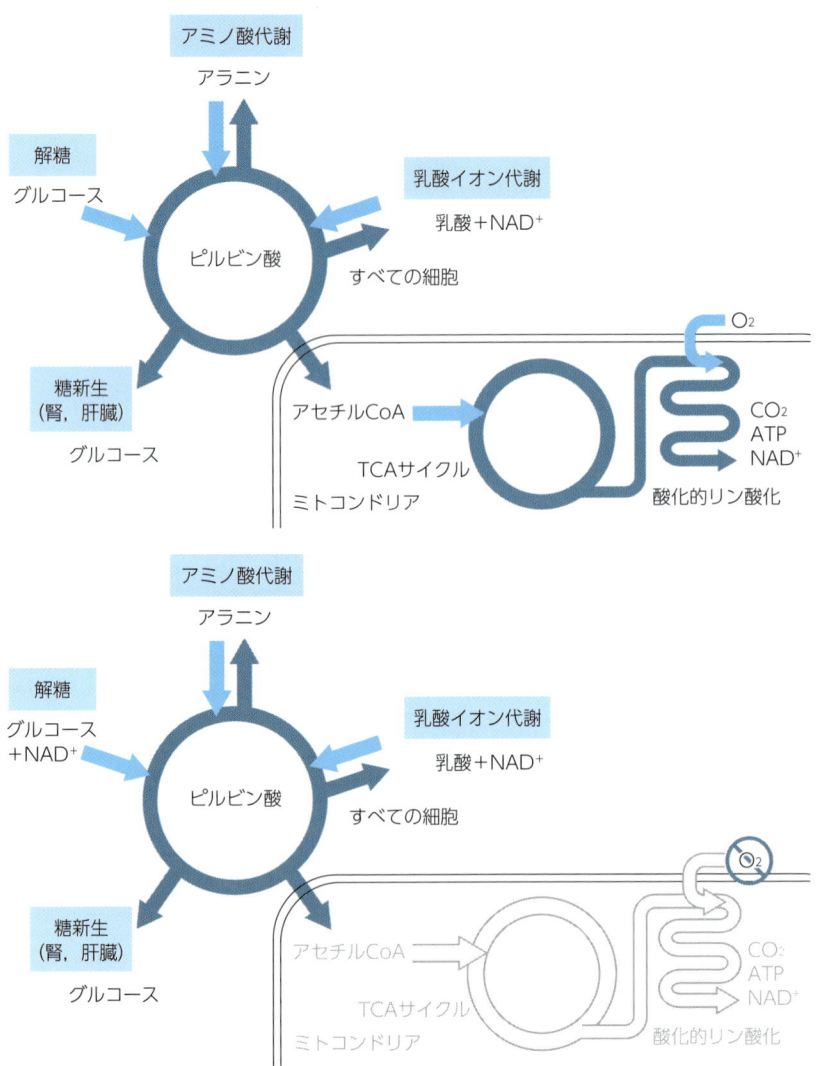

図2 ミトコンドリア障害と嫌気性解糖の亢進
ミトコンドリアが障害される（右下）と，NAD^+の供給を維持するために乳酸産生が増加する。

（文献2より作成）

表 乳酸アシドーシスの成因

type A		type B
ミトコンドリア機能が組織低酸素によって障害される		組織酸素が十分存在下でもミトコンドリア機能が障害される
・嫌気的な筋活動（全力疾走，痙攣発作） ・組織低灌流〔敗血症性ショック，心原性ショック，血液量減少性ショック，低血圧，心停止，急性心不全，局所低灌流（特に腸間膜虚血性，マラリア）〕 ・組織酸素供給／減少（低酸素血症，一酸化炭素中毒，重度の貧血）	B1	基礎疾患による（ケトアシドーシス，白血病，リンパ腫，AIDS）
	B2	薬剤や毒物による（phenformin，シアン化合物，βアゴニスト，メタノール，ニトロプルシド注射，慢性アルコール依存症におけるエタノール中毒，抗レトロウイルス薬）
	B3	先天性代謝異常による（様々な酵素欠乏を伴う先天性乳酸アシドーシス，ピルビン酸脱水素酵素複合体欠損症）

type B：チアミン欠乏。ピルビン酸がアセチルCoAへ代謝されTCAサイクルに入るために，チアミンが必要である。チアミンが欠乏することにより，乳酸のほうへ代謝が進む。　　　　（文献3より作成）

　その存在に気づかれていないことがあり，注意すべきです。筆者は，アニオンギャップの増加から乳酸アシドーシスの存在を推測する従来法は感度が低いので，代謝性アシドーシスがあれば（存在の可能性でも可），必ず乳酸濃度を実測すべきと考えています。

　乳酸アシドーシスの治療は，その成因の治療をするのが原則とされています。乳酸アシドーシスに対する重炭酸Na製剤の投与は，原則行うべきでないというのが専門家のコンセンサスです。

＊病態によっては，血液ガス検査において，pHが正常範囲で見かけ上アニオンギャップの開大がなくても乳酸アシドーシスが存在している可能性がある。

▶ 文　献

1) Robergs RA, et al：Biochemistry of exercise-induced metabolic acidosis. Am J Physiol Regul Integr Comp Physiol. 2004；287(3)：R502-516. [PMID: 15308499]

2）Faubel S, et al：The Fluid, Electrolyte And Acid-base Companion. Alert & Oriented Pub, 1999.

3）Brandis K：8.1 Lactic Acidosis. Acid-Base Physiology.
[https://www.anaesthesiamcq.com/AcidBaseBook/ab8_1.php]（2018年10月12日閲覧）

コラム ③

アニオンギャップの正常値

アニオンギャップの正常値は施設により異なっており，米国腎臓学会により「各々の施設で正常範囲を設定すべき」との提言が示されている。
読者の皆様は，勤務先の施設の正常値を設定されているだろうか？
筆者は，アニオンギャップという精度の低い計算値を，現在の救命の現場で用いるべきでないという意見である。

3章 酸塩基平衡異常の臨床 — ② 異常編

Q14

D型乳酸アシドーシス(D-lactic acidosis)について教えてください

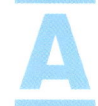

D-lactic acidはL-lactic acidの光学異性体であり(図),このD-lactic acidが増加して代謝性アシドーシスをきたす状態をD型乳酸アシドーシス(D-lactic acidosis)と呼びます。

我々哺乳類の細胞は,D-lactic acidを産生することも利用することもできません(L-lactic acidのみを使用する)が,大腸の乳酸菌などの細菌は炭水化物を代謝し,D-lactic acidを産生する能力を有しています。よって,血中にD-lactic acidが増加するD-lactic acidosisは,小腸の機能障害等で,多量の未消化の炭水化物が大腸で細菌に分解されうる病態で生じると考えられています。

よって,消化管に病変を有する症例で,食後にアシドーシスに伴う症状(意識障害,失調,構語障害等,D-lactic acidosisは脳症を起こすとされている)が出現した時などに本症を疑うべきであるとされていますが,一般の検査では,乳酸はL体のみでD体を測定することができないので,その診断は難しいと筆者は考えます。

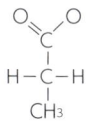

図 乳酸の構造

腎臓からのL-lactate排泄閾値は5〜6mmol/Lで,正常や軽度の状態では腎臓でほとんど再吸収される。腎臓からのD-lactate排泄閾値はほぼ0mmol/Lで,再吸収されずに直ちに尿中に排泄される。よって,腎臓機能が正常であれば,D-lactic acidosisはすぐに改善するとされている。

しかし最近，糖尿病性ケトアシドーシスにおけるアニオンギャップの開大にD-lactateの蓄積が関与しているという報告があり，原因不明のアニオンギャップ開大性の代謝性アシドーシスにD-lactic acidの蓄積が関与している可能性が考えられています。

▶ 文　献

1) Faubel S, et al：The Fluid, Electrolyte And Acid-base Companion. Alert & Oriented Pub, 1999.
2) Bo J, et al：D-lactate: a novel contributor to metabolic acidosis and high anion gap in diabetic ketoacidosis. Clin Chem. 2013;59(9):1406-1407. [PMID: 23836843]

3章 酸塩基平衡異常の臨床 ― ②異常編

Q15

ケトン体が増加するケトアシドーシスの病態とその対応について教えてください

A　ケトアシドーシス（ケトーシス）は，生体がグルコースをエネルギー源として使用できない時に生じる病態です。体内でケトン体の産生が増加する病態は，飢餓，糖尿病性ケトアシドーシス，アルコール性ケトアシドーシスが代表的な病態とされています（図1）。

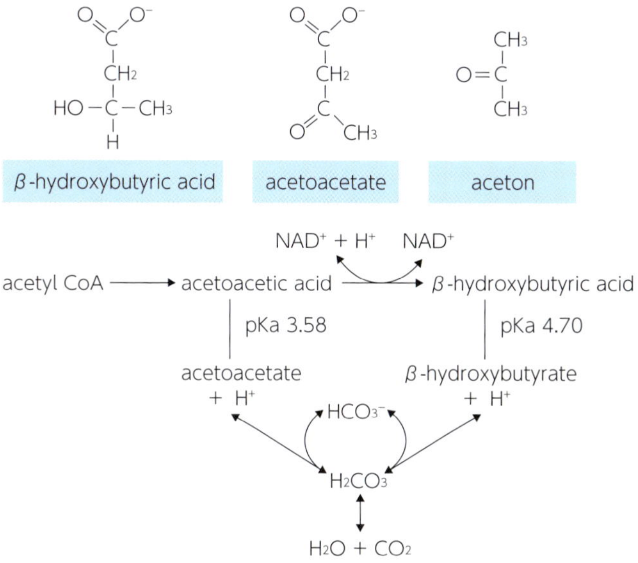

β-hydroxybutyric acid　　acetoacetate　　aceton

acetyl CoA ⟶ acetoacetic acid ⇌ β-hydroxybutyric acid
　　　　　　　　　　　　　(NAD$^+$ + H$^+$ / NAD$^+$)
　　　　　　　pKa 3.58　　　　　　pKa 4.70
　　　　　acetoacetate　　　　　β-hydroxybutyrate
　　　　　　+ H$^+$　　　　　　　　+ H$^+$
　　　　　　　　　　HCO$_3^-$
　　　　　　　　　　H$_2$CO$_3$
　　　　　　　　　　H$_2$O + CO$_2$

図1　ケトン体の構造とその産生経路

アセトン (acetone) は気体であり，呼気に排泄される。βヒドロキシ酪酸 (β-hydroxybutyric acid) は尿試験紙のケトン体測定には反応しない。　　　　　（文献1，2より作成）

これらの病態は，糖代謝を調節する2つのホルモン，インスリンの作用の低下，グルカゴンの作用の亢進で生じるとされています。このホルモンの状態になると，肝臓でのアセチルCoAカルボキシラーゼ（acetyl CoA carboxylase）が抑制され，アセチルCoAからのマロニルCoAの産生が減少します。マロニルCoAは肝臓ミトコンドリアでの脂肪酸の代謝（脂肪酸をミトコンドリア内に移行させるcarnitine acyltransferase Ⅰを抑制）を抑制するので，マロニルCoAの減少は，トリグリセリド（TG）分解による脂肪からのfree fatty acid（FFA）の増加，acetyl CoAの産生・ケトン体産生増加をきたします。産生が増加したFFAもアセチルCoA カルボキシラーゼの活性を低下させると考えられています。このように，主に肝臓での変化がケトン体の産生を増やします（**図2**）。

　ケトン体は，脳や心筋において，グルコースに次ぐエネルギー源であり，飢餓状態においては合目的な現象と考えられています。

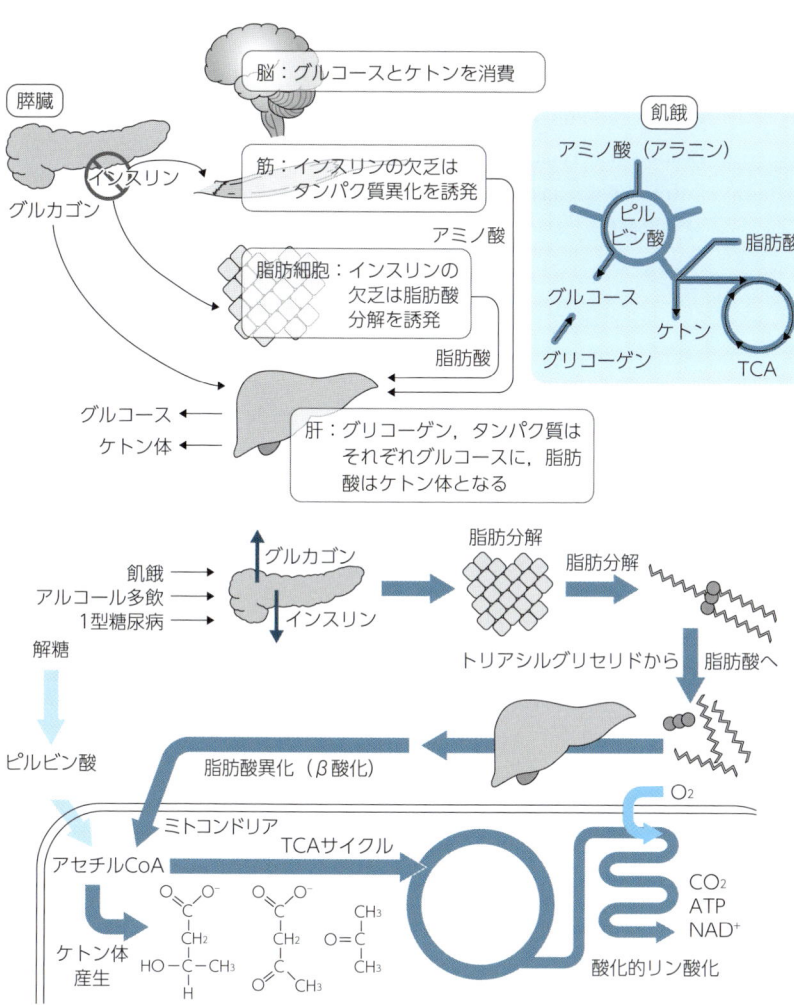

図2 ケトン体産生が増加する病態

ケトン体は，グルコースがエネルギーとして不足，もしくは有効に利用できない時に産生が増加する。ケトン体産生の増加とともに，肝臓ではグリコーゲンの分解，肝臓と腎臓では，タンパク質異化から糖新生が亢進する。グルコースの利用が障害される時は，副腎皮質ホルモン，カテコールアミン，成長ホルモン等が増加し，脂肪酸分解，タンパク質異化，糖新生が亢進する（インスリンの作用減弱による）。

（文献1より作成）

▶ 文 献

1) Faubel S, et al: The Fluid, Electrolyte And Acid-base Companion. Alert & Oriented Pub, 1999.
2) Brandis K: 8.1 Lactic Acidosis. Acid-Base Physiology. [https://www.anaesthesiamcq.com/AcidBaseBook/ab8_1.php]（2018年10月16日閲覧）

Q16 糖尿病性ケトアシドーシスについて教えてください

糖尿病性ケトアシドーシス(diabetic ketoacidosis：DKA)は，主にインスリン依存状態にある糖尿病症例で，感染やインスリン投与不全等によるインスリン欠乏状態から，グルカゴン等のインスリン作用に拮抗するストレスホルモンの活性亢進により，高血糖，ケトン体産生増加をきたしケトアシドーシスを起こす病態です(図)。

DKAは，以上の病態から，高血糖による浸透圧利尿からの有効循環血漿量の低下や，ケトアシドーシスに関する病態・症状を呈します。浸透圧利尿やケトン体の尿中排泄の増加から，体内のK，リン，Mg含量

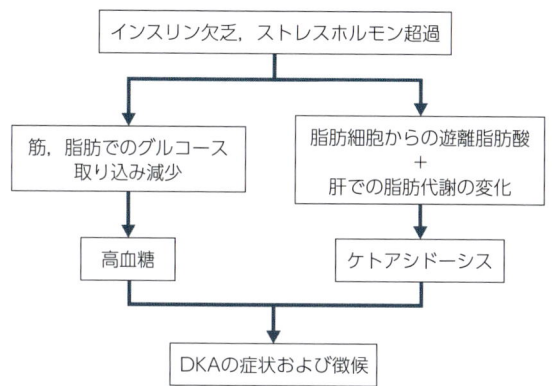

図 糖尿病性ケトアシドーシスの発症の病態

(文献1より作成)

の低下をきたします（検査的には，高カリウム血症をきたすことが多いが，これはインスリン作用不足によるNa-K ATPaseの活性低下や高血糖による細胞内から水の移動にKが伴って細胞外へ移行することによるものとされている）。

DKAの診断は，高血糖（＞200mg/dL），血中総ケトン体（＞3mmol/L）の増加，アシドーシスの存在で診断します（**表**）。

DKAの治療には，高血糖に伴う有効循環血漿量減少の補正のために十分な細胞外液輸液の補充（ガイドライン的には0.9％NaCl液，補充量の1例として1-2-3ルール；最初の1時間で1L，次の2時間で1L，次の3時間で1L補液する）と，ケトン体の産生を抑制するために少量インスリン持続静脈投与（0.1U/kg/時程度）が行われます。急激に血糖を低下させると，脳浮腫をきたすので注意すべきであるとされています（特に小児）。経過中に，体内K含量の低下から低カリウム血症が顕性化してくるため，Kの補充が重要と考えられています。

表 糖尿病性ケトアシドーシスの診断

		英国	米国		
			軽度	中等度	重度
D：グルコース濃度		＞11.0mmol/L（200mg/dL）または糖尿病の既往歴	＞13.9mmol/L（＞250mg/dL）	＞13.9mmol/L（＞250mg/dL）	＞13.9mmol/L（＞250mg/dL）
K：ケトン体の存在		＞3.0mmol/Lまたは標準尿中ケトン紙（＞2＋）が重要	尿中または血清ケトン陽性	尿中または血清ケトン陽性	尿中または血清ケトン陽性
A：アシドーシスの確認	pH	＜7.3	7.25〜7.30	7.00〜7.24	＜7.00
	血清重炭酸濃度	＜15	15〜18	10〜＜15	＜10
	アニオンギャップ	適用なし	＞10	＞12	＞12

アニオンギャップの計算の精度の問題のほか，日本ではアニオンギャップの計算に血液ガスの機械の重炭酸濃度の演算値を用いることから，筆者は英国の分類基準を採用し，DKAの診断・治療には，静脈血ケトン体濃度を実測している。

（文献2より作成）

＊DKAの治療に関して，ケトン体の尿中喪失と0.9％NaCl液投与による高クロール性代謝性アシドーシスの出現，Kの補充をいつから開始すべきか，補充する細胞外液の種類・投与量に関して等，まだまだ未解決の問題が多いのが現状である。

> **コラム ④**
>
> ### 高浸透圧高血糖症候群
>
> 高浸透圧高血糖症候群(hyperosmolar hyperglycemic state：HHS)は，インスリン分泌が比較的保たれている2型糖尿病患者(高齢者が多い)が，感染症や心血管障害の発症を契機に次第に血糖が上昇し，高血糖からの浸透圧利尿などにより，有効循環血症量が低下して腎臓からの尿糖の排泄が低下し，さらなる高血糖をきたし，意識障害を起こす病態を示す。比較的早期に発症するDKAと比較し，その発症に数日〜1週間程度かかると考えられている。DAKと比較してケトアシドーシスの程度は軽く，体液量減少からの循環不全が目立つ病態である。また，高齢者に多いことから経過中に感染症や心臓脳血管障害を併発することが多く，DKAより予後不良であると考えられており，注意すべきである。
>
> 英国のガイドラインにより，HHSの定義は，①高浸透圧＞320mOsm/kg，②高血糖＞30mmol/L(540mg/dL)，③アシドーシスがない，④pH＞7.3，⑤HCO_3^-＞15mmol/L，⑥血中ケトン体濃度＜3mmol/L，等が挙げられている。
>
> 治療の中心は，十分量の細胞外液の投与と，経過中に出現する低カリウム血症などの電解質異常に対する対応である。高血糖に対しては，輸液による循環の改善により腎臓からのグルコース排泄を増加させることが中心であると考えられている。さらに英国のガイドラインにおいて，インスリンは，血中3βヒドロキシ酪酸＞1mmol/L，もしくは輸液だけでは血糖の改善がみられなくなった時に，0.05/kg/時程度の持続性静脈内投与を行い，血糖の低下が時間5mmol/L(90mg/dL)を超えないよう

に注意すべきであるとされている。

HHSにおいてインスリンの投与が治療の主役とされていないのは，その病態の本態が循環血漿量の低下であり，急激な血糖低下からの血液浸透圧低下（浸透圧の低下より細胞内へ水が移行することから）によるさらなる有効循環血漿量の低下や脳浮腫（インスリンが脳細胞Na-H交換体を活性化することにより細胞内Na含量が増え細胞内浸透圧の上昇もありうる）を予防するためであると考えられている。

▶ 文 献

1）Brandis K：8.2 ketoacidosis. Acid-Base Physiology. [https://www.anaesthesiamcq.com/AcidBaseBook/ab8_2.php]（2018年10月16日閲覧）
2）Dhatariya KK, et al：Treatment of Diabetic Ketoacidosis (DKA)/Hyperglycemic Hyperosmolar State (HHS): Novel Advances in the Management of Hyperglycemic Crises (UK Versus USA). Curr Diab Rep. 2017；17(5)：33. [PMID: 28364357]
3）杉本俊郎：きどにゃんとゆく！ 水・電解質を学ぶ旅 腎生理がわかれば、水・電解質異常がわかる！ ．南山堂, 2018.
4）Faubel S, et al：The Fluid, Electrolyte And Acid-base Companion. Alert & Oriented Pub, 1999.
5）Kamel KS, et al: Acid-base problems in diabetic ketoacidosis. N Engl J Med. 2015；372(6)：546-554. [PMID: 25651248]
6）Savage MW, et al：Joint British Diabetes Societies guideline for the management of diabetic ketoacidosis. Diabet Med. 2011；28(5)：508-515. [PMID: 21255074]
　➡DKAの英国の診療ガイドライン
7）Scott AR, et al；Joint British Diabetes Societies (JBDS) for Inpatient Care：Management of hyperosmolar hyperglycaemic state in adults with diabetes. Diabet Med. 2015；32(6)：714-724. [PMID: 25980647]
　➡英国のHHSの診療ガイドライン

8) Kitabchi AE, et al:Hyperglycemic crises in adult patients with diabetes. Diabetes Care. 2009;32(7):1335-1343. [PMID: 19564476]
　➡米国糖尿病学会のガイドライン
9) Kuppermann N, et al:Clinical Trial of Fluid Infusion Rates for Pediatric Diabetic Ketoacidosis. N Engl J Med. 2018;378(24):2275-2287. [PMID: 29897851]
　➡小児のDKAに対して0.9％NaCl液 vs 0.45％NaCl液，多量補液，少量補液郡に分け，治療効果，合併症の頻度を比較した研究。脳浮腫をきたしやすい小児において低張液・多量の補液は避けるべきとされていたが，この研究では，低張液・多量補液で脳浮腫の発生は増加しなかった。この研究の結果から，DKAの治療で「脳浮腫，低カリウム血症に注意せよ」と警鐘が鳴らされているのは，1980年頃までDKAの治療に〜100単位／時の多量のインスリンを投与していた時に多くみられた合併症についてではないかと筆者は考える

3章 酸塩基平衡異常の臨床 — ② 異常編

Q17 アルコール多飲に伴う酸塩基平衡異常の病態について教えてください

A　摂取されたエタノールは，NAD^+（ニコチンアミドアデニンジヌクレオチド；needed for alcohol detoxicationとも呼ばれる）を用いて肝臓で代謝されます（図1）。エタノールを多飲した場合，その代謝に必要なNAD^+を，ミトコンドリアでの酸素（ADP；ADPも細胞内の含量が少ないのでATPの消費が必要）に依存した代謝（oxidative phosphorylation）を介さず，解糖系からの乳酸の合成で補充することにより，より速く大量にエタノールを代謝（解毒）することが可能になると考えられています（図2）。さらにNAD^+は，エタノール代謝で生じた酢酸を3βヒドロキシ酪酸へ代謝することでも補充できます。つまり，アルコールを多量に摂取すると（毒物であるエタノールをより早期により多量に代謝するために），好気性のミトコンドリア機能が抑制され，乳酸アシドーシス/ケトアシドーシスが生じると考えてもよいと思います（表1）。さらに，飲酒に伴う糖質摂取不足や交感神経系の亢進等は，インスリンの作用低

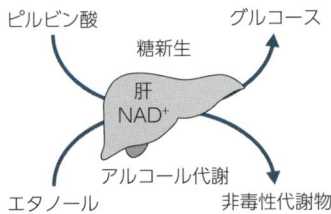

図1　エタノールの代謝とNAD^+
アルコールの代謝には，NAD^+が必要である。NAD^+が消費されると糖新生が抑制され，血糖が低下し，インスリンの分泌が抑制される。
（文献1より作成）

下,グルカゴン作用増加状態も引き起こすので,ますますケトン体の産生が増加します(**図2**)。

さらに,慢性期のアルコール依存状態の患者は,適切な食事の摂取量の減少からの糖質やビタミン不足,エタノールによる肝障害,悪心・嘔吐の合併などから,より重篤でより多彩な水・電解質異常,酸塩基平衡異常(嘔吐による低カリウム血症,代謝性アルカローシス,肝障害によるプロゲステロン代謝低下からの呼吸性アルカローシス,腎尿細管障害からのMg,リンの漏出,ビタミンD不足からのCa,Mg,リン不足等)が生じると考えられています(**表1・図2**)。

よって,この病態の治療の原則は,グルコース,チアミンを含む十分

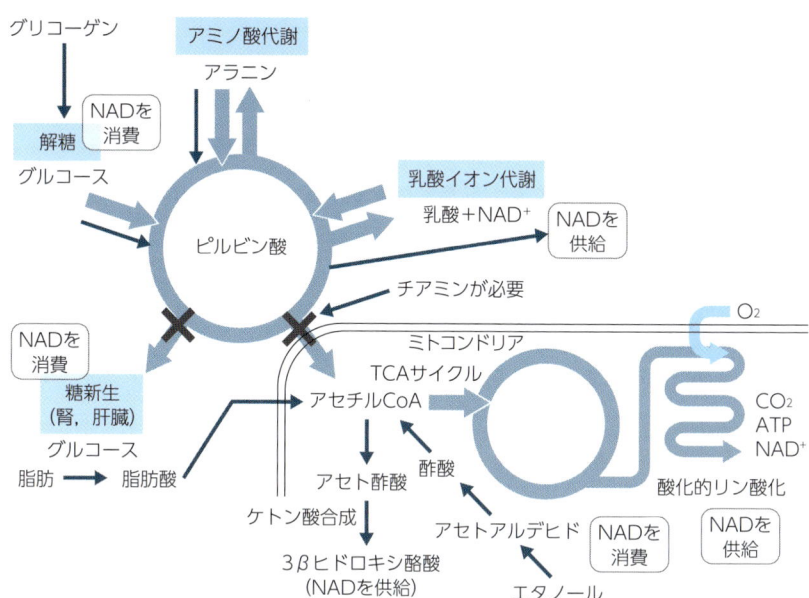

図2 エタノール摂取時の代謝状態

ピルビン酸がアセチルCoAへ代謝されTCAサイクルに入るために,チアミンが必要である。チアミンが欠乏することにより,乳酸のほうへ代謝が進む。アルコール多飲は,インスリン作用不足,グルカゴン作用の亢進,交感神経系の亢進(主にα1作用),交感神経系・副腎皮質ホルモン等のストレスホルモンが亢進状態になる。よって,ケトン体や乳酸の産生が増加する。

(文献1より作成)

表1 アルコール多飲（急性）とアルコール依存（慢性）との病態の違い

		正常（急性）	アルコール依存（慢性）
臨床的所見	エタノール摂取	機会飲酒	常習＋多量
	胃炎，嘔吐	しばしばあり	しばしば合併
	有効循環血漿量	存在しても，軽度低下	通常，低下
検査異常	血糖値	正常	通常，低下
	血清K値	低下，正常，上昇	しばしば低下
	代謝性アシドーシス＋アルカローシス	あり	あり
	乳酸アシドーシス	軽度	重度
	呼吸性アルカローシス	あり	慢性肝疾患，肺炎，もしくはアルコール離脱時にあり
栄養欠乏	ビタミンB_1，ビタミンD不足	なし	あり

（文献2より引用）

な電解質液を補充することで，グルカゴン，カテコールアミン，副腎皮質ホルモン系の亢進を抑制し，インスリンの分泌を促すことです。

▶ **文 献**

1) Faubel S, et al：The Fluid, Electrolyte And Acid-base Companion. Alert & Oriented Pub, 1999.
2) 杉本俊郎：きどにゃんとゆく！ 水・電解質を学ぶ旅 腎生理がわかれば、水・電解質異常がわかる！. 南山堂, 2018.
3) Palmer BF, et al：Electrolyte Disturbances in Patients with Chronic Alcohol-Use Disorder. N Engl J Med. 2017;377(14):1368-1377. [PMID: 28976856]
   ➡アルコール依存症における電解質異常のすべてがまとめてある総説

3章 酸塩基平衡異常の臨床 — ② 異常編

Q18

薬物等の中毒による代謝性アシドーシスの病態について教えてください

A　救急外来等において，明確な原因が不明の乳酸アシドーシスや高アニオンギャップ性アシドーシスに遭遇した時は，アルコール類（メタノール，エチレングリコール等），サリチル酸，トルエン等の中毒によるものを考慮する必要があります。

　アルコール類の過剰摂取は，アルコール類の代謝過程で蓄積する有機酸による高アニオンギャップ性アシドーシスを示します（**図1**）。

　サリチル酸や抗糖尿病薬のビグアナイドは，ミトコンドリアでの好気性代謝を抑制するために嫌気性解糖が亢進し，乳酸アシドーシス（細胞内で不足したATP, NAD^+ を供給するため）を呈するとされています。

　乱用されることがあるトルエンは，体内で馬尿酸（hippurate；腎血流測定物質）に代謝され，代謝された馬尿酸がNa, Kとともに尿中に排泄されることから，低カリウム血症を伴うアニオンギャップ非開大性（腎機能によりアニオンギャップ開大性）アシドーシスをきたすことがあります。

　さらに，鎮痛薬で頻用されるアセトアミノフェンの長期処方でアニオンギャップ開大性アシドーシスをきたすことが報告されています（**図2**）。

　このような中毒による代謝性アシドーシスは，腎臓内科の教科書等に"代謝性アシドーシスの病因"として当然のように記載されていますが，摂取した病歴が明らかでない場合は，その診断に苦慮することが多いと筆者は思います。

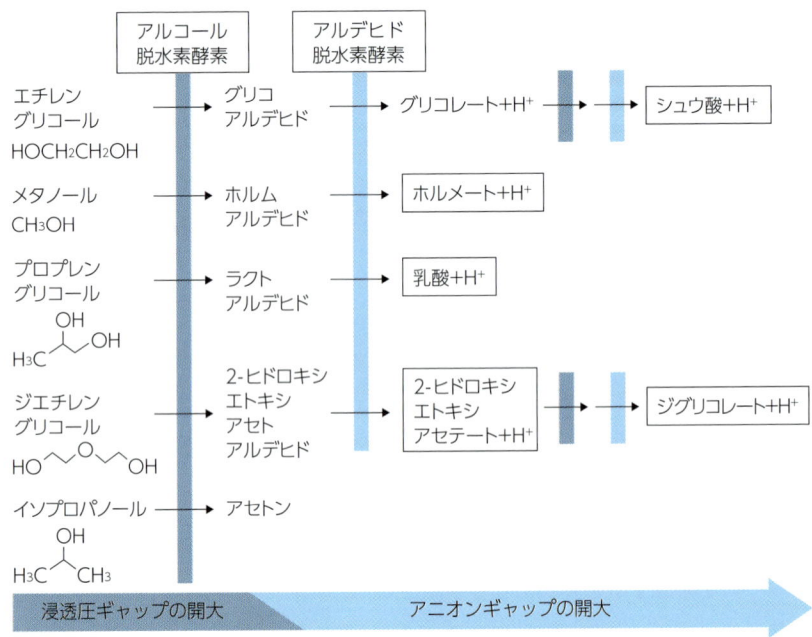

図1　アルコール類の代謝過程

摂取早期は浸透圧ギャップの開大がみられ，アルコール類の代謝が進むと高アニオンギャップ性アシドーシスを呈する。アルコール脱水素酵素の阻害薬として，わが国でもホメピゾールの使用が認可された。エチレングリコール中毒の場合，代謝産物のシュウ酸が尿中に排泄されて，尿沈渣にシュウ酸結晶を認めることがよく報告されている。

(文献1より作成)

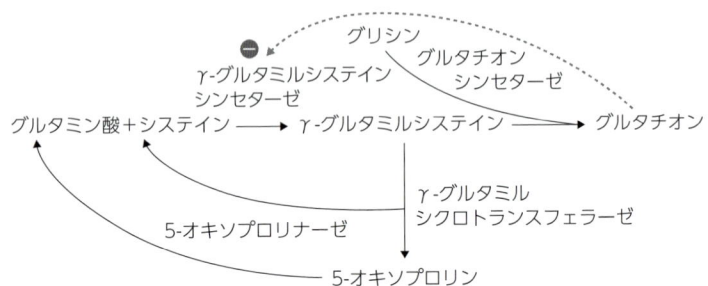

図2　アセトアミノフェンによる5-オキソプロリン代謝性アシドーシスの発症機序

アセトアミノフェンの代謝にグルタチオンが使用され枯渇すると5-オキソプロリンが蓄積する。低栄養や肝障害を有する症例へのアセトアミノフェン長期間投与が，グルタチオンの枯渇をまねいてこの病態を起こすとされている。グルタチオンが枯渇するとネガティブフィードバックが解除され，5-オキソプロリンの産生も増加する。5-オキソプロリンの測定が一般的でなく，診断は困難であり，見逃されていることが多いとされている。

(文献2より作成)

▶ 文　献

1) Kraut J, et al:Toxic Alcohols. N Engl J Med. 2018;378(3):270-280. [PMID: 29342392]
2) Emmett M:Acetaminophen toxicity and 5-oxoproline (pyroglutamic acid): a tale of two cycles, one an ATP-depleting futile cycle and the other a useful cycle. Clin J Am Soc Nephrol. 2014;9(1):191-200. [PMID: 24235282]
3) 杉本俊郎, 他：突然発症した四肢麻痺にて, 救急受診した28歳男性. 日内会誌. 2007;96(5):179-181.
   ➡筆者が診断したトルエン中毒の1例。低カリウム血症を伴う尿細管性アシドーシスと思われたが, 尿中アニオンギャップがマイナスの値を示し, 尿浸透圧ギャップの開大より, NH_4^+の尿中排泄の増大を認めたために診断に至った
4) Brandis K:8.6 Metabolic Acidosis due to Drugs and Toxins. Acid-Base Physiology.
   [http://www.anaesthesiamcq.com/AcidBaseBook/ab8_6a.php]（2018年10月15日閲覧）

3章 酸塩基平衡異常の臨床 — 2 異常編

Q19 アスピリン過剰摂取時の酸塩基平衡異常について教えてください

アスピリンはアセチルサリチル酸を含んでおり，内服すると体内で活性型のサリチル酸に変換されます．サリチル酸は肝臓で弱毒性のサリチル尿酸に代謝され，尿中に排泄されます．治療量を内服した時は，摂取されたサリチル酸の90％がタンパク質に結合し毒性を有しませんが，中毒量を摂取すると，タンパク質中の結合部位の飽和と代謝酵素の飽和により，活性型の遊離サリチル酸が増加し，中毒症状（耳鳴り，めまい，悪心，嘔吐，下痢，呼吸性アルカローシス等）が出現するとされています．

サリチル酸は，直接呼吸中枢を刺激し，呼吸性アルカローシスを引き起こすとともに，細胞内ミトコンドリア機能を障害させ，乳酸アシドーシス，ケトアシドーシスを引き起こします（サリチル酸そのものの代謝性アシドーシスへの関与は低いとされている）．

＊アスピリン過剰摂取の詳細な対応については成書を参照．

治療は，細胞外液や尿のpHをアルカリ化することが基本とされています．これは，細胞外液や尿のpHを上昇させることで，

サリチル酸（細胞内へ移行しやすい）→
　　サリチル酸サリチラート（細胞内へ移行しにくい）＋ H^+

上記の反応を右に進め，細胞外液中のサリチル酸が減少し，さらに，細胞中のサリチル酸が細胞外液に移行し，サリチル酸サリチラート（salicylate）として細胞外液にとどまるようになります（ion trapping）。重炭酸を投与し，細胞外液中のpHが7.2から7.5になると，細胞内のサリチル酸は半減するとされています。

　さらに，腎尿細管腔においても，尿のアルカリ化は原尿中のサリチル酸がサリチル酸サリチラートとなることから血液中のサリチル酸が尿細管腔に分泌され，そして，サリチル酸サリチラートとして尿細管腔にとどまり，尿として排泄されやすくなります。尿のpHが，重炭酸の投与により6.5から8.1に増加すると，腎臓でのサリチル酸のクリアランスは5倍増加すると考えられています。

　アルカリ化中は血清K濃度，体内K含量の維持が必要であるとされています。K含量が減少すると，腎臓の遠位ネフロンにてKを再吸収するために尿細管腔のK-H-ATPaseの活性化から尿細管腔にプロトンが分泌され，尿のアルカリ化が減弱し，サリチル酸/サリチル酸サリチラートの排泄が減少するからと考えられています。

＊測定に用いられる機器のCl電極の種類により，血液検体のサリチル酸サリチラートがClの測定に干渉して偽性の高クロール血症を呈することがあるので注意すべきである。

▶ 文　献

1) Faubel S, et al：The Fluid, Electrolyte And Acid-base Companion. Alert & Oriented Pub, 1999.
2) Boyer EW, et al：Salicylate (aspirin) poisoning in adults. UpToDate. Oct 05, 2018.
3) Emmett M：Approach to the Patient With a Negative Anion Gap. Am J Kidney Dis. 2016;67(1):143-150. [PMID: 26363848]

3章 酸塩基平衡異常の臨床 ― ② 異常編

Q20

慢性腎臓病，腎障害に伴う代謝性アシドーシスについて教えてください

ヒトの体内では，摂取した食事や体内の物質の代謝により，揮発酸としてのCO_2，不揮発酸が，常に産生されています。CO_2は呼吸機能が正常であれば肺から排泄されますが，不揮発酸は肉食中心の一般的な西洋食であれば，1日1mEq/kgが産生され，腎臓から滴定酸（リン酸が主）やアンモニウムイオン（NH_4^+）の形で排泄されます。

$$
\text{尿中への酸の排泄（net acid excretion：NAE）} = 滴定酸 + NH_4^+ - HCO_3^-
$$

腎臓からのリン酸を中心とした滴定酸の排泄には限界があり（体内のリン酸の代謝は食事としての摂取量等に依存しており，体内の酸塩基平衡に状態に応じての増減がないことより），一方，尿中へのNH_4^+の排泄（腎近位尿細管でのアンモニアの産生）は，アシドーシスの程度に応じて1日200mmol程度まで増加可能とされています。

＊狩猟採集生活とされる肉食の比重が少ない旧石器時代の食事では不揮発酸は産生されず，現在と異なりアルカリ負荷（NAEは負の値を示す）になっていたとされている。

腎臓でのアンモニアの産生は腎臓の尿細管機能に依存しており，軽度の腎障害でもアンモニアの産生が障害され酸の排泄が低下すると考え

られています。さらに，腎臓は糸球体で濾過されたHCO_3^-のほとんどすべてを集合管等の遠位ネフロンに達するまでに再吸収する機能も有しており，腎機能の障害が出現するとこれらの機能が障害されて代謝性アシドーシスをきたすと考えられています（**表1**）。

＊骨塩の中に，Ca等と結合し固定された状態であるが（実際は炭酸Caとして），多量の重炭酸が存在している。慢性腎臓病等の長期にわたるアシドーシスの状態においては，骨塩中の重炭酸がbufferとして動員されるようになる。

腎障害が進行する前から存在する酸負荷（acid stress）は，骨塩に含まれる重炭酸の流失を引き起こします。このような体内のbuffer作用により，血液中の重炭酸濃度が低下する明らかな代謝性アシドーシスは，GFRが＜20〜25mL/分/1.73m^{2}程度まで腎障害が進行しないと出現しないとされています（腎障害の成因，摂取する食事の内容，薬剤等の要因で異なる）。

近年，これらの腎障害に伴う酸負荷，つまり，代謝性アシドーシスがアシドーシスへの代償作用として筋肉や骨の溶解を進行させることが筋力低下や骨折等全身状態の悪化につながることや，代謝性アシドーシスそのものが腎実質のアンモニアの蓄積をきたすこと等から腎障害を進行

表1 腎障害に伴う代謝性アシドーシスの成因

尿細管障害	通常のアニオンギャップアシドーシス （尿細管性アシドーシス） ・遠位（またはtype1） ・近位（またはtype2） ・type4
糸球体障害	高アニオンギャップアシドーシス ・急性腎不全のアシドーシス ・尿毒症性アシドーシス

軽度な腎障害の状態においても，尿細管障害から，重炭酸イオンの再吸収能の低下や，NH_3の産生，NH_4^+の排泄低下がみられ，非アニオンギャップ開大性アシドーシスが出現する。GFRが低下して不揮発酸（リン酸や硫酸；動物性タンパク質からの代謝産物）が蓄積し，アニオンギャップ開大性アシドーシスを呈するのはGFRが＜15〜20mL/分/1.73m^{2}程度とされている。

（文献1より作成）

させる可能性が示唆されており（図），より早期に腎障害に伴う代謝性アシドーシスに介入すべきという考えが主流になりつつあります。

慢性腎臓病に伴う代謝性アシドーシスは，慢性的に持続する代謝性アシドーシスであり，その改善には重炭酸Naやクエン酸Na等の経口アルカリ投与が行われています（適切な開始時期，アルカリ療法の内容，アルカリの投与量に関しては今後の検討を待つ必要がある）。

筆者は，慢性腎臓病の予後の改善のためには，慢性腎臓病に併発する高カリウム血症，代謝性アシドーシスを同時に管理すべきと考えています。高カリウム血症は，腎尿細管細胞内アルカローシス（細胞内Kイオン含量が増加し，Hイオン含量が低下する）やヘンレ上行脚でのNH_4^+の再吸収阻害（原尿内のKイオンが阻害する）することより，腎尿細管でのNH_4^+の排泄の低下をきたし，代謝性アシドーシスが悪化すると考えられています。一方，代謝性アシドーシスも遠位ネフロンでのK排

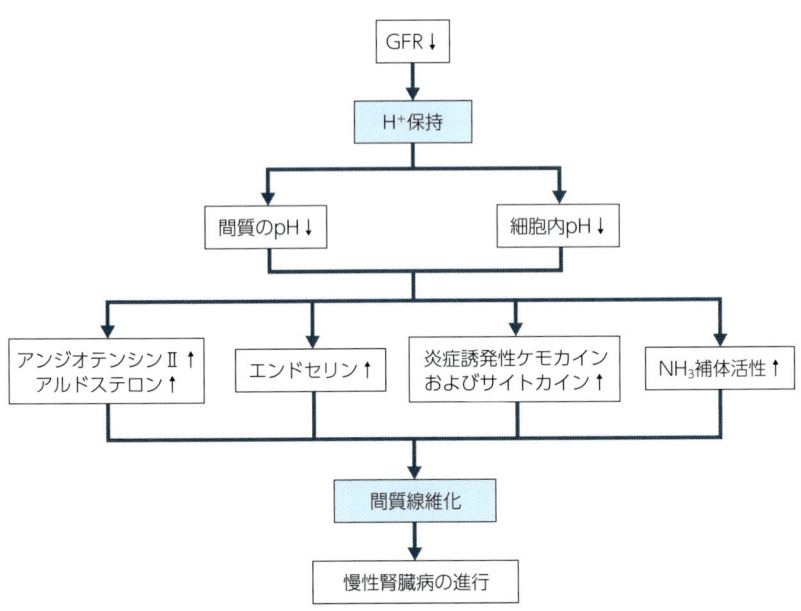

図 代謝性アシドーシスが腎障害を進行させる機序 （文献2より作成）

泄を抑制（遠位ネフロンでのHイオンの排泄増加からK分泌の減少，遠位曲尿細管でのNa-Cl共輸送体の活性化による皮質集合管でのK分泌の低下，遠位ネフロン尿細管細胞におけるHCO$_3$-Cl交換体の活性化から細胞内Clイオンが増加し，K-Cl共輸送体により細胞内K含量減少からのK分泌低下等）することにより高カリウム血症を悪化させます。こ

表2　慢性腎臓病における代謝性アシドーシスと高カリウム血症のリスク

CKDにおける代謝性アシドーシスのリスク	
危険因子	リスク
低GFR値	（stage2のCKDと比較して）stage3のリスク2倍，stage4のリスク7倍
アンモニウム排泄低下	（＜15mEq/日で，＜25mEq/日と比較して）アシドーシスのリスク2.5倍
高カリウム血症	（≧5.0mEq/Lで）2.4倍
アルブミン尿	（≧30mg/gで）2倍
喫煙	43％高い
貧血	40％高い
高血清アルブミン値	（1g/dL増加すると）35％高い
利尿薬	30％低い
ACE阻害薬，ARB	24％高い
高カリウム血症のリスク	
・男性 ・非黒人 ・糖尿病 ・心血管疾患 ・うっ血性心不全 ・急性腎障害 ・慢性腎不全 ・アシドーシス ・尿路閉塞	・Kサプリメント ・ペニシリンG ・ジゴキシン ・NSAID ・ACE阻害薬/ARB ・MRA ・βアドレナリン遮断薬 ・ヘパリン ・アミロライド，トリアムテレン，トリメトプリム，ペンタミジン

慢性腎臓病において，代謝性アシドーシスと高カリウム血症のリスクは重なるので同時に対応すべきである。

の代謝性アシドーシス,高カリウム血症のviciousサイクルを,重炭酸Naやクエン酸Na等の経口アルカリ剤の投与によって尿中K排泄増加や代謝性アシドーシスの改善から,停止させることは,慢性腎臓病の予後改善につながると筆者は考えています(**表2**)。

＊アルカリ療法に関して,野菜や果物の摂取が有効ではないかという意見がある。野菜や果物の摂取はK摂取の増加につながるが,アルカリを同時に摂取することから,体内にKが蓄積しにくくなる可能性が示唆されており,今後の検討が待たれる分野である。

▶ 文 献

1) Brandis K:8.3 Acidosis and Renal Failure. Acid-Base Physiology. [http://www.anaesthesiamcq.com/AcidBaseBook/ab8_3.php] (2018年10月17日閲覧)
2) Kraut JA, et al:Metabolic Acidosis of CKD: An Update. Am J Kidney Dis. 2016;67(2):307-317. [PMID: 26477665]

Q21 高クロール性代謝性アシドーシスの病態とその対応について教えてください

A 高クロール性代謝性アシドーシスは，非アニオンギャップ開大性アシドーシスとも呼ばれ，有機酸が蓄積して生じるアニオンギャップ開大性アシドーシスと異なり，アルカリである重炭酸イオン（代謝されて重炭酸となる物質も含む）の体内からの喪失や，体外から酸であるClイオンを多く含む輸液等を投与・摂取した時に生じる病態です（表1）。

この病態を診断する時に問題となるのは，アニオンギャップの計算が，アニオンギャップ開大性アシドーシスの診断に対して感度が低いこ

表1 臨床的によく遭遇する高クロール性代謝性アシドーシスとその成因

原因	病態生理学的機序	備考
下痢，腸瘻	消化管からの重炭酸喪失	大量の下痢による重度のアシドーシス，大量のK損失を伴うことがある
塩化物を多く含む溶液（主に0.9％NaCl液）アニオンギャップ開大性アシドーシスからの移行	血中重炭酸の希釈？Clとの交換による循環有機酸アニオンの喪失（代謝されてアルカリになる有機酸アニオン）	代謝性アシドーシスの50％，糖尿病性ケトアシドーシスの20％以上が，NaCl液による治療の前後に非開大性アシドーシスとなっているという報告がある
カチオン性アミノ酸の投与（一般的な輸液に共通），NH_4Clの静注または経口投与	塩酸への代謝（NH_4Cl代謝中の肝臓でのHCO_3の消費）	中心静脈栄養輸液による代謝性アシドーシスは，高濃度の有機酸アニオンを混合することで最小限に抑えることができる

（文献1より作成）

とです．よって，筆者は，血中乳酸やケトン体を実測して判断すべきと考えています．また，低ナトリウム血症において，血清Cl濃度も血清Na濃度に応じて変化することがあるので注意すべきです．

　一般内科の臨床でよく遭遇する高クロール性代謝性アシドーシスは，消化管から重炭酸イオンの喪失をきたす下痢によるものです．筆者のような腎臓専門医からみれば，腎臓から重炭酸イオンの喪失をきたす尿細管アシドーシスです．救急や集中治療の現場であれば，Clを含む細胞外液の投与による高クロール性代謝性アシドーシスです．現在臨床で用いられる輸液はCl含有量が多く，血漿と比較してstrong ion difference (SID) が小さいためアシドーシスが生じると考えられています (**表2**)．このようなCl含量の多い輸液の大量療法は，代謝性アシドーシスから高カリウム血症を引き起こすほか，Clそのものの影響で腎障害や血液凝固障害等をきたす可能性が示唆されており，SID＝0の0.9％NaCl液の輸液は極力さけるべきであるという意見があります．

表2 主な細胞外液輸液製剤

輸液	0.9% NaCl液	0.45% NaCl液	乳酸リンゲル液	酢酸リンゲル液	ハルトマン液	Plasma-Lyte
Na^+ (mmol/L)	154	77	130	130	131	140
Cl^+ (mmol/L)	154	77	109	112	111	98
K^+ (mmol/L)	0	0	4	5	5	5
HCO_3^- (mmol/L)	0	0	0	0	0	0
Ca^{2+} (mmol/L)	0	0	1.4	1	2	0
乳酸 (mmol/L)	−	−	28	0	29	0
Mg^{2+} (mmol/L)	0	0	0	1	0	1.5
酢酸 (mmol/L)	−	−	0	27	0	27
ブドウ糖 (mmol/L)	0	0	0	0	0	0
浸透圧 (mOsm/L)	308	278	273	276	278	294
	蘇生の際に使用される最も一般的な輸液。投与後は非アニオンギャップアシドーシスおよび低カルシウム血症のリスクがある。	高浸透圧時の治療に用いられる。0.9％NaCl液と同様の合併症リスクあり。	輸液蘇生，一般的には外科手術の際に用いられる。低カルシウム血症予防のため，Caが含まれる。乳酸アシドーシスでも，乳酸は塩基に代謝される。	輸液蘇生に用いられる。低カルシウム血症予防のため，Caが含まれる。	輸液蘇生に用いられる。低カルシウム血症予防のため，Caが含まれる。	輸液蘇生に用いられる。Caを含まない。

血漿のSIDは約40mmol/Lであり，Plasma-Lyteを除くと，輸液製剤のSIDは小さい。

（文献1より作成）

▶ 文　献

1) Kraut JA, et al:Treatment of acute non-anion gap metabolic acidosis. Clin Kidney J. 2015;8(1):93-99.[PMID: 25852932]
2) Brandis K:8.4 Hyperchloraemic Metabolic Acidosis. Acid-Base Physiology.
[http://www.anaesthesiamcq.com/AcidBaseBook/ab8_4.php](2018年10月17日閲覧)

Q22 腎尿細管性アシドーシス（Ⅰ型，Ⅱ型）について教えてください

尿細管性アシドーシスは，腎尿細管機能障害により尿細管での重炭酸イオンの再吸収やH^+（NH_4^+）の排泄の障害から代謝性アシドーシスをきたす病態です（**表1・2，図1・2**）。これら，Ⅰ型（遠位），Ⅱ型（近位）尿細管性アシドーシスは，尿中のK排泄の増加を伴う（Ⅰ型は遠位ネフロンのH^+分泌障害のためK分泌が増加，Ⅱ型は近位尿細管で再吸収されなかった重炭酸イオンが遠位ネフロンに流入しK分泌が増加）ことから，低カリウム血症を伴う代謝性アシドーシスを示すことが特徴とされています。下痢でも低カリウム血症を伴う代謝性アシドーシスを示すことがありますが，腎臓がアシドーシスに反応して代償しようとするので，尿中へのH^+（NH_4^+）の排泄増加を示すことから尿細管アシドーシスとの鑑別が可能と考えられています。

Ⅱ型（近位）尿細管性アシドーシスは，重炭酸イオンの再吸収障害が病因のため，アシドーシスの改善のために多量の重炭酸Na等のアルカリ化薬の投与が必要であり，また，重炭酸Naにより尿中Kの排泄増加から低カリウム血症が悪化するので，そのアシドーシスの改善は困難とされています。一方，Ⅰ型（遠位）尿細管性アシドーシスは，食事等で生じる不揮発酸の排泄障害と言えるので，1mEq/kg体重程度の1日重炭酸Na等のアルカリ化薬の投与でアシドーシスの改善が可能であるとされています。

表1 腎尿細管性アシドーシスの病態のまとめ

	Ⅰ型	Ⅱ型	Ⅳ型
高クロール血症性アシドーシス	あり	あり	あり
最小尿pH	＞5.5	＜5.5（ただし，アシドーシスと診断する前は通常＞5.5）	＜5.5
血清K値	低～正常	低～正常	高い
腎結石	あり	なし	なし
	遠位ネフロンにおけるH⁺排泄障害	近位尿細管におけるHCO₃再吸収障害	遠位尿細管での陽イオン交換障害

(文献1より作成)

表2 尿細管性アシドーシスの代表的な臨床症状・検査所見

	正常	近位尿細管性アシドーシス（Ⅱ型）		遠位尿細管性アシドーシス（Ⅰ型）		Ⅳ型尿細管性アシドーシス
		初期	後期	初期	後期	
尿pH	＜5.2	＞7.0	＜5.2	＞5.5	＞5.5	＜5.2
K⁺濃度	正常	低	低	低	低	正常/高
骨軟化症	なし	あり	あり	あり	あり	なし
腎石灰化	なし	なし	なし	あり	あり	なし
尿中クエン酸	正常	正常	正常	低	低	正常
尿中NH₄	正常	低/正常？	低/正常？	低	低	低

代謝性アシドーシスが長期になると，アシドーシスの代償作用のため骨が脱灰して骨障害が生じる。遠位尿細管性アシドーシスは，近位尿細管細胞での酸の分泌が増加することからクエン酸の再吸収が増加する。近位尿細管性アシドーシスは近位尿細管の障害により尿中クエン酸の排泄が増加する。尿中クエン酸は，Caの結晶化を阻害するので，遠位尿細管性アシドーシスでは腎石灰化が生じやすくなると考えられている。近位尿細管アシドーシスでもNH₄⁺の尿中排泄が減少することがあるのは，近位尿細管におけるグルタミンからNH₄の産生が障害されるからである。

(文献2より作成)

一次性
①遺伝的（永続的なもの） 　・常染色体優性 　・精神遅滞，眼の異常に関連した染色体劣性 ②散発性（乳児期における一過性のもの）

二次性
①Fanconi症候群によるもの（シスチン症，ガラクトース血症，フルクトース不耐性，チロシン血症，Wilson病，Lowe症候群，異染性白質ジストロフィー，多発性骨髄腫，軽鎖病） ②薬剤・毒物によるもの（アセタゾラミド，古いテトラサイクリン，アミノグリコシド系抗菌薬，バルプロ酸，6-メルカプトプリン，ストレプトゾシン，イホスファミド，鉛，カドミウム，水銀） ③その他（ビタミンD欠乏，副甲状腺機能亢進症，慢性高炭酸血症，Leigh症候群，チアノーゼ性先天性心疾患，髄様嚢胞性疾患，Alport症候群，ステロイド抵抗性ネフローゼ症候群，腎移植，アミロイドーシス，再発性腎結石）

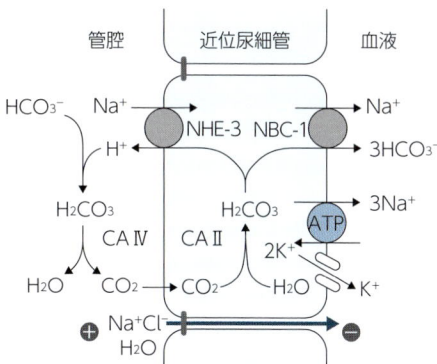

図1　近位尿細管アシドーシス（Ⅱ型）をきたす原因疾患とその病態

近位尿細管のHCO$_3^-$の再吸収過程を上の表に示した。下図の過程の，いずれかの障害でHCO$_3^-$の再吸収が障害されると本症を発症しうる。

（文献3より作成）

一次性
①永続的なもの 　・古典的なもの（散発性，または常染色体優性／劣性遺伝） 　・感音難聴（常染色体劣性） 　・重炭酸の消費（乳幼児） 　・不完全型遠位尿細管アシドーシス ②一時的なもの（乳児期？）

二次性
①遺伝（大理石骨病，鎌状赤血球症，Ehlers-Danlos症候群，遺伝性楕円赤血球症，Wilson病，腎結石沈着を伴う遺伝性フルクトース不耐症，原発性高シュウ酸尿症Ⅰ型，カルニチンパルミトイルトランスフェラーゼ欠乏，X染色体性低リン酸血症，先天性副腎過形成症） ②Ca障害（原発性副甲状腺機能亢進症，高カルシウム血症，甲状腺機能亢進症，ビタミンD中毒，腎石灰沈着を伴う特発性高カルシウム尿症，腎石灰沈着を伴う家族性低マグネシウム血症・高カルシウム尿症） ③タンパク質異常症候群（高ガンマグロブリン血症，クリオグロブリン血症，アミロイドーシス） ④自己免疫疾患（全身性エリテマトーデス，Sjögren症候群，慢性活動性肝炎，原発性胆汁性胆管炎，甲状腺炎，線維化性肺胞炎，慢性関節リウマチ） ⑤腎疾患（腎移植拒絶反応，髄質性海綿腎，閉塞性および逆流性腎症，Balkan腎症） ⑥薬剤および毒物（アムホテリシンB，リチウム，鎮痛薬乱用，トルエン，トリメトプリム，ペンタミジン，バナジウム）

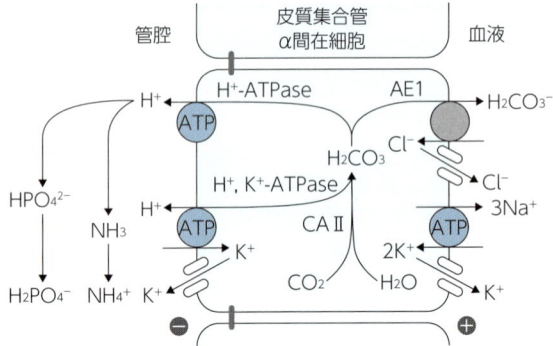

図2　遠位尿細管アシドーシス（Ⅰ型）をきたす原因疾患とその病態

皮質集合管や髄質集合管に存在するα間在細胞のH$^+$イオンの排泄機構過程を上の表に示した．下図の過程の，いずれかが障害されると本症を発症しうる．

（文献3より作成）

▶ 文 献

1) Brandis K：8.5 Renal Tubular Acidosis. Acid-Base Physiology. [http://www.anaesthesiamcq.com/AcidBaseBook/ab8_5.php]（2018年10月17日閲覧）
2) Soleimani M, et al：Pathophysiology of Renal Tubular Acidosis: Core Curriculum 2016. Am J Kidney Dis. Am J Kidney Dis. 2016；68(3)：488-498. [PMID: 27188519]
3) Rodríguez Soriano J：Renal tubular acidosis: the clinical entity. J Am Soc Nephrol. 2002；13(8)：2160-2170. [PMID: 12138150]
4) Rastegar A, et al：Electrolytes and Acid-Base Disorders. NephSAP. 2017；16(1).

3章 酸塩基平衡異常の臨床 ― ② 異常編

Q23

Ⅳ型尿細管性アシドーシスについて教えてください

　Ⅳ型尿細管性アシドーシスは，尿細管性アシドーシスの中で血清Kの増加をきたすタイプであり，日常の臨床で最も遭遇する尿細管アシドーシスとされています．

　Ⅳ型尿細管性アシドーシスの成因は，主にK分泌を行う遠位ネフロン（アルドステロン感受性ネフロン，遠位曲尿細管遠位部，皮質集合管，髄質集合管の近位部等）の障害により尿中K分泌低下から高カリウム血症をきたすことであると考えられています．高カリウム血症は，腎尿細管細胞内アルカローシス（細胞内Kイオン含量が増加し，Hイオン含量が低下する）や，ヘンレ上行脚でのNH_4^+再吸収を阻害する（原尿内のKイオンが阻害する）ことより，腎尿細管でのNH_4^+の排泄の低下をきたし，代謝性アシドーシスが悪化すると考えられています（図）．

　よって，Ⅳ型尿細管性アシドーシスの治療は，高カリウム血症の改善を図ることが主体となります（表）．高カリウム血症の改善は，NH_4^+排泄の増加から代謝性アシドーシスの改善につながると考えられています．高カリウム血症の改善は，遠位ネフロンからのK分泌を増加させる方法や，腸管でKを吸着し高カリウム血症を改善させる（新規）経口抗高カリウム血症薬が用いられます．また，代謝性アシドーシスの改善を図ることも，K排泄を増加させるので有効とされています（代謝性アシドーシスは遠位ネフロンでのK排泄を抑制する）．

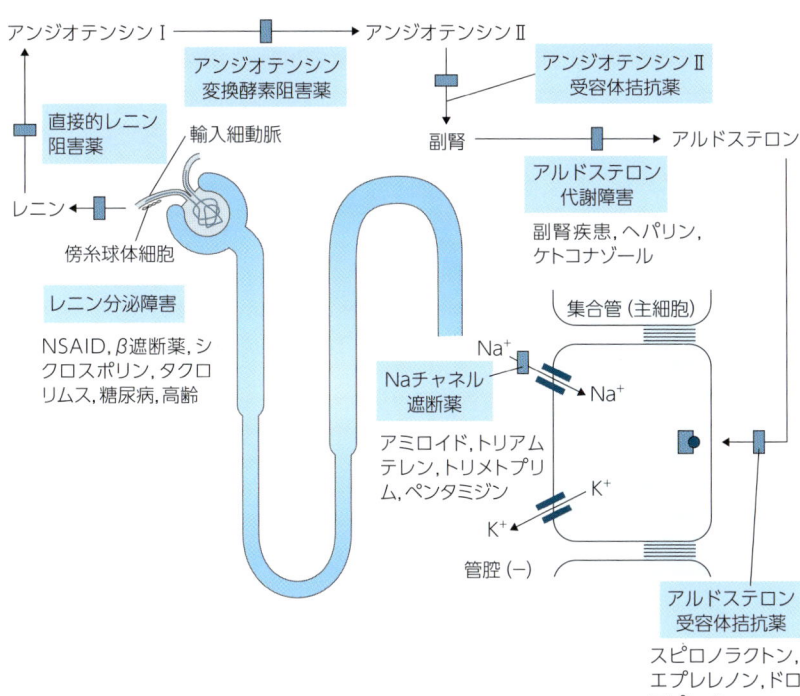

図　Ⅳ型尿細管性アシドーシスの成因

シクロスポリンやタクロリムスは，遠位曲尿細管（DCT）のNa-Cl共輸送体（NCC）の活性化やdistal nephron renal outer medullary K（ROMK）チャネルを抑制し遠位ネフロンでのK分泌を抑制する効果も有する。

（文献1より作成）

表　Ⅳ型尿細管性アシドーシスの治療方針

1. Kに影響を与えるすべての薬剤を中止
2. 食事中のK摂取制限
3. 高血糖の管理
4. 代謝性アシドーシスの治療
5. 体液減少（volume depletion）の治療
6. ループ利尿薬
7. 鉱質コルチコイド
8. 経口K吸着剤

シクロスポリンやタクロリムスによるものはサイアザイド系利尿薬が有効とされている。

（文献1より作成）

＊代謝性アシドーシスは遠位ネフロンでのK排泄を抑制する。遠位ネフロンでのH$^+$の排泄増加からK分泌の減少，遠位曲尿細管でのNa-Cl共輸送体活性化による皮質集合管でのK分泌の低下、遠位ネフロン尿細管細胞におけるHCO$_3$-Cl交換体活性化から細胞内Cl$^-$が増加しK-Cl輸送体により，細胞内K含量減少からのK分泌低下等による。

▶ 文 献

1) Soleimani M, et al:Pathophysiology of Renal Tubular Acidosis: Core Curriculum 2016. Am J Kidney Dis. 2016;68(3):488-498. [PMID: 27188519]

Q24

尿細管性アシドーシスは，実際の診療では稀な病気なので知らなくてもよいのではないですか？

腎臓内科の教科書には，尿細管性アシドーシスの項目になると，尿細管における酸の分泌，重炭酸イオンの再吸収の機構といった生理的な記載が中心となっていることが多く，腎臓を専門としていない領域の読者の方々には「知らなくてもよいのでは？」という意見が出てきて当然だと思います。

たとえば，軽度の腎障害を呈している高齢者に非ステロイド性抗炎症薬（NSAID）を投与すると，レニンの分泌抑制からⅣ型尿細管性アシドーシス類似の病態をきたしえます。レニン-アンジオテンシン-アルドステロン（RAA）経路を抑制する薬剤の投与（ACE阻害薬，ARB，アルドステロン拮抗薬）も同様の病態をきたします。カルシニューリン阻害作用を有する免疫抑制薬であるシクロスポリンやタクロリムスは，遠位曲尿細管（DCT）のNa-Cl共輸送体（NCC）の活性化のほか，distal nephron renal outer medullary K（ROMK）チャネルを抑制し，K分泌を低下させるので，Ⅳ型尿細管性アシドーシス類似の病態をきたすことがあります。糖尿病に合併する糖尿病性腎臓病は，比較的腎機能が保持されている状態でもKを分泌する皮質集合管の障害やレニンの分泌障害から，Ⅳ型尿細管性アシドーシスをきたしやすいとされています。これらの疾患において，高カリウム血症性の代謝性アシドーシスの存在に気づき，高カリウム血症の改善を行うことで，病態や予後の改善につながるとさ

表　不完全型遠位尿細管性アシドーシスの特徴と病因

臨床的・検査的特徴	病因
・尿の酸性化不良 (pH＜5.5) ・初期：アンモニア (NH$_3$) の排泄増加および尿中のクエン酸の排泄低下 ・後期：アンモニア (NH$_3$) の排泄減少および尿中のクエン酸の排泄低下 ・合併症：腎結石症，腎石灰化および低カリウム血症 ・病因：アムホテリシンB，Sjögren症候群，原発性尿細管性アシドーシス，特発性結石	細胞内アシドーシス ↓ 尿中クエン酸排泄低下 ↓ 腎結石症，腎石灰化 ↓ 間質の障害 ↓ 尿中NH$_3$の減少 ↓ 完全型尿細管性アシドーシス

尿の酸性化不良や，尿中のクエン酸の排泄低下が尿路結石に原因となりうる。

(文献1より作成)

れています。

　B型肝炎やHIVの治療に使う抗ウイルス薬であるテノホビルは，近位尿細管障害から近位尿細管障害をきたす副作用があり，アシドーシスからの高クロール血症，近位尿細管障害からの低リン血症の存在に注意すれば，この副作用を早期に発見することが可能であると筆者は考えます。

　さらに，繰り返す病因不明のCa系尿路結石の症例に対して，血中の酸塩基平衡異常をきたしていない場合でも，不完全型の遠位尿細管性アシドーシスについて精査すべきであるということが米国腎臓学会から提言されています (**表**)。

　このように，尿細管性アシドーシスは決して稀な病態ではないと筆者は考えます。

▶文　献

1) Soleimani M;Pathophysiology of Renal Tubular Acidosis: Core Curriculum 2016. Am J Kidney Dis. 2016;68(3):488-498. [PMID: 27188519]

3章 酸塩基平衡異常の臨床 — ② 異常編

Q25

アシドーシスで高カリウム血症をきたす
メカニズムを教えてください

A　一般的に，アシドーシスをきたすと，細胞外液中の増加したHイオンが細胞内に取り込まれ，代わりに細胞内のKイオンが細胞外に移行して高カリウム血症をきたすと言われていますが，実際の病態はもっと複雑であるとされています。

　代謝性アシドーシスの中で，ケトアシドーシスや乳酸アシドーシスの場合，血中で増加したケト酸や乳酸が，モノカルボン酸トランスポーター（monocarboxylic acid transporter：MCT）を介して電気中性的に細胞内に取り込まれるので，Kの細胞外への移行は生じないとされています。さらに，細胞内に取り込まれたケト酸や乳酸が細胞内でHイオンを放出し，Na-proton交換体（NHE1）を介してHイオンを放出する時に，細胞内にNaイオンが取り込まれます。取り込まれたNaイオンは，細胞内のNa-K-ATPaseを活性化させ，細胞内電位がさらに陰性化してKイオンはより細胞内にとどまります。糖尿病性ケトアシドーシスや乳酸アシドーシスで高カリウム血症がみられるのは，アシドーシスによるものでなく，インスリン作用不足や低酸素血症によるNa-K-ATPaseの活性の低下や，高血糖による（糖尿病性ケトアシドーシス）血漿浸透圧上昇により細胞内の水の移動に伴うKイオンの細胞外移動によるものと考えられています。

　一方，MCTにより細胞内に移行しない酸が蓄積する病態（非アニオン

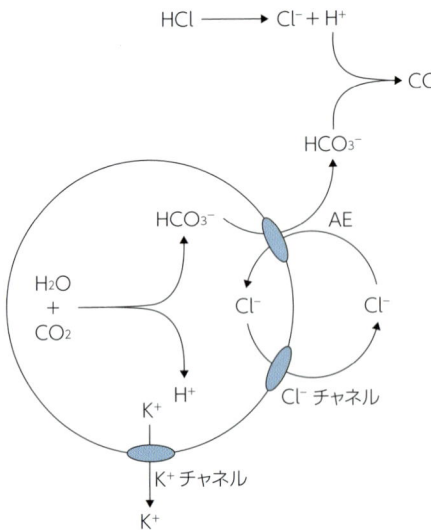

図　MCTにより細胞内に移行しない酸が蓄積する病態と高カリウム血症

無機酸が細胞外に蓄積する（非アニオンギャップ開大性アシドーシス）と，緩衝のためHCO$_3^-$が消費される。HCO$_3^-$を補充するために，アニオン交換体（AE）を介してClイオンが細胞内に移行する。この細胞内のClイオンが再度細胞外へ移行する時に細胞内電位の陰性荷電が減少するので，Kが細胞外に移行し高カリウム血症が生じる。重炭酸Naの投与が非アニオンギャップ開大性アシドーシスに伴い高カリウム血症に有効なのは，この経路を抑制するからである。　　　　　　　　　（文献1より作成）

ギャップ開大性アシドーシス）は，図に示すような経路を介して，細胞内のKが細胞外へ移行して高カリウム血症をきたすと言われています。

　呼吸性アシドーシスによる血清K値の上昇の程度は，無機酸の蓄積（MCTにより細胞内に移行しない）によるアシドーシスよる血清K濃度の上昇より少なく（呼吸性アシドーシス時に蓄積するCO$_2$は脂溶性のため細胞内に容易移行し細胞内アシドーシスからNHE1，Na-K-ATPaseの活性を増加させるため），血清Kの上昇を認めないという報告すらあります。

▶ 文　献

1) Kamel KS, et al : Fluid, Electrolyte and Acid-Base Physiology : A Problem-Based Approach. 5th ed. Elsevier, 2016.
2) Mount DB : Disorders of potassium balance. Brenner & Rector's The Kidney. 10th ed. Elsevier, 2016.

Q26 代謝性アシドーシスにおける重炭酸Na液投与の基本を教えてください

　代謝性アシドーシスによるアシデミア（酸血症）は，心臓など循環器系への毒性のため，臨床の現場ではアシドーシス/アシデミアの改善目的で重炭酸Na液（7% $NaHCO_3$液または8.4% $NaHCO_3$液）が投与されることが多いと思います（☞1章⑤ Q11表参照）。

　しかし，代謝性アシドーシスにおける重炭酸Na液の有効性を示すエビデンスは乏しく，乳酸アシドーシスや糖尿病ケトアシドーシス等の高アニオンギャップ性代謝性アシドーシスに対する重炭酸Na液の投与は有効性に乏しく，むしろ有害であるというのが専門家のコンセンサスとして提唱されているのが現状です。

　高アニオンギャップ性代謝性アシドーシスに重炭酸Na液が無効な理由として，重炭酸Na液によるアルカレミアにより，アシデミアによって抑制されていた組織での嫌気性解糖が亢進し，乳酸アシドーシスやケトアシドーシスの悪化，血中の生理活性を有するCaイオンの減少，末梢組織におけるヘモグロビンからの酸素の遊離抑制等による末梢組織の酸素化のさらなる悪化や，重炭酸Na液投与によって生じるCO_2による細胞内アシドーシス，特に中枢神経内のアシドーシスの悪化をきたす可能性が示されています。

　また，重炭酸Na液のNa含量が多いこと（8.4%液1000mmol/L）による高ナトリウム血症，高浸透圧血症，体液過剰も問題とされています

（重炭酸Na液で血圧の上昇がみられることがあるのはアシドーシスの改善ではなくNa負荷によるものと考えられている）。

＊高アニオンギャップ性アシドーシスの治療の原則は，その原因の治療が第一であると筆者は考える。

　しかし近年，腎臓からのHCO_3^-喪失や，Clの多い補液等で生じる高クロール性代謝性アシドーシスにおいて重炭酸Na液の投与の有用性が示唆されています（高カリウム血症発症の予防効果等により血液浄化療法導入を回避できた報告あり）。

　ただし，高クロール性代謝性アシドーシスに重炭酸Na液を投与する場合，以下の条件が遵守されていないとその有効性は発揮されないと言われています。

①適切な換気状態であること
　　重炭酸Na液の投与により，組織でCO_2が生じるが，適切な循環・適切な換気状態でないと，生じたCO_2が排泄されず細胞内アシドーシスがさらに悪化するため
②末梢組織が低酸素状態でないこと
　　末梢低酸素の状態に重炭酸Na液を投与すると，アルカレミアからのさらなる嫌気性解糖の亢進やヘモグロビンからの酸素遊離の減少から，ますます低酸素状態の悪化をきたすため

＊心停止による循環不全の状態に，重炭酸Na液は禁忌ではないかと筆者は考える。

③重炭酸液を適切に希釈した状態で使用すること
　　市販の重炭酸液のアンプルはNa含量が多く，原液で使用すると，その高浸透圧により，細胞内のKが漏出して高カリウム血症を起こすため。また，高カリウム血症の予防・治療に対する重炭酸液効果は，希釈した比較的多量の重炭酸液を使用しないとその効果

が生じない

　このような現状により，代謝性アシドーシス（サリチル酸中毒を除く）に対する重炭酸Na液投与は，非常に高い専門性を要求する治療であると筆者は考えています．

＊慢性腎臓病における代謝性アシドーシスに対する経口アルカリ療法（重炭酸Naの投与）の有効性はほぼ確立している．混同しないようにすべきである．

▶文　献

1) Farkas J：PulmCrit: pH-guided fluid resuscitation & BICAR-ICU. [https://emcrit.org/pulmcrit/bicar-icu/]（2018年6月27日閲覧）
2) Kraut JA：Treatment of metabolic acidosis: controversies and challenges. NephSAP. 2015；14(1).
3) Brandis K：8.7 Use of Bicarbonate in Metabolic Acidosis. Acid-Base Physiology.
[http://www.anaesthesiamcq.com/AcidBaseBook/ab8_7.php]（2018年10月13日閲覧）
4) Jaber S, et al：Sodium bicarbonate therapy for patients with severe metabolic acidaemia in the intensive care unit (BICAR-ICU): a multicentre, open-label, randomised controlled, phase 3 trial. Lancet. 2018；392(10141)：31-40. [PMID: 29910040]
5) Abuelo GJ：Treatment of Severe Hyperkalemia: Confronting 4 Fallacies. Kidney Int Rep. 2017；3(1)：47-55. [PMID: 29340313]

索引

数字

Ⅰ型尿細管性アシドーシス **465**
Ⅱ型尿細管性アシドーシス **465**
Ⅳ型尿細管性アシドーシス **111, 470**
0.9％NaCl液 **119, 240**
1,25(OH)2VitD$_3$ **284**
1,α-hydroxylase **284**
2,3-DPG **333**
25(OH)VitD$_3$ **285**
3％NaCl液 **224, 227, 232**
3βヒドロキシ酪酸 **480**
7％NaHCO$_3$液 **477**
8.4％NaHCO$_3$液 **477**

欧文

A

α間在細胞(intercalated cells) **57**
abnormal saline **121**
ADH ☞ 抗利尿ホルモン
aldosterone-sensitive distal nephron **30**
alpha-stat仮説 **373**
ANP ☞ 心房性Na利尿ペプチド
arterial underfilling **72**

B

β$_2$刺激 **50**
β細胞 **33**
balanced salt solution **119, 281**
Bartter症候群 **25**

base excess法 **391, 403**
beer drinker hyponatremia **189, 190**
BK maxi-K **54**
buffer **368, 392**

C

CaCl$_2$製剤 **269**
cardio-renal syndrome **103**
Ca感知受容体 **254, 284, 286, 302**
Ca尿路結石 **313**
CCD ☞ 皮質集合管
CCr ☞ クレアチニンクリアランス
cerebral salt wasting **215**
chloride depletion alkalosis **430**
Cl反応性 **429**
CNT **33, 57**
CO$_2$ナルコーシス **414**
contraction alkalosis **429**
COオキシメーター **371**

D

DCT2 **99**
DDAVP **170**
desalinization **212**
diluting segment **31**
distal nephron ☞ 遠位ネフロン
distal segment **68, 92**
diuretic braking phenomenon **94**
diuretic resitance **94**
D-lactic acid **437**
D型乳酸アシドーシス **437**

E

electrogenic reabsorption **33, 56**

electrolyte-free water クリアランス **160**
ENaC ☞ 上皮性Naチャネル
ENaC拮抗薬 **110**
euvolemic hyponatremia **199**

F

factitious hyponatremia **183**
FGF23 **323**
flow dependent **71**
fluid responsiveness ☞ 輸液反応性

G

gestational diabetes insipidus **168**
glomerulotubular balance **29**
GFR ☞ 糸球体濾過量

H

H_2CO_3 **364**
Haldane効果 **414**
H-ATPase **58**
Henderson-Hasselbalchの式 **371, 376, 389**
H-K-ATPase **34**
humoral hypercalcemia of malignancy **301**
hypervolemic hyponatremia **192**
hypodipsic (adipsic) hypernatremia **144**
hypovolemic hyponatremia **194**

I

IMCD ☞ 髄質内層集合管
IMCD細胞 **36**

intact PTH (iPTH) **299**

K

K（カリウム） **49**
KCl **256**
K-H-ATPase **58**
Klotho **289, 323**
K-proton ATPase **252**
K保持性利尿薬 **110**

M

macula densa（緻密斑） **27, 30, 94**
masked diabetes insipidus **170**
Mg（マグネシウム） **342, 356**

N

Na（ナトリウム） **11**
Na-Cl共輸送体 **31, 41, 64, 106**
Na-dependent Cl-HCO_3 exchanger (NDCBE) **34, 108**
Na-H antiporter **17**
Na-H交換体（NHE3） **17, 18, 41, 60**
Na-K-2Cl共輸送体 **25, 29, 41, 54, 79**
Na-K-ATPase **6, 19**
Na-Pi共輸送体 **325**
Na含量 **41**
Na代謝異常 **70**
Na利尿 (natriuresis) **76**
Na利尿ペプチド製剤 **80**
neurogenic pulmonary edema **186**
NH_4^+ **456**
non-α細胞 **33**
non-β細胞 **33**

normal saline **121**
NSAID ☞ 非ステロイド性抗炎症薬

O
OMCD ☞ 髄質外層集合管
outer medulla **24**

P
patiromer **274**
pH-stat仮説 **373**
pH電極 **371**
point of care analysis **390**
point of care (POC) lactate measurement **406**
polyuria ☞ 多尿
PPI ☞ プロトンポンプ阻害薬
pseudohyponatremia ☞ 偽性低ナトリウム血症
PTHrP **301**

R
RAA系 ☞ レニン-アンジオテンシン-アルドステロン系
RAA系阻害薬 **104**
RANKL **306**
renal outer medulla K (ROMK) チャネル **54, 56, 64, 110**
renal plasma flow (RPF) **21**
renal salt wasting (RSW) **215**
residual water permeability (RWP) **37, 165, 222**
resuscitation **114**
resuscitation fluid therapy **119, 125**
revised Starling principle **98, 123**

rule of sixes **238**

S
saline-resistant type **424**
saline-responsive type **423**
SGLT1 **132**
SGLT2阻害薬 **78**
SIAD ☞ 不適切抗利尿症候群
Smith, Homer W **21**
sodium avidity **82, 85, 88, 90, 192, 242**
solute diuresis **76**
standard base excess法 **391**
Starlingの法則 **123**
Stewart法 **282, 395, 403**
strong ion **398**
strong ion difference (SID) **281, 395, 462**

T
tea and toast hyponatremia **189, 190**
TGF ☞ 尿細管糸球体フィードバック
thick ascending limb **24**
thin ascending limb **24**
threshoid drug **82**
TmP/GFR **327**
tonicity ☞ 張度
Trans-Atlantic debate **394**
TRPM6 **346**
TRPM6/7 **344**
TRPV5 **288**

U

UK/UCr **248**
urea transporter **44**
UT-A1 **44, 46**

V

V_2受容体阻害薬 **167**
vasa recta ☞ 直細動脈

和文

あ

アクアポリン1 **43**
——2 **30, 34, 36**
——4 **185**
アシドーシス **50**
アスパラK製剤 **256**
アセチルCoA **440**
アセチルサリチル酸 **454**
アニオンギャップ **382**
アニオンギャップ開大性アシドーシス **382**
アミロライド系利尿薬 **80**
アルコール類（メタノール） **451**
アルコール性ケトアシドーシス **439**
アルコール多飲者 **358**
アルドステロン **61**
アルドステロンエスケープの消失 **75**
アルドステロンパラドックス **63**
アルドステロンブレイクスルー **75, 278**
アルドステロン拮抗薬 **80**
アルファカルシドール **297**

アルブミン **368**
アンジオテンシンⅡ **17, 63**
アンモニア（NH_3） **367**
アンモニウム（NH_4^+） **365, 367**
暑さ指数 **214**

い

イオン電極法 **183**
イミダゾール環 **370**
インスリン **50, 51**
硫黄含有アミノ酸 **363**
維持輸液 **129**

う

うっ血性心不全 **72, 92, 103, 242**
運動誘発性低ナトリウム血症 **211**

え

エタノール **448**
エチレングリコール **406**
エプレレノン **111**
エルデカルシトール **297**
遠位ネフロン **30, 53, 57, 63**
遠位曲尿細管 **27, 30, 31**
遠位尿細管性アシドーシス
——不完全型 **474**
塩分喪失性腎症（salt losing nephropathy） **215**

お

オキシヘモグロビン **369**
オピオイド系鎮痛薬 **208**

か

カルシウム・アルカリ症候群 **298**

カルシトニン　284, 285
カルシトニン製剤　305
カルシトリオール　297, 301
カルバミノヘモグロビン　369
家族性低カルシウム尿性高カルシウム血症　292
過換気症候群　417
活性型ビタミンD_3　285, 287
活性型ビタミンD製剤　297
換気血流比（V/Q）　414
肝硬変　72, 242
間在細胞　30, 33

き

奇異性酸性尿　252
揮発酸　364
偽性高カリウム血症　261
偽性低ナトリウム血症　183
急性期の輸液　112
急性下痢性疾患　132
急性腎障害　119, 281
近位尿細管　68

く

グリコカリックス（glycocalyx）　123, 125
グルコン酸Ca製剤　269, 309
グルタミン　367
クレアチニンクリアランス　4

け

ケトアシドーシス　439
経口ADH受容体拮抗薬　243
経口補水液（ORS）　132
経口補水療法（ORT）　132

結合尿細管　30
血液ガス　376
血液透析　306, 351
原尿　6
　──の流れ　71
原発性副甲状腺機能亢進症　298

こ

コペプチン　205
コリ回路　432
呼吸性アシドーシス　410
呼吸性アルカローシス　291
後天的腎性尿崩症　172
交感神経系　11, 29, 72
口渇感　39
抗利尿ホルモン　37, 38, 72
抗利尿ホルモン不適切分泌症候群（SIADH）　197, 199, 203
甲状腺機能低下症　203
甲状腺中毒症　256
鉱質コルチコイド受容体拮抗薬　110
降圧利尿薬　80, 106
高アニオンギャップ性アシドーシス　451
高カリウム血症　60
　──重篤な　269
　──成因の鑑別　264
　──薬剤性　267
高カルシウムクリーゼ　304
高カルシウム尿症　292, 312
高クロール性代謝性アシドーシス　400, 401
高ナトリウム血症　141
　──Na過剰　147

—— 腎機能検査　154
　　—— 成因の鑑別（検査所見）　152
　　—— 成因の診断　149
　　—— 特徴　159
　　—— 補正　158
高マグネシウム血症
　　—— 成因・治療　350
高リン血症
　　—— 症状・成因　329
高リン血症
　　—— 治療　331
高浸透圧血症　52
高浸透圧高血糖症候群　445
高炭酸血症（hypercapnia）　410, 414
高張食塩水　227
高齢者　196
膠質浸透圧　19
骨粗鬆症　313, 317
骨軟化症　333

さ

サイアザイド　31
サイアザイド系利尿薬　80, 106, 108, 207, 217, 220
サイアザイド類似薬　80
サリチル酸　451
再吸収　21
細胞外液　11
細胞外液量　66
細胞間隙　8
細胞膜電位　246
酸（strong acid）　365
酸塩基平衡異常　252
酸素電極　371

し

シュウ酸Ca結石　313
子癇　351
子癇前症　351
糸球体　27
糸球体濾過量（GFR）　4
自由水　188, 224
自由水クリアランス（C_{H_2O}）　160
自由水摂取制限　230
自由水排泄　188
主細胞　30, 33
重炭酸　272
重炭酸Na液　477
上皮性Naチャネル（ENaC）　31, 56, 64, 80, 90, 108, 110
静脈血総CO_2濃度（TCO_2）　389
心因性多飲　169, 188
心房性Na利尿ペプチド　12, 36
新規経口K吸着薬（patiromer）　274
浸透圧　6, 38
浸透圧勾配維持　44
浸透圧受容体（osmoreceptors）　38
浸透圧性脱髄脳症　178, 224
浸透圧性脳症　191, 234, 236
浸透圧性利尿　48, 163
浸透圧性利尿薬　78
神経液性因子　29, 192
神経原性肺水腫　227
腎機能検査　154
腎障害　103

腎髄質浸透圧勾配　44
腎性尿崩症　168, 172

す

スピロノラクトン　111
随時尿　70
髄質　24
髄質外層集合管（OMCD）　30, 36, 46
髄質集合管　30
髄質内層集合管（IMCD）　30, 36, 46

せ

生理学的解釈　376, 392, 403
生理食塩液　121
静的な指標　116
選択的セロトニン再取り込み阻害薬
　（SSRI）　207

そ

蘇生輸液　129

た

タンパク質摂取制限　280
多尿　154, 163, 302
体液過剰（fluid overload）　116, 125
対向流交換系　44
対向流増幅系　24, 44
代謝性アシドーシス　280
代謝性アルカローシス　421, 426, 429
炭酸脱水酵素　18, 78, 108, 362, 368
炭酸脱水酵素阻害薬　78

ち

緻密斑 ☞ macula densa
中枢性の副腎不全　197

中枢性尿崩症　168, 170
張度　38
腸液　138
腸管壊死　274
直細動脈　44
直接イオン電極法　371

て

デオキシヘモグロビン　369
デスモプレシン（DDAVP）　168
テタニー　291, 309
低カリウム血症　106
　── 成因　248
　── 治療　256
低カルシウム尿症　292
低ナトリウム血症　92, 106, 130, 177, 180, 185
　── SIAD　245
　── SIADH　240
　── サイアザイド系利尿薬による　217
　── 担癌患者　244
　── 治療　224
　── 尿閉時　222
低マグネシウム血症　312
　── Mg補正　259
　── 症状・成因　352
　── 治療　354
低リン血症
　── 治療　337
　── 症状・成因　333
低栄養者　358
低炭酸血症（hypocapnia）　416

低張液 130
滴定酸 365
天井（ceiling） 82
電解質検査値 2
電離
　　──水の 397

と

トランスポーター 14
トルエン 451
トルバプタン 167
等浸透圧性再吸収 14, 48
糖尿病性ケトアシドーシス 439, 443
動的な指標 116
動脈血液ガス分析 389

に

ニコチン酸アミド（NAD$^+$） 432, 448
二酸化炭素電極 371
乳酸（lactic acid） 417, 432
乳酸アシドーシス 451
尿細管性アシドーシス 465, 470, 473
尿細管糸球体フィードバック 27
尿細管性アシドーシス
　　──Ⅰ型（遠位） 465
　　──Ⅱ型（近位） 465
　　──Ⅳ型 111, 470
尿素 45
尿素トランスポーター 36
尿素リサイクル 42, 46
尿中K排泄 248
尿中Na濃度 12, 90
尿中Na排泄 66
尿中アニオンギャップ 253, 386, 418
尿中浸透圧ギャップ 253, 386
尿中排泄率 4
尿毒素物質 21
尿崩症 168
妊娠中 419

ね

ネフロン 14
熱中症 132
熱中症関連疾患 211

の

脳浮腫 158, 227

は

バソプレシン受容体拮抗薬 76, 81
白内障 294
半透膜 8

ひ

ヒスチジン 368
ビスホスホネート製剤 306
ビタミンD 307, 355
ビタミンD$_3$ 284
プロゲステロン 419
フロセミド 21, 85
プロトンポンプ阻害薬 352
皮質集合管 30, 33, 57
非ステロイド性抗炎症薬 44, 96, 196, 473

ふ

不揮発酸 364, 456
浮腫性疾患 66
副甲状腺ホルモン 284, 287

副腎皮質機能低下症　203
腹部コンパートメント症候群　126
分泌能　21

へ

ヘモグロビン　368, 392
ペンドリン　34, 108, 430
ペンドリン-NDCBE　108
ヘンレ係蹄　24, 30
ヘンレ下行脚　24, 43
ヘンレ上行脚　24, 25, 27, 43

ほ

ボストン法　376
傍糸球体装置　27
細い上行脚　24

ま

マロニルCoA　440
慢性期の輸液　112
慢性腎臓病　276
慢性閉塞性肺疾患　412

み

ミルク・アルカリ症候群　298
水・電解質異常　2
水・電解質代謝　2
水チャネル（アクアポリン）　24
水代謝異常　70
水代謝調節　38
水利尿（water diuresis）　76, 163, 165
水利尿不全　92

む

無機リン酸（phosphate）　320

も

モノカルボン酸トランスポーター　475

ゆ

輸液反応性　116, 126
有機リン（phytate）　321
有効循環血漿量　11, 41
有効浸透圧格差　166

り

リチウム　172
リチウム製剤　174
リフィーディング症候群　334, 339
リン酸Ca結石　313
利尿薬　76, 78, 99
利尿薬抵抗性　94

る

ループ利尿薬　25, 79, 82, 88, 99
ループ利尿薬抵抗性　92

れ

レニン　27, 29
レニン-アンジオテンシン-アルドステロン系　11, 29, 63, 72

ろ

濾過　21

著者紹介

杉本俊郎 (Toshiro Sugimoto)

滋賀医科大学総合内科学講座 (地域医療支援) 准教授
国立病院機構 東近江総合医療センター 統括診療部 総合内科部長

〔著者より〕

　平成元年に，滋賀医科大学を卒業し，主に，腎臓・糖尿病内分泌・神経疾患を専門とする滋賀医科大学第3内科 (現，糖尿病内分泌・腎臓内科) に入局し，内科医・腎臓内科医としての修練を開始しました．途中，細胞内情報伝達経路に関する研究に没頭していた時期があり，米国ミシガン大学で2年ほどすごしたこともあります．

　平成の後半においては，滋賀医科大学付属病院の腎臓内科の病棟で，若い研修医や医員の先生達ともに腎臓内科の診療にあたっていました．その時，病棟で経験した電解質異常の症例に対応するために，UpToDate®の編集長であるRose先生著Clinical Physiology of Acid-Base and Electrolyte Disorders fifth edition (sixth editionの発売が待ち遠しいです) を精読したことから，電解質・酸塩基平衡異常の診療に興味を持ち，現在に至っています．

　平成23年からは，腎臓内科医から総合内科医に転身し，国立病院機構東近江総合医療センターにて，総合内科医として日々の一般内科の診療に従事する傍で，水電解質・酸塩基平衡異常の臨床に関する研究を継続しています．

　質の高い臨床的エビデンスに乏しいとされる水電解質・酸塩基平衡異常の臨床は，いまだに**「声の大きいもの勝ち」**の分野であると私は思っています．このことは，数百頁に及ぶ欧文の水電解質・酸塩基平衡異常に関する書籍に，参考・引用文献がないものが複数存在することからも裏づけられると思います．そこで，私は，<u>現在，水電解質・酸塩基平衡異常の臨床に関する発表された"すべての論文・書籍等をすべて知る"，つまり，徹底した先行研究検討を行い，水電解質・酸塩基平衡異常の臨床に関する教科書的とされる知識の正確度について再検討</u>を行っています．現在のICT環境では，滋賀県の田園地域の中核病院に勤務していても，先行研究検討は可能な研究であると思います．本書には，私が現在も継続している水電解質・酸塩基平衡異常に関する先行研究検討の結果の一部をまとめ，紹介させていただきました．

〔略歴〕

平成 元年 3月	滋賀医科大学 卒業	
平成 元年 5月	滋賀医科大学医学部附属病院 臨床見学生	
平成 元年 6月	同 医員(研修医)	
平成 3年 4月	滋賀医科大学大学院 入学	
平成 7年 3月	同 卒業 医学博士取得	
平成 7年 9月	米国ミシガン大学 生化学研究員	
平成10年 4月	滋賀医科大学医学部附属病院 医員	
平成11年 4月	長寿科学振興財団 リサーチレジデント	
平成12年10月	滋賀医科大学医学部附属病院 医員	
平成14年 1月	滋賀医科大学内科学講座 助手	
平成19年 1月	同 講師(学内)	
平成20年 2月	滋賀医科大学医学部附属病院 卒後研修センター 副センター長	
平成21年 4月	同 糖尿病・内分泌・腎臓内科 外来医長	
平成22年 6月	同 糖尿病・腎臓・神経内科 病棟医長	
平成23年 4月	滋賀医科大学総合内科学講座(地域医療支援) 准教授，国立病院機構 滋賀病院内科 医長	
平成25年 4月	国立病院機構 東近江総合医療センター(名称変更) 総合内科 医長	
平成27年 4月	滋賀医科大学総合内科学講座(地域医療支援) 准教授，国立病院機構 東近江総合医療センター 統括診療部 総合内科部長	

〔所属学会/取得認定医・専門医〕

日本内科学会認定医，日本内科学会総合内科専門医，
米国内科学会員
日本腎臓学会専門医・指導医，日本腎臓学会評議員
日本透析医学会専門医
日本糖尿病学会員・日本リウマチ学会専門医
日本プライマリケア連合学会プライマリケア認定医・指導医
日本病院総合医学会認定病院総合医

〔現在,筆者が行っている水電解質・酸塩基平衡異常に関する徹底した先行研究検討の方法について〕

水電解質・酸塩基平衡異常の臨床の現状において,エビデンスの質の高い臨床研究に基づいた知見に乏しいことが問題であると私は考えています。そこで,私は,現在,水電解質・酸塩基平衡異常の臨床に関する発表された"すべての論文・書籍等をすべて知る",つまり,徹底した先行研究検討を行い,水電解質・酸塩基平衡異常の臨床に関する教科書的とされる知識の正確度について,次のような方法で再検討を行っています。

①代表的な,腎生理学,水電解質・酸塩基平衡異常の書籍をすべて精読する
　＊精読した書籍は,本書の参考文献として取り上げています

②腎生理学,水電解質・酸塩基平衡異常に関する総説論文を精読し,その内容のみならず,参考文献も検討し,できる限り参考文献も読む

③MEDLINEを,PubMedを用いて検索した時に,PC画面のスクリーンショットを取り,その日時と文献のヒット数等を記録保存する(自分の行った文献検索の精度を確認するため)

④水電解質・酸塩基平衡異常に関するキーワードの自動検索システムを構築し,ネット検索の効率化を図る

> 具体的には,Google社が提供しているGoogle alertというサービスを用いて,キーワードに関する記事等がネット上に掲載されれば直ちにメールやRSS feedの形で知らせてくれるシステムを利用しています。(英語,日本語の記事,いずれも可能)。さらに,文献検索においても,米国の医学関連の論文のデーターベースであるMEDLINEのポータルサイトであるPubMedが提供しているキーワードの自動検索システムを利用しています。このシステムを用いれば,MEDLINEにキーワードに関する論文が登録されるたびに,その情報をRSS readerを介して確認することが可能となります。

◎

ここ数年のICT技術の汎用化により,誰でも,低コストで,場所に関係なく,徹底した先行研究検討が可能であると私は考えています。

▶参考　杉本俊郎:僕の内科ジェネラリスト修行．カイ書林,2016．

RSS Feedを用いてPubMed上のキーワードの自動検索システムを構築する方法

水電解質・酸塩基平衡異常の臨床の現状において，エビデンスの質の高い臨床研究に基づいた知見に乏しいことが問題であると筆者は考えています。そこで，現在，水電解質・酸塩基平衡異常の臨床に関する発表された"すべての論文・書籍等をすべて知る"，つまり，徹底した先行研究検討を行い，水電解質・酸塩基平衡異常の臨床に関する教科書的とされる知識の正確度について，次のような方法で再検討を行っています。

1 キーワードのRSS Feedを作成する

"hyponatremia"をキーワードとして検索する場合

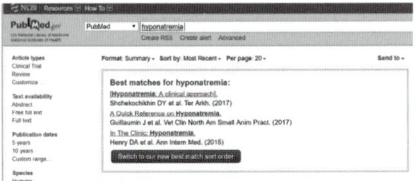

2 RSS Feedを作成する

Create RSSをクリックすると，RSS Settingsのウィンドウが開く（①）。開いたウィンドウのCreate RSSをクリックする（②）。"hyponatremia"のRSS Feed XMLをクリックすると，RSS Feedが作成される（③）。XMLボタンのクリックによりブラウザのアドレスバーにRSS Feedの情報が表示されるので，このfeedのURLをコピーする（手順3でペースト）。

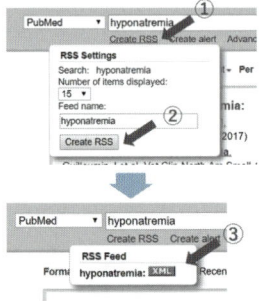

例：[https://eutils.ncbi.nlm.nih.gov/entrez/eutils/erss.cgi?rss_guid=1NOY_AEF8gNW3HQrxoh0SJIF7Eb9VNCtGSQjy2EbtKrXMtQgTU]（2019年5月5日検索）

3 作成したRSS FeedをRSS Readerに登録する

筆者は，RSS Readerとしてfeedlyのサービスを利用している。feedlyのウェブサイトの左下の＋ADD CONTENTをクリックする（図は筆者のfeedlyのポータルサイトを例示した）。

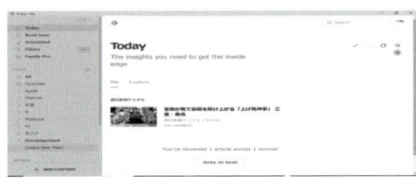

4 新規feedの登録を行う

"pubmed: hyponatremia"をクリックすると下記のウィンドウが開く。

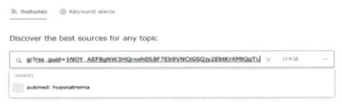

feedの情報が提示され，FOLLOWをクリックすると登録される。このfeedlyへの登録は，サーバーに保存され，ブラウザから種々の端末での閲覧も可能である。さらに，feedlyと連携しているスマートフォン，タブレット端末，PCのアプリから閲覧することも可能となる（筆者は，iOS，MacのアプリであるReaderを用いている）。

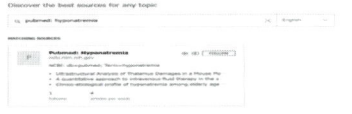

注：今回の環境はWindows10で，ブラウザはChromeを用いた。RSSは，SNSに取って代わられるサービスと言われているので，いつまでこの方法が使えるのか危惧している。

詳述！ 学べる・使える
水・電解質・酸塩基平衡異常Q&A事典

定価（本体5,500円＋税）

2019年8月30日　第1版

著　者	杉本俊郎	
発行者	梅澤俊彦	
発行所	日本医事新報社	
	〒101-8718 東京都千代田区神田駿河台2-9	
	電話　03-3292-1555（販売）・1557（編集）	
	ホームページ：www.jmedj.co.jp	
	振替口座　00100-3-25171	
印　刷	日経印刷株式会社	

©杉本俊郎　2019　Printed in Japan
ISBN978-4-7849-5696-8　C3047　¥5500E

・本書の複製権・翻訳権・上映権・譲渡権・公衆送信権（送信可能化権を含む）は（株）日本医事新報社が保有します。
・ JCOPY ＜（社）出版者著作権管理機構　委託出版物＞
本書の無断複写は著作権法上での例外を除き禁じられています。複写される場合は，そのつど事前に，（社）出版者著作権管理機構（電話 03-3513-6969，FAX 03-3513-6979，e-mail:info@jcopy.or.jp）の許諾を得てください。

電子版のご利用方法

巻末の袋とじに記載された**シリアルナンバー**で，本書の電子版を利用することができます。

手順①：日本医事新報社Webサイトにて**会員登録（無料）**をお願い致します。
（既に会員登録をしている方は手順②へ）

日本医事新報社Webサイトの「Web医事新報かんたん登録ガイド」でより詳細な手順をご覧頂けます。
www.jmedj.co.jp/files/news/20180702_guide.pdf

手順②：登録後**「マイページ」に移動**してください。
www.jmedj.co.jp/mypage/

「マイページ」

▼

マイページ中段の「電子コンテンツ」より電子版を利用したい書籍を選び，右にある「SN登録・確認」ボタン（赤いボタン）をクリック

▼

表示された「電子コンテンツ」欄の該当する書名の右枠にシリアルナンバーを入力

入力

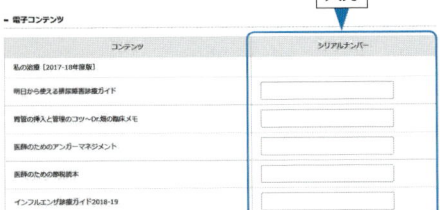

下部の「確認画面へ」をクリック

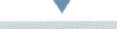

「変更する」をクリック

会員登録（無料）の手順

1 日本医事新報社Webサイト（www.jmedj.co.jp）右上の**「会員登録」をクリック**してください。

クリック

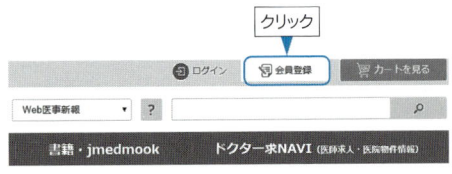

2 サイト利用規約をご確認の上（1）**「同意する」にチェック**を入れ，（2）**「会員登録する」をクリック**してください。

3 （1）**ご登録用のメールアドレスを入力**し，（2）**「送信」をクリック**してください。 登録したメールアドレスに確認メールが届きます。

4 確認メールに示された**URL（Webサイトのアドレス）**をクリックしてください。

5 会員本登録の画面が開きますので，**新規の方は一番下の「会員登録」をクリック**してください。

新規の方はこちらをクリック

6 会員情報入力の画面が開きますので，（1）**必要事項を入力**し（2）**「（サイト利用規約に）同意する」にチェック**を入れ，（3）**「確認画面へ」をクリック**してください。

7 会員情報確認の画面で入力した情報に誤りがないかご確認の上，**「登録する」をクリック**してください。